LES EAUX MINÉRALES

DU

MASSIF CENTRAL DE LA FRANCE

CLERMONT, TYP. FERD. THIBAUD.

LES EAUX MINÉRALES

DU

MASSIF CENTRAL DE LA FRANCE

CONSIDÉRÉES DANS LEURS RAPPORTS

AVEC

LA CHIMIE ET LA GÉOLOGIE

PAR

HENRI LECOQ

PROFESSEUR A LA FACULTÉ DES SCIENCES DE CLERMONT,
CORRESPONDANT DE L'INSTITUT DE FRANCE, DU MINISTÈRE DE L'INSTRUCTION PUBLIQUE,
DE LA SOCIÉTÉ CENTRALE ET IMPÉRIALE D'AGRICULTURE, DE L'INSTITUT ÉGYPTIEN ;
OFFICIER DE LA LÉGION D'HONNEUR, etc.

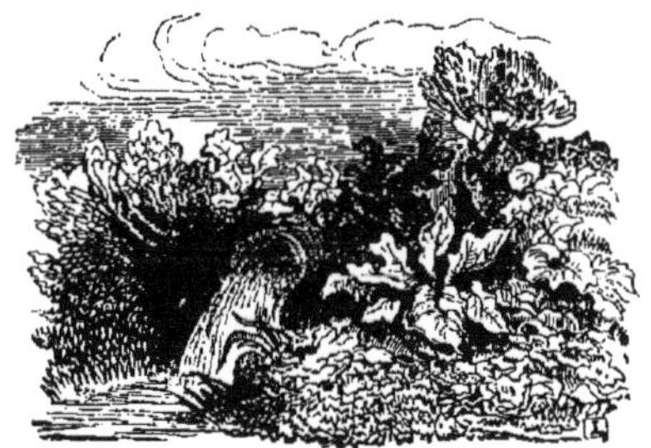

PARIS,

J. ROTHSCHILD, ÉDITEUR,

Libraire de la Société Botanique de France et des Sociétés Zoologique
et Géologique de Londres.

14, RUE DE BUCI, 14.

1864.

INTRODUCTION.

Il n'existe probablement en Europe aucune contrée aussi riche en eaux minérales que le centre de la France. Nous connaissons sur ce grand massif plus de cinq cents sources distinctes et nous avons pu étudier nous-même la plupart de ces eaux.

Ce qui nous a surtout frappé, ce sont leurs relations, non avec la composition chimique du sol, car le plus souvent il n'existe aucun rapport, mais avec la constitution physique du terrain. C'est toujours dans les parties les plus brisées, dans les vallées les plus profondes, le long des cours d'eau, que l'on voit apparaître ces sources : leur situation, leur température, les proportions de leur volume, tout indique qu'elles représentent les dernières manifestations de l'intérieur du globe sur sa surface, dans les lieux mêmes où l'énergie volcanique s'est montrée avec une si grande activité.

L'action incontestable de ces eaux dans une foule de maladies est due nécessairement à leur température et aux principes si divers qu'elles contiennent. Il nous a paru utile de réunir en un volume tout ce que la chimie nous a appris sur ces sources, et de plus d'étudier avec détail le rôle important qu'elles ont rempli dans la formation des terrains du plateau central de la France.

La chimie et la géologie se touchent dans cette étude, et si nous n'avons pas abordé la question médicale, nous croyons néanmoins, en démontrant toute l'importance de la composition chimique de ces sources, avoir fait quelque chose d'utile aux savants praticiens qui en dirigent l'emploi et aux nombreux partisans de leur salutaire influence.

On se fait en général une fausse idée de l'importance des eaux minérales; leur émission est un phénomène contemporain qui doit nous engager à chercher dans le passé les faits qu'elles ont accomplis sur de plus vastes proportions.

Dans un livre dont la publication a devancé celle-ci de quelques mois, nous avons essayé de traiter cette grande question de la création ou tout au moins de la modification des terrains par les eaux minérales. Dans ce premier volume, indépendant de celui-ci, nous avons recherché la production de tous les éléments par les sources, nous avons essayé de rendre à Neptune le sceptre que Pluton lui enlève ou lui dispute.

Dans le second, nous avons fait l'application de ces principes aux sources de toute une contrée. Nous avons rapporté leurs analyses, évalué leur débit, indiqué leur température. Nous avons constaté les changements et les variations qui surviennent dans leurs caractères. Nous avons recueilli et examiné avec le plus grand soin les dépôts de ces eaux minérales, lesquelles abandonnent quelquefois des quantités de matières salines qui effrayent l'imagination. Ces études de phénomènes contemporains accomplis sous nos yeux nous ont permis de pénétrer dans ces époques mystérieuses où la nature s'occupait, en l'absence de l'homme, de ses plus gigantesques travaux.

Notre livre n'est qu'une page de l'histoire scientifique de l'Auvergne, mais si nous avons su traduire cette histoire en langage clair et intelligible, c'est une des belles pages de la géologie de cette contrée.

Au reste, les considérations géologiques sont les seules qui nous appartiennent, nous avons puisé partout les faits chimiques dont nous avions besoin et qui serviront de base à nos études. Nous avons été surtout puissamment aidé par le Dictionnaire des eaux minérales du Puy-de-Dôme, publié en 1846 par M. le docteur Nivet. Un grand nombre d'analyses dont l'exactitude a été reconnue et appréciée sont dues à ce savant, qui, nous le savons, prépare une seconde édition de cet ouvrage depuis longtemps épuisé.

Nous avons trouvé de précieux renseignements dans les ouvrages de deux chimistes des plus distingués,

M. Lefort qui s'est occupé et qui s'occupe encore avec une grande habileté des eaux minérales de l'Auvergne et du Bourbonnais, et M. Bouquet dont les recherches sur les eaux de Vichy et de Châteldon ont ajouté à la fois à la réputation du chimiste et à celle des eaux. Nous avons eu soin de citer les sources où nous avons puisé.

Ce volume fait partie de notre ouvrage intitulé les *Époques géologiques de l'Auvergne;* mais comme il traite de considérations spéciales, nous avons voulu le rendre indépendant et commencer ainsi la série des ouvrages géologiques sur l'Auvergne dont nous continuerons la publication sans discontinuité.

Henri LECOQ.

LES EAUX MINÉRALES

DU

MASSIF CENTRAL DE LA FRANCE

CONSIDÉRÉES DANS LEURS RAPPORTS

AVEC

LA CHIMIE ET LA GÉOLOGIE

DE LA CLASSIFICATION DES EAUX MINÉRALES.

Toutes les classifications sont difficiles et imparfaites. Ce n'est pas que souvent il ne soit facile d'établir un cadre précis, mais il est rare que les objets que l'on veut ensuite faire entrer dans ce cadre s'adaptent précisément à l'une ou à l'autre de ses divisions. Ceci est particulièrement vrai pour les eaux minérales. On ne peut les classer d'après leur volume; nous ne pensons pas que la température puisse être considérée, au point de vue géologique, comme un caractère de classification, tandis qu'elle a une grande importance au point de vue médical. Presque toutes les eaux minérales et toutes probablement sont chaudes, et si quelques-unes arrivent au dehors froides ou presque froides, cela tient à leur peu de volume et à leur refroidissement pendant le trajet.

Des considérations thérapeutiques seraient étrangères à notre sujet; aussi croyons-nous que le seul parti à prendre est de suivre avec M. Ch. S.-C. Deville une division géographique d'abord et une subdivision d'après la composition chimique.

M. Ch. Deville a montré dans l'*Annuaire des eaux minérales de France* la concordance qui existe entre les analyses des eaux thermales naissant sur différents points de la France, et il a divisé ces eaux en cinq groupes caractérisés par la prédominance d'une classe de sels.

1°. Le premier groupe est celui du massif central de la France où dominent de la façon la plus marquée, *les bicarbonates* qui y sont dans la proportion de 75 pour 100. Ce sont en même temps les eaux les plus chargées de matières salines, puisqu'en moyenne elles renferment par litre 3 gr. 63 de sels.

2°. Le second groupe comprend les sources minérales des Alpes et de la Corse où dominent les *sulfates* à raison de 43 pour 100, mais dont le résidu salin n'est que de 1 gr. 88 par litre.

3°. Une troisième série réunit les eaux des Vosges, du Jura et des collines de la Haute-Saône. Ce sont les *chlorures* qui dominent au point d'y entrer pour le chiffre de 67 pour 100. Le résidu salin est de 2 gr. 64 par litre.

4°. Les eaux des Ardennes et du Hainaut sont caractérisées à la fois par *les bicarbonates* et par *les chlorures.* Les premiers font 49 pour 100, les seconds 43, et le résidu par litre est de 1 gr. 16.

5°. Enfin les sources du massif N.-O. ou de la Bretagne contiennent en quantité presqu'égale *les sulfates* 30 pour 100, *les bicarbonates* 38 pour 100, *les chlorures* 23 pour

100, mais ces eaux sont peu chargées de sels et l'on n'en obtient par litre que 0 gr. 44.

Les subdivisions établies par M. Deville, se rattachent, comme nous l'avons dit, à la composition des eaux qui du reste, ainsi que nous l'avons vu, est presqu'en rapport parfait avec la situation géographique.

Il établit ses divisions sur les acides, d'où résultent trois grandes classes, suivant que l'acide dominant est l'*acide carbonique*, *l'un des deux acides du soufre* ou l'*acide du chlore ;* c'est-à-dire suivant que les sels dominants sont des *carbonates*, des *sulfures* et *sulfates*, ou des *chlorures*.

On considère souvent et avec raison comme eaux sulfureuses des eaux dans lesquelles des matières organiques réagissent sur les sulfates et les transforment en sulfures. Ce sont souvent, quand elles ont un certain débit, de véritables sources minérales, amenant avec elles des sulfates et de la matière organique, et souvent encore c'est sous l'influence de l'air et surtout de la lumière que la matière organique se développe davantage, se modifie et décompose les sulfates.

Mais il y a aussi des eaux qui, sans amener les sulfates du sein de la terre, c'est-à-dire de la couche d'action chimique, les dissolvent dans les terrains qu'elles traversent. Ce ne sont plus alors des eaux minérales proprement dites mais des eaux *minéralisées*. Le plus ordinairement, les eaux sulfatées sont réellement minérales et ne sont que les restes affaiblis de sources profondes qui n'amènent plus que des proportions presque insignifiantes des principes qu'elles offraient autrefois en abondance.

On voit que les eaux du massif central de la France, sont celles qui contiennent le plus de bicarbonates et celles en même temps qui offrent par litre la plus grande masse de résidus. Or ces bicarbonates ont souvent la chaux pour base, et ces sources ne sont évidemment que les derniers soupirs de ces anciennes fontaines dont les eaux, plus abondantes et plus calcarifères encore, ont formé les couches de ces bassins tertiaires qu'occupent aujourd'hui les villes de Clermont, du Puy et d'Aurillac.

En rattachant le plateau central à ces observations, nous assisterions au dernier terme connu de cette série d'émanations. C'est l'acide carbonique qui se dégage actuellement; ce sont les carbonates qui dominent dans toutes nos eaux.

Nous abandonnons définitivement les quatre dernières divisions géographiques des eaux pour nous occuper de la première. Nous espérons compléter ainsi par des détails précis l'exposé de la théorie que nous avons émise sur l'origine et les divers dépôts des eaux minérales.

DES SOURCES MINÉRALES

DU MASSIF CENTRAL DE LA FRANCE.

En nous occupant dans un autre travail (1) des généralités sur les eaux minérales, en parlant de leur situation, nous avons établi une classification géographique et géologique des eaux minérales du plateau central. Nous ne pouvons toutefois, faute de connaissances locales précises, poursuivre cette classification beaucoup au delà des limites du département du Puy-de-Dôme.

(1) *Les Eaux minérales considérées dans leurs rapports avec la chimie et la géologie;* 1 vol. in-8°.

Nous allons donc étudier ces sources minérales dans l'ordre suivant.

DANS LE DÉPARTEMENT DU PUY-DE-DÔME.

1°. Sources du Mont-Dore et des vallées d'étoilement qui partent de ce centre.
2°. Sources des bords de l'Allier.
3°. Sources du bord occidental de la Limagne.
4°. Sources des bords de la Sioule.
5°. Sources des rives de la Dore et du bord oriental de la Limagne.
6°. Sources des bords de la Couse d'Ardes.
7°. Sources éparses dans le département du Puy-de-Dôme.

HORS LE DÉPARTEMENT DU PUY-DE-DÔME.

8°. Sources du département de la Loire.
9°. — du département du Cantal.
10°. — du département de la Lozère.
11°. — du département de l'Aveyron.
12°. — des départements de la Creuse et de la Corrèze.
13°. — du département de l'Ardèche.
14°. — du département de la Haute-Loire.
15°. — des départements de l'Allier et de la Nièvre.

Malgré la netteté de ces divisions on ne sera pas étonné que nous franchissions quelquefois une limite politique ou administrative pour suivre une division géologique. C'est ainsi, par exemple, qu'au lieu de placer les eaux de Saint-Yore et de Vichy dans le département de l'Allier nous les avons comprises dans la division des sources des bords de l'Allier.

CHAPITRE Ier.

PREMIÈRE DIVISION.

Sources du Mont-Dore et des vallées d'étoilement qui partent de ce centre.

—

Si nous étudiions les eaux minérales au point de vue de leur célébrité, de leurs vertus et de l'ancienneté de leur découverte, les sources dont nous allons parler seraient placées au premier rang. Au point de vue géologique, ces eaux ont aussi un grand intérêt.

Le groupe des montagnes du Mont-Dore est une des saillies les plus importantes du plateau central de la France. C'est une masse de produits volcaniques épaisse de 800 à 900 mètres aux points les plus élevés, et posée sur un terrain granitique, des flancs duquel ces matières volcaniques sont sorties.

Après l'écoulement des laves trachytiques et basaltiques du Mont-Dore, après les éruptions pulvérulentes qui ont formé les tufs et les conglomérats ponceux, des cassures ont eu lieu dans ce massif; de nombreuses dislocations sont accusées par la présence de puissants filons et de profondes déchirures.

Nous n'avons pas à rechercher ici la cause de ces fractures ni la manière dont elles se sont opérées, mais nous ne pouvons nous empêcher de remarquer que de longues vallées rayonnent du centre du groupe. Ces vallées de fractures ont été agrandies par les eaux, ravinées sur leurs pentes, et ce sont ces cassures qui ont donné naissance aux sources minérales.

Les vallées suivent en général une ligne principale indiquée d'un côté par la direction de la Dordogne, de l'autre par celle du ruisseau qui va verser ses eaux dans le lac Chambon et constituer une des Couses de l'Auvergne. C'est donc dans les vallées du Mont-Dore et de Chaudefour qu'il faut chercher les eaux minérales de ce groupe.

Le massif principal et entièrement trachytique du Mont-Dore se dresse entre ces deux larges sillons, et le sommet du pic de Sancy atteint 1,886 mètres.

C'est à peine si plusieurs de ces sources sont connues.

Du côté du Mont-Dore, la plus élevée sort au pied d'une des aiguilles du pic de Sancy, au lieu dit la *Cheminée du Diable*.

Plus bas, dans le fond de la vallée, quelques filets sortent de la grande cassure produite par l'éboulement des Égravats.

Dans le fond de la gorge d'Enfer, on remarque aussi quelques suintements d'eau ferrugineuse, et les petites croûtes de fer hématite que l'on voit sur les fragments de trachyte, viennent appuyer la présomption qu'une source plus abondante a été amenée par l'éruption des filons qui se dressent dans le fond de la vallée.

Viennent ensuite les sources du Mont-Dore proprement dites, au nombre de cinq.

En suivant le cours de la Dordogne, on remarque sur sa rive droite, à deux kilomètres environ du Mont-Dore, une source presque froide et des suintements; elle est désignée sous le nom de *la Compissade*.

Enfin, à 6 kilomètres du Mont-Dore, se trouvent les sources de la Bourboule.

Toutes ces eaux sortent du trachyte, mais les dernières touchent le granite.

L'autre vallée, celle de Chaudefour, présente aussi une petite source sur une pente rapide et à une assez grande élévation.

Deux autres sources froides et ferrugineuses, mais également acidules, se trouvent aussi près d'une cascade dans le fond de la vallée.

Une petite source est isolée plus bas sur le bord d'un petit bassin d'alluvion qui autrefois fut un lac.

Au-dessus de Vouassière, une autre source existe à la base d'un escarpement granitique sur la rive droite du ruisseau.

En descendant vers Chambon, on arrive à la *Fontaine de la Pique*, située sur le terrain primitif, dans une petite vallée qui vient s'ouvrir dans celle de Chaudefour.

Au delà de la vallée, au milieu des plateaux couverts de pelouses et à une altitude de 1,160 mètres, coule la source de Lagarde dont les eaux sont mêlées d'eau douce et dont le débit est aussi peu important.

Enfin, au delà de Chambon et de Murol, on entre dans la vallée de Saint-Nectaire où des sources nombreuses et abondantes s'échappent des fissures du granite.

En dehors de ces deux directions, on trouve encore une source derrière le puy Redon, dans la vallée sur le bord du ruisseau de Neufond.

Nous pouvons rattacher au groupe du Mont-Dore quelques sources qui sont assez éloignées du centre, mais que l'on peut considérer encore comme sortant des fractures étoilées qui divergent à partir du massif trachytique. Telle est la source du Moulin de Neuville qui sort du basalte. Telle est au nord de celui-ci une source qui s'échappe des amphibolites dans une vallée qui descend vers le Pont-des-Eaux ; elle est située à un demi-kilomètre d'Olmont, dans le canton de Rochefort. C'est la belle source du Moulin de la Gorce.

Nous aurons à reprendre chacune de ces sources dans l'ordre que nous venons d'indiquer, c'est-à-dire en partant du sommet des vallées pour en descendre la pente et arriver dans la plaine.

A. SOURCES DE LA VALLÉE DE LA DORDOGNE.

Source de la Cheminée du Diable.

Cette source est peu connue à cause de sa position très-élevée et d'un accès très-difficile. Elle est située à la base d'une des grandes aiguilles du pic de Sancy ou sur le puy de l'Aiguiller, dans une espèce de couloir que l'on désigne sous le nom de Cheminée du Diable. On y arrive en montant vers l'entrée de la gorge des Enfers, par une pente très-supportable ; mais peu à peu la déclivité devient plus forte, et l'on est obligé d'assurer ses pieds et de saisir des mains les hautes tiges des *Cacalia*, des *Sonchus* bleus et des *Aconites* qui forment un véritable bosquet de plantes herbacées. C'est un parterre vertical dans lequel on s'élève, et l'on parvient enfin à cette petite source dont les abords sont indiqués par un léger dépôt ferrugineux. On y reconnaît aussi un petit massif de calcaire. Un peu plus haut recommencent les fleurs dont la pelouse est richement émaillée. Il serait très-difficile de redescendre par où l'on est monté. Il vaut mieux continuer l'ascension du pic et l'on se trouve bientôt dans des conditions de sécurité très-rassurantes.

La présence du fer mais surtout du calcaire, à cette élévation et au milieu des trachytes les plus élevés du Mont-Dore est assurément un fait géologique qui a son importance.

Cette eau qui sans doute sort du granite *sous lequel* elle a été chercher son principe calcaire, doit encore traverser dans le trachyte même, une fissure de 700 mètres de longueur en supposant qu'il n'y ait pas de circonvolution. Aussi ce filet d'eau arrive froid à la surface, il n'est certainement qu'un reste de sources plus abondantes, ou une simple ramification des émissions analogues qui durent avoir lieu autrefois.

Peut-être de semblables suintements ont-ils eu lieu dans le ravin de la Craie sur le flanc même du pic de Sancy. Il serait difficile d'expliquer sans la présence d'une eau minérale activement agissante et la coloration rouge et ferrugineuse des argiles, et les couches de bols et l'encroûtement de certains fragments de trachyte. Les émissions gazeuzes qui dans cette localité ont réagi sur les trachytes et en ont transformé quelques parties en alunite, auront sans doute été accompagnés d'eaux thermales aujourd'hui taries.

Un fait curieux qui se présente autour de la petite source de la Cheminée du diable et qui du reste se rattache à nos études géologiques, c'est le concours que prête ce filet d'eau calcarifère aux mollusques qui habitent cette petite région. Les *Helix arbustorum*, voisins de la source, offrent une coquille plus épaisse, plus calcaire et moins transparente que les individus dispersés sur la pointe du pic, ne trouvant nulle part de sels calcaires et ne pouvant admettre que de la gélatine dans la construction de leur test.

Sources de la Gorge des Enfers.

Nous devons considérer ces sources comme analogues. Ce ne sont que de minces filets d'une eau très-ferrugineuse, qui dans le fond de la gorge des Enfers s'échappent des trachytes. Les fragments de cette roche y sont tapissés de fer hématite qui parfois est un peu concrétionné, tandis que le fer actuellement déposé ne présente pas ce caractère. Pendant la majeure partie de l'année, ces filets d'eau sont cachés sous des amas de neige.

Quand on considère la constitution géologique de cette curieuse vallée, on reconnaît qu'elle n'est autre chose qu'un profond ravin creusé à la base du grand pic; mais on voit avec étonnement dans le fond de la gorge d'énormes filons de trachyte qui s'élèvent comme des murailles et comme des obélisques. Il est impossible que de telles dislocations aient eu lieu sans frayer le passage à des eaux souterraines. Aussi quoique les brèches et les conglomérats de cette vallée accusent bien plus, dans leur pâte et dans leur ciment, l'action du feu qu'une coopération neptunienne, il est probable que des eaux chaudes et ferrugineuses sont venues compliquer les actions volcaniques.

Source des Egravats.

L'éboulement qui obstrue en partie le fond de la vallée du Mont-Dore, provient d'une large fente qui s'est opérée sur un de ses bords et qui a mis à découvert toute la structure de cette vallée. On y reconnaît donc des assises de trachytes, de ponces et de conglomérats très-variés.

Il est facile de remarquer qu'à partir d'une certaine hauteur jusqu'en bas, les assises sont plus ou moins colorées par du fer, à tel point même que de petites couches sont entièrement noires ou brunes. Une source minérale qui existe encore et qui se traduit au dehors par des suintements, est certainement la cause de cette coloration que l'on retrouve du reste en un grand nombre de points de la vallée.

En groupant tous ces faits de coloration ferrugineuse, avec l'existence actuelle des suintements et des sources encore ferrifères, il faut admettre à l'époque des éruptions trachytiques et de leurs conglomérats, une émergence de sources ferrugineuses en rapport avec l'importance du phénomène qui avait brisé le sol de la contrée.

Sources du Mont-Dore proprement dites.

De nombreux travaux ont été publiés sur les eaux du Mont-Dore, et les personnes qui voudraient connaître l'historique de ces eaux, l'organisation des thermes, et leur action thérapeutique, trouveront ces renseignements dans de nombreux ouvrages très-bien faits. Nous citerons seulement ceux de Michel Bertrand, de M. Nivet et en dernier lieu de M. Lefort. A notre point de vue, nous ne devons nous occuper que de la situation et du nombre des sources, de leur température, de leur volume, de leur composition et de leurs dépôts.

Situation. — Ces sources sont situées dans la vallée entre le Capucin et le plateau de l'Angle, à la base même de ce dernier plateau sur la rive droite de la Dordogne. On n'est pas d'accord sur leur nombre. Michel Bertrand en comptait sept. Le docteur Nivet accepte ce nombre dans son Dictionnaire des eaux minérales. Ce sont : 1°. source

Caroline ; 2°. bain de César ; 3°. grand Bain ou bain Saint-Jean ; 4°. bain Ramond ; 5°. bain Rigny ; 6°. source de la Madeleine ; 7°. source de Sainte-Marguerite et du Tambour. Cette dernière étant distincte de Sainte-Marguerite, il y en aurait 8.

M. Lefort réduit ces sources à cinq seulement. Pour se rendre compte de cette divergence d'opinion, il faut savoir que les eaux du Mont-Dore sortent par de nombreuses fissures du trachyte prismé de la montagne de l'Angle, et que souvent plusieurs griffons se réunissent en une seule source.

C'est ainsi que la source désignée sous les divers noms de *Saint-Jean, Grand-Bain* ou *source du Pavillon* est la réunion de nombreux filets qui ont sans doute une origine distincte et dont Michel Bertrand nous a conservé une description exacte, ayant présidé lui-même aux fouilles qui mirent tous ces filets à découvert.

« Ces eaux, dit-il, sourdent en filets épars à travers les interstices que présentent, non les pans, mais les angles des prismes. Il n'est peut-être pas un de ses angles qui ne laisse passer un peu d'eau ou de grosses bulles de gaz acide carbonique. Disposés en quinconce, presque tous ces filets ont une température et un volume particulier. Je ne crois pas que les plus abondants donnent au delà de cinq litres d'eau par minute. Leur température est en raison directe de leur volume. Les plus maigres ne soutiennent guère le thermomètre qu'à 20 ou 21 degrés. Il monte à 50 degrés dans quelques-uns des plus puissants. Avant qu'ils ne traversent la coulée, il est probable que leur température est uniforme : chaque filet se refroidit d'autant plus dans ce trajet et par son contact avec les prismes, qu'il est plus exigu. Ces prismes, au surplus, sont eux-mêmes sensiblement au-dessus de la température extérieure, mais échauffés d'une manière inégale et proportionnée à la force de la veine d'eau qui s'échappe entre leurs angles. C'est vers le milieu de la plateforme que se trouvent les prismes les plus chauds, et là aussi sont les filets les plus riches. On a réuni ceux-ci dans le réservoir rectangulaire sur lequel les cinq baignoires du Pavillon sont établies Du mélange de ces filets résulte une température moyenne qui soutient la première de ces baignoires en allant du midi au nord, à 40°; la seconde à 41 ; la troisième à 42°,5 ; la quatrième à 42° et la cinquième à 39°,5. »

La source Caroline qui n'est qu'un griffon latéral du bain de César, a été réunie à ce dernier et réduit ainsi le nombre de ces sources.

M. Lefort réunit aussi à la source de la Madeleine une autre émission dite *source Boyer*, située à quelque distance de la Madeleine.

Toutes ces sources chaudes du Mont-Dore émanent très-probablement d'une seule fracture, car elles sont étagées ; la source de César en dehors de l'établissement est la plus élevée sur le flanc de la montagne. Le Grand-Bain ou source de Saint-Jean en dessous, au pavillon de l'établissement ; enfin les sources Ramond et Rigny en dessous de toutes les autres.

Température. — Après ce que nous venons de dire de la température partielle des filets d'eau et de leur réunion en plusieurs bassins, voici d'après les dernières observations de M. Lefort, la température de ces sources :

Source de la Madeleine............ 45 degrés.
— du Pavillon (n° 5)........... 44
— de Rigny.................. 43,5
— de César.. 43,1
— de Ramond................ 42,4

Nous ajoutons la petite source acidule qui coule au-dessus de l'établissement ou source de Sainte-Marguerite, dont la température prise le 21 juillet 1842 m'a donné seulement 6°,1.

Nous recommandons particulièrement cette dernière source aux naturalistes et aux touristes bien portants qui rentrent le soir fatigués par une longue excursion. Mêlée au vin qu'elle ne transforme pas en encre, elle constitue une excellente boisson.

Le bain de César a été l'objet d'observations suivies avec soin par M. Lefort pour en constater la température, laquelle a été trouvée par M. Bertrand, de 45 degrés, tandis que lui n'a vu le thermomètre s'élever qu'à 43°,1, et cela pendant toute une succession de beaux jours.

« N'ayant pas, dit M. Lefort, à redouter d'une part, l'intervention des eaux pluviales, et, présumant d'une autre part, que cette différence pouvait provenir de quelques variations dans la température originelle de l'eau minérale, nous avons pris le soin de procéder à cette vérification pendant tout le temps de notre séjour au Mont-Dore; et pendant quinze jours consécutifs le résultat a toujours été le même. Disons enfin que M. Rotureau a trouvé de son côté 43°,7, température qui se rapproche très-sensiblement de celle que nous avons observée avec un instrument dont la graduation avait été étalonnée avec le plus grand soin.

» Il semblerait donc résulter de ces expériences, ajoute

M. Lefort, que depuis les observations thermométriques exécutées par Bertrand, il y a plus de 40 ans, la température de l'eau de la source de César se serait abaissée d'environ deux degrés, en supposant toutefois une concordance aussi parfaite que possible entre les instruments employés par Bertrand et les nôtres. »

Quant à nous qui connaissions toute l'exactitude du savant inspecteur du Mont-Dore, et qui avons pu apprécier son profond et incontestable mérite, nous attribuons plus volontiers cette différence de température à un refroidissement de la source qu'à une erreur de graduation thermométrique.

Volume ou débit. — C'est à Bertrand que l'on doit le jaugeage des sources du Mont-Dore, et il est à regretter que M. Lefort, pendant son séjour, n'ait pu procéder à une nouvelle opération de ce genre, pour savoir si ce débit avait varié. Nous prenons donc dans le travail de M. Lefort le petit tableau dans lequel il a rapporté les évaluations de Bertrand, en regard avec le degré de minéralisation des sources.

	Litres par minute.	Litres par 24 heures.	Température	Résidus par litre.
Source de la Madeleine.....	100	144,000	45°,0	1,4[illegible]8
— de César et Caroline.	84	120,960	43°,1	1,388
— du Pavillon........	38	54,720	44°,0	1,404
— Ramond...........	13	18,720	42°,4	1,378
— Rigny.............	12	17,280	43°,5	1,396
	247	355,680		

« Ce tableau démontre, dit M. Lefort, qu'en général, le débit des sources du Mont-Dore est d'autant plus grand que leur température est plus élevée, et que la somme des principes minéraux est plus forte. »

Tout en acceptant ces données, nous dirions au contraire

que leur température est d'autant plus élevée que leur volume est plus considérable. M. Lefort ajoute au débit de ces sources celle de la source Boyer, 20 litres à la minute, et celle de la source Sainte-Marguerite également 20 litres, ce qui porte à 287 litres par minute le produit total de ces sources.

Propriétés physiques. — Toutes ces eaux sont limpides à leur sortie, très-légèrement acides, peu sapides et se troublent en peu de temps dans les vases où elles sont reçues. M. Lefort attribue ce trouble à l'absorption d'une petite quantité d'oxygène qu'a décomposé le bicarbonate de fer, sel d'autant moins soluble, dit-il, que l'eau est à une température plus élevée. « C'est l'oxyde de fer qui, tenu en suspension dans un état de division extrême, communique à la masse du liquide l'opalescence que nous signalons. Cette propriété est du reste commune au plus grand nombre des sources ferrugineuses bicarbonatées-thermales.

Emission et composition des gaz. — Comme toutes les sources dont la température est élevée, des gaz s'échappent dès que les eaux du Mont-Dore sortent du sol, mais ici comme dans la plupart des sources il y a pour le dégagement des intermittences bien marquées, quoique le plus ordinairement très-rapprochées. Ce sont généralement de grosses bulles qui font bouillonner le liquide, et qui même le projettent avec bruit. L'oreille distingue et compte parfaitement ces intervalles. Toutefois, rien n'est fixe ni régulier dans ces émissions gazeuses, et tandis que parfois les gaz sont réunis en grosses bulles, en d'autres circonstances ils sont extrêmement divisés et arrivent sans bruit en un nombre infini de petites bulles, comme si le gaz eût été tamisé à travers une pomme d'arrosoir. M. Lefort qui a fait la même remarque que nous, attribue surtout ce dernier mode d'émission gazeuse à la source Ramond.

Quant à la quantité de gaz qui sort de l'eau, elle n'est pas constante, et varie selon l'état de l'atmosphère. Il est certain que les orages ont une influence bien marquée sur le tumulte et le bouillonnement produit par le gaz, et l'on ne peut guère attribuer à une diminution de pression atmosphérique cet état de surexcitation des sources, car on sait que souvent le baromètre est insensible à ces perturbations atmosphériques. Ce serait donc plutôt, comme le pensait Bertrand, à l'état électrique de l'air qu'il faudrait attribuer ces inégalités de débit dans la production du gaz. Les lignes de relations électriques entre l'intérieur du globe et l'atmosphère qui l'enveloppe ne sont pas encore bien déterminées, et il est possible que les sources minérales ou les parois de leurs conduits jouent un rôle plus ou moins important dans cette transmission ou dans ces messages électriques.

Voici, d'après M. Lefort, l'analyse des gaz des différentes sources, ramenée à 0 de température et à 760^{mm} de pression.

Noms des sources.	Acide carbonique.	Oxygène et azote.
Madeleine............	99,76	0,30
Rigny...............	99,33	0,67
César...............	97,10	2,90
Ramond.............	»	»
Pavillon n° 2..........	99,72	0,28
— n° 3..........	99,61	0,39
— n° 4..........	99,40	0,60
— n° 5..........	99,45	0,55

Composition chimique. — Nous ne suivrons pas M. Lefort dans les savants détails de ses analyses, mais nous accepterons avec confiance les résultats qu'il a publiés sur la composition de ces eaux, en exprimant toutefois un regret, c'est de n'avoir pas, pour toutes nos sources du plateau central, un travail aussi remarquable et aussi consciencieux.

TABLEAU *comprenant les quantités de combinaisons salines, attribuées hypothétiquement par le calcul à 1 litre d'eau des sources thermales du Mont-Dore.*

	SOURCE de la Madeleine.	SOURCE du Pavillon n° 5.	SOURCE Rigny.	SOURCE César.	SOURCE Ramond.
	c. c.	c. c.	c. c.	c. c.	c. c.
Oxygène	0.65	0,77	0,71	0,98	0,73
Azote	8,64	10,45	0,25	14,22	10,01
	gr.	gr.	gr.	gr.	gr.
Acide carbonique libre	0,3522	0,3810	0,3644	0.3967	0,4997
Bicarbonate de soude	0.5362	0.5452	0,5575	0,5561	0,5562
— de potasse	0,0309	0,0309	0,0232	0,0212	0,0212
— d'oxyde de rubidium	indices	indices	indices	indices	indices
— d'oxyde de césium	indices	indices	indices	indices	indices
— de lithine	traces	traces	traces	traces	traces
— de chaux	0,3423	0 3142	0,3092	0,3209	0,2720
— de magnésie	0,1757	0,1676	0,1628	0,1676	0,1647
— de protoxyde de fer	0,0207	0,0255	0,0250	0,0258	0,0317
— de manganèse	traces	traces	traces	traces	traces
Chlorure de sodium	0,3685	0,3630	0,3599	0,3587	0,3578
Sulfate de soude	0.0761	0,0761	0,0751	0.0756	0,0737
Arséniate de soude	0 00096	0,00096	0,00096	0,00096	0,00096
Borate de soude. Iodure et fluorure de sodium.	traces	traces	traces	traces	traces
Acide silicique	0,1654	0,1686	0,1633	0,1552	0,1550
Alumine	0,0112	0,0094	0,0101	0,0083	0,0065
Matière organique bitumineuse.	traces	traces	traces	traces	traces
	2,08016	2,07776	3,03546	2,26736	2,11946

Nous ajouterons à ce tableau l'analyse de la source de Sainte-Marguerite que nous devons aussi à M. Lefort.

Composition hypothétique.

Pour 1 litre d'eau.

Acide carbonique libre...........	1gr,1938
Bicarbonate de soude............	0gr,0125
— de chaux............	0gr,0198
— de magnésie........	traces.
— de potasse..........	
— de protoxyde de fer...	
Sulfate de chaux................	traces.
Chlorure de sodium..............	0gr,0274
Acide silicique	0gr,0376
Alumine et matière organique.....	traces.
	1gr,2911
Résidu salin obtenu à 200° + 0...	0gr,0620

« Il y a sept ou huit ans, on rencontrait encore près de la source Sainte-Marguerite une autre source froide qui avait la plus grande analogie avec cette dernière ; le bruit qu'elle faisait en jaillissant lui avait fait donner le nom de source du Tambour ; mais quelques travaux entrepris à cette époque eurent pour effet de diminuer considérablement son débit ; aujourd'hui elle ne sourd que par un petit filet non utilisé ou à peu près. »

C'est par un procédé particulier que M. Lefort a dosé l'arsenic et est arrivé à peu près au même résultat que le célèbre Thénard. On sait que ce chimiste a trouvé dans ces eaux, et par litre, 0 mill. 53 d'arsenic, ou bien 0^{mm} 81 d'acide arsénique, ou bien 1^{mm}25 d'arséniate de soude. C'est par l'analyse spectrale qu'il a trouvé des traces de rubidium, de césium et de lithine, et qu'il a constaté l'absence complète de la baryte et de la strontiane (1). La quantité de matière organique est très-faible, et pourtant M. Lefort a retrouvé cette matière dans la vapeur condensée des eaux et lui a reconnu cette tendance à l'organisation que présente toujours cette substance dans les eaux minérales. « Examinée au microscope, dit M. Lefort, elle s'est présentée sous la forme d'une masse amorphe, mais dans laquelle cependant on a distingué çà et là quelques filaments anastomosés qui paraissent comme les premiers indices d'une organisation régulière. »

Nous demanderons à ceux qui nient les générations spontanées, où se trouvaient, dans cette vapeur condensée enfermée dans des bouteilles bien bouchées, les germes de ce réseau naissant?

Dépôts. — Nous attachons une grande importance aux divers dépôts d'eau minérale, aussi avons-nous recherché avec soin ceux qui pouvaient provenir des sources du Mont-Dore.

A l'époque actuelle on remarque seulement, surtout à la source de César et à celle de la Madeleine, de petites croûtes ocracées dans lesquelles M. Gonod dit avoir trouvé la présence de l'iode, tandis que M. Lefort, qui a signalé l'iode dans les eaux, nie sa présence dans les dépôts ferrugineux qui ne contiennent aussi que très-peu de matières organiques.

(1) Les eaux mères provenant de l'évaporation de 200 litres d'eaux du Mont-Dore, et remises par M. Lefort à M. Grandeau, ont indiqué la présence de petites quantités de lithine, de césium et de rubidium.

Berzelius s'est occupé, en 1822, de ce même dépôt qui déjà auparavant avait attiré l'attention de Berthier. Le savant chimiste suédois avait été frappé comme nous de la ressemblance des paysages de l'Auvergne et de la Bohême, et il avait cru retrouver la suite de ces analogies dans l'analyse comparée des eaux du Mont-Dore et de Carlsbad.

« Pendant mon voyage en Auvergne, dit Berzelius, j'avais ramassé des morceaux du pont natif de Saint-Alyre, ainsi qu'une petite quantité de l'ocre qui se dépose des eaux dans le bain de César au Mont-Dore, dans laquelle M. Bertrand prétendait avoir trouvé de l'alumine. Je les ai examinées à l'instant pour les comparer avec les mêmes produits des eaux de Carlsbad. Dans l'ocre des eaux du Mont-Dore (dont M. Berthier vient de donner une analyse dans le cahier de janvier 1822 des *Annales de Chimie et de Physique*), j'ai trouvé une quantité d'acide phosphorique assez considérable pour que cet ocre ne puisse pas être considéré comme un hydrate particulier d'oxyde de fer, comme le pense M. Berthier. J'y ai aussi trouvé un peu de phosphate d'alumine, mais je n'ai pu y découvrir de trace d'acide fluorique. » (*Ann. de Chimie et de Physique*, t. 21, p. 249.)

Un dépôt beaucoup plus important est une grande masse de quartz résinite qui existait autrefois autour des sources et qui a été entièrement détruite lors de la construction de l'établissement thermal. Cette masse s'étendait assez loin et présentait une épaisseur de 6 à 7 mètres. Elle était antérieure à l'établissement romain.

Nous avons pu nous procurer un certain nombre de beaux échantillons de ce dépôt. Ce sont des quartz résinites de structure et de couleurs variées. Certains morceaux sont compactes, à cassure résineuse, d'autres sont cariés et contiennent dans leurs cavités du fer hydraté ou de la silice pulvérulente. On trouve tous les passages entre le beau quartz résinite, parfaitement homogène et le silex meulier.

Ce quartz est quelquefois d'un blanc pur, mais plus souvent il est verdâtre ou zoné de teintes fauves et ferrugineuses.

Il renferme assez fréquemment des morceaux de bois, de petites branches dont le tissu est parfaitement conservé, mais changé en silice blanche. Nous ignorons si les eaux du Mont-Dore conservent la propriété de silicifier les bois, mais nous pouvons assurer qu'elles en avaient encore le pouvoir pendant ou après la domination romaine, car nous avons aussi dans notre collection un fragment évidemment travaillé, une baguette rabottée qui existait dans une piscine ou dans un cabinet et qui est entièrement transformée en silice.

Lorsque Berthier fit l'analyse des eaux du Mont-Dore, en 1820, il trouva dans les conduits souterrains que l'eau parcourait des masses siliceuses analogues à celles que nous venons de décrire. « Ce sont, dit-il, des rognons tuberculeux, souvent fort gros et qui ressemblent beaucoup à du silex. J'ai examiné un de ces rognons qui avait été recueilli par M. Bertrand dans les fondations d'un bain romain. Il était brun, nuancé de noir et de blanc : sa cassure était unie, terne en quelques parties, luisante comme la résine dans d'autres ; il exhalait sous l'haleine une forte odeur argileuse; il s'égrenait sous la lame d'un couteau, mais la poussière était dure et rayait le verre... Cette poussière, mise en ébullition avec de la potasse caustique, s'est dissoute promptement et presque totalement, et la dissolution saturée d'acide muriatique, s'est prise en gelée par l'évaporation. Cette propriété qu'a la matière siliceuse du Mont-

Dore de se combiner avec les alcalis par la voie humide, ne permet pas de supposer qu'elle ait d'autre origine que l'eau minérale, et la distingue du silex ordinaire. » (*Ann. de Chimie et de Physique*, t. 19, p. 29.)

Berthier a trouvé dans un litre d'eau du puits de César, silice.............................. 0,2100

M. Lefort seulement.................. 0,1552

Berthier a calculé que cette proportion de silice devait être d'environ 12 kilogrammes par jour.

D'après M. Lefort, elle ne serait plus que de 9 kilogrammes environ. Ce serait donc une dimiuution de 25 pour cent dans l'espace de 40 ans, ou environ 0,60 pour ceut par chaque année.

Ce fait d'une diminution si rapide dans la proportion de silice aurait une très-grande importance, et il est bien difficile de le contester en présence des analyses de deux chimistes d'une aussi grande valeur que ceux auxquels nous empruntons ces résultats. L'eau du Mont-Dore peut donc encore déposer de la silice. Elle pourrait donc créer des minéraux comme les sources siliceuses des Geysers, comme les sources de l'île Saint-Michel aux Açores ; mais la majeure partie de la silice qu'elle produit de nos jours s'écoule, avec le trop-plein de l'établissement, dans la Dordogne.

Source de la Compissade.

A deux kilomètres environ du Mont-Dore, en descendant le cours de la Dordogne, on trouve des deux côtés de cette rivière des amas de travertin calcaire. On reconnaît bientôt qu'ils sont dus à des filets d'eau minérale qui coulent encore, mais qui ont dû produire autrefois des quantités bien plus considérables de calcaire. En effet, le lit de la rivière s'est lentement et successivement approfondi, et c'est seulement quand la surface de l'eau s'est trouvée en dessous du point d'émergence des sources, que celles-ci ont pu abandonner le carbonate de chaux qui s'est accumulé autour de leur orifice.

Ce calcaire est concrétionné comme l'albâtre, quelquefois demi-transparent, mais impur, coloré par l'oxyde de fer en petite quantité, et saisissant tous les débris et toutes les feuilles qui se trouvent à sa portée. Il est caverneux, et l'on trouve des masses entières composées de feuilles de hêtre incrustées. Quand il tapisse les roches, sa surface est ondulée, lisse, et parsemée de petites stalactites courtes et jaunâtres. Ailleurs et à l'intérieur surtout, ce sont de petites granulations ayant souvent pour centre un petit fragment de roche ou un gravier.

Comme nous l'avons vu pour la source de la Cheminée du Diable, les mollusques, qui sont ici des *Helix hortensis*, se rapprochent, autant que possible, de ces travertins dont le calcaire donne de la solidité à leur coquille, toujours très-mince et gélatineuse dans les autres parties du Mont-Dore.

Les travertins de la source froide de la Compissade reposent immédiatement sur les trachytes. Voilà donc trois sources minérales situées sur la même ligne ou à peu près et à une petite distance. La première, au fond de la vallée, sur le flanc du puy de l'Aiguiller ; la seconde, ou plutôt les secondes, au Mont-Dore ; la troisième à la Compissade. Toutes trois sortent directement de la même roche, du même trachyte ; toutes les trois déposent encore des travertins. La première et la troisième donnent du carbonate de chaux et sont froides : les secondes, qui sont thermales, produisent de la silice. Il est donc bien difficile d'attribuer aux terrains que traversent les eaux minérales les matériaux qu'elles amènent au jour.

La Bourboule.

La Bourboule est un hameau situé à 6 kilomètres du Mont-Dore, dans la commune de Murat-le-Quaire, à 854 mètres d'altitude. Le granite s'y montre derrière les sources, sous la forme d'une colline assez escarpée, couronnée sous les ruines du château de Murat-le-Quaire par une nappe de basalte. Contre ce granite, dans le fond de la vallée et au village même viennent s'adosser des tufs ponceux d'une finesse extrême, d'un blanc jaunâtre, et contenant des empreintes de plantes qui n'existent plus dans cette contrée.

C'est précisément de ces tufs trachytiques ou même un peu plus haut, des fissures du granite que sortent les sources minérales de la Bourboule. Leurs filets sont nombreux, mais tous ne sont pas recueillis; il en est un grand nombre qui s'infiltrent dans le dépôt ponceux ou qui, sortant entre le granite et le tuf blanc, se perdent dans le sol même de la vallée.

Celle-ci est assez large; elle est traversée par la Dordogne qui coule à 100 mètres de la Bourboule, et qui a recouvert la plaine de cailloux roulés. On reconnaît facilement à la Bourboule, le fond d'un ancien lac qui devait recevoir les eaux thermales et dont les bords devaient être attiédis par l'arrivée de ces eaux.

Des fouilles exécutées au point de jonction des tufs et des granites, ou plutôt l'enlèvement complet de ces assises ponceuses adossées à la roche primitive, mettraient au jour les griffons de sources nombreuses et peut-être considérables.

Telles qu'elles sont maintenant, elles se réduisent à 7.

1°. La principale ou le Grand-Bain est celle qui fournit toute l'eau à l'établissement thermal.

2°. Un peu plus bas, et toujours dans le tuf ponceux, est le petit bain désigné sous le nom de Bagnassou.

3°. La troisième source est celle que l'on désigne sous le nom de Fontaine des Fièvres.

4°. et 5°. La quatrième et la cinquième dites de la Rotonde, à cause du petit bâtiment qui les abrite en partie, sont les plus élevées et sortent immédiatement du granite. Ces deux filets d'eau sont peu abondants et de température différente.

6°. La sixième que l'on désigne sous le nom de Source du Jardin, est une des moins élevées. Elle coule dans le communal et se trouve presque toujours mélangée d'eau douce. C'est la plus rapprochée de la Dordogne.

7°. La source nouvelle a été mise à découvert en 1857. Elle a sans doute du rapport avec la source du Grand-Bain, puisque son émergence a fait diminuer le débit de cette fontaine. Elle est du reste la plus abondante des sources et sort du rocher par sept griffons distincts.

Volume. — Le volume des eaux de la Bourboule n'est pas considérable. Nous avons constaté 20 litres par minute pour le Grand-Bain, 10 litres pour le Bagnassou, la même quantité environ pour l'eau des Fièvres. Celle-ci est intermittente, peut-être à cause de son mode de captage. Il y a une grande diminution de débit après chaque minute d'écoulement, et pendant que l'eau afflue il y a encore des inégalités dans l'écoulement. Nous avons donc en tout 40 litres par minute, et si nous ajoutons une quantité égale pour les eaux qui se perdent ou pour la source nouvelle, nous aurons un débit total de 80 litres par minute, ce qui doit être exagéré.

Ces lignes étaient écrites quand nous avons reçu le Mémoire de M. Lefort sur les eaux de la Bourboule. Ce savant chimiste nous apprend que les fouilles nouvelles ont mis à jour plusieurs griffons dont l'émission faisait successivement diminuer le volume d'eau du Grand-Bain. Aujourd'hui que le produit de ces griffons est ajouté à celui de la source principale, il se trouve que notre appréciation était réellement exagérée pour le volume des eaux. En effet, M. Lefort nous donne les résultats suivants, obtenus par suite d'un jaugeage exécuté par M. le docteur Peyronnet :

	Par minute. litre.	Par 24 heur. litre.	Température.
Source du Grand-Bain...	13,50	19,440	49°
— du Bagnassou et baignoire n° 3....	6,60	9,504	38 à 40°
— des Fièvres......	4,50	6,480	30°
— de la Rotonde....	10,00	14,400	34°,3
	34,60	49,824	

Ce tableau, sauf erreur dans le jaugeage de M. Peyronnet ou dans le mien, indiquerait depuis 35 ans une diminution dans le débit des sources.

Température. — Les sources de la Bourboule accusent des températures assez élevées, mais qui ne paraissent pas absolument constantes comme le prouve le tableau suivant :

	Lecoq. 1828.	Lecoq. 1842.	Rotureau.	Lefort. 1862.
Grand-Bain....	52	54	48,3	49
Bagnassou.....	38	»	35,9	38
Rotonde......	36,7	»	35,7	34,3
Les Fièvres....	32,4	»	31,4	30,6
Le Jardin.....	»	»	»	25

Nous avons pris la température du Grand-Bain avant les fouilles qui ont été faites dans le fond du petit corridor et au griffon du petit bassin vidé. M. Rotureau ne dit pas s'il a mesuré dans les mêmes conditions.

M. Jules François a trouvé une température de 54° au griffon le plus abondant de ceux qui ont été découverts pendant les derniers travaux de captage.

Composition. — Les eaux du Grand-Bain et celles de la fontaine des Fièvres avaient été analysées par nous en 1828, à une époque où le souvenir récent de nos études chimiques nous permettait d'entreprendre un travail de ce genre; mais depuis lors et tout récemment, en 1862, M. Lefort a publié un travail complet sur ces sources, et ce sont ses analyses que nous nous empressons de substituer aux nôtres.

	Source du Grand Bain	Source du Bagnassou	Source de la Rotonde	Source des Fièvres
	gramme.	gramme.	gramme.	gramme.
Acide carbonique libre	0,3852	0,8789	0,9758	0,9524
— sulfhydrique	»	»	traces	traces
Chlorure de sodium	3,3457	3,1972	3,0458	3,0298
— de potassium	0,2353	0,2293	0,2164	0,2215
— de magnésium	0,0390	0,0332	0,0253	0,0384
— de lithium — de césium — de rubidium	indices	indices	indices	indices
Sulfate de soude	0,2788	0,2829	0,2542	0,2324
Bicarbonate de soude	2,2719	2,0137	2,0260	2,0453
— de chaux	0,1964	0,1911	0,1771	0,1774
— de protoxyde de fer	indiqué	0,0033	0,0023	0,0063
— de manganèse — d'ammoniaque Phosphate de soude	indices	indices	indices	indices
Arséniate de soude	0,01263	0,01468	0,00722	0,00717
Iodure et bromure de sodium	traces	traces	traces	traces
Acide silicique	0,1093	0,1073	0,1080	0,1080
Alumine	0,0301	0,0218	0,0185	0,0182
Matière organique bitumineuse	traces	traces	traces	traces
	6,90453	6,97578	6,83702	6,81687

L'eau du Grand-Bain paraît limpide quand on la recueille dans un vase de *petite dimension;* mais elle a un aspect louche dans les baignoires ou quand elle se trouve en grande masse; elle a une légère odeur fade, une saveur d'abord acidule, ensuite salée; elle est onctueuse au toucher. Il s'en dégage une assez grande quantité d'acide carbonique. Elle laisse déposer sur les parois des baignoires, une forte proportion de carbonate de fer, et se couvre à sa surface d'une pellicule irisée due à une matière grasse particulière, qui lui communique son onctuosité. Sa pesanteur spécifique, comparée à celle de l'eau distillée, est de 1,008 et de 1,005, d'après M. Lefort.

Avant M. Lefort, le célèbre Thénard s'était aussi occupé des eaux de la Bourboule.

« Ce chimiste, dit M. Rotureau, a confirmé l'exactitude de l'analyse de M. Lecoq, et il a trouvé de plus que les eaux de la grande source de la Bourboule renferme une proportion considérable d'arsenic. » En effet, d'après Thénard, l'eau de la Bourboule contient par litre 8^{mm}, 5 d'arsenic ou bien $13^{mm}02$ d'acide arsénique, ou bien $20^{mm}09$ d'arséniate de soude.

Cette quantité, multipliée par un débit que nous supposerons de 60 litres pour toutes les eaux de la Bourboule recueillies, perdues ou infiltrées, produirait par minute un gramme de produit arsénical ou 60 grammes par heure, ou 1,440 grammes en 24 heures, ou enfin l'énorme quantité de 525 kilogrammes dans le cours d'une année. Ce n'est certainement ni dans les tufs ponceux des trachytes ni dans les minéraux inoffensifs du granite, que ces eaux peuvent aller puiser de si grandes quantités d'arsenic. Il est vrai que M. Lefort réduit à 12 milligrammes par litre pour le Grand-Bain et à 14 pour le Bagnassou, la quantité d'arséniate de soude, mais c'est encore une bien grande proportion.

L'eau de la source des Fièvres est limpide, transparente même en grande masse; elle n'a pas sensiblement d'odeur, mais pourtant, quand on entre dans le bâtiment qui l'abrite, on sent distinctement une légère odeur d'hydrogène sulfuré. Sa saveur est d'une acidité bien prononcée, ensuite salée, et paraît plus forte que celle du Grand-Bain, ce qui tient probablement à l'absence de la matière organique. Elle laisse dégager beaucoup d'acide carbonique, et les surfaces sur lesquelles elle se répand, sont couvertes du carbonate de fer dont elle se dépouille presque entièrement peu de temps après sa sortie. Sa pesanteur spécifique comparée à celle de l'eau distillée est de 1,005.

« Je ne puis terminer mon travail, dit M. Rotureau (page 562), sans faire observer que ces sources, et surtout celle des Fièvres, ont une composition analogue à celles de Carlsbad et particulièrement au Sprudel. Le sulfate, le bicarbonate et le chlorure sodiques, se rencontrent, en effet, en proportions à peu près égales dans les eaux de ces deux stations polymétallites, ayant les mêmes éléments gazeux, l'acide carbonique libre et l'azote. »

Dépôts. — Nous venons de voir que la source des Fièvres formait à sa sortie un peu de carbonate de fer. En général, les eaux de la Bourboule déposent peu, mais leur dépôt ferrugineux, comme on pouvait le prévoir, est très-arsénical. Leurs produits sont des sels solubles et surtout des chlorures et des bicarbonates.

M. Lefort, en faisant cette remarque, se trouve un peu ébranlé dans la théorie des chimistes qui veulent que les eaux minérales puisent leurs principes dans les terrains qu'elles traversent. « La composition du terrain, dit-il, ne fournit que des données très-vagues sur les propriétés chimiques de ces eaux... Elles se formaient donc, dans l'origine, comme celles de presque toute l'Auvergne, au-dessous des terrains cristallisés, des trachytes et des terrains tertiaires, mais elles se modifieraient dans leur température comme dans leur constitution, suivant le trajet qu'elles parcourent et les facilités ou les difficultés qu'elles éprouvent pour s'épancher au dehors. »

Peut-être avons-nous contribué un peu à déterminer M. Lefort à abandonner la théorie des chimistes pour celle des géologues ; mais il n'est qu'à demi-converti, car en faisant la remarque que la plupart des eaux de l'Auvergne et notamment celles de la Bourboule, contiennent de grandes quantités de chlorures alcalins, il revient à se demander « si ces chlorures ont la même origine que celle des autres principes minéralisateurs, ou bien si elles empruntent ces chlorures à des couches immenses de sel abandonné par le retrait des mers. »

M. Lefort ne trouvant pas de terrains de trias en Auvergne, y suppose des gîtes indépendants de sel gemme dans les roches ignées.

Si nous avons abandonné volontiers nos analyses des eaux de la Bourboule pour celles de M. Lefort, nous n'aurons pas la même déférence pour ses *gîtes indépendants* de sel gemme. Nous ne connaissons rien en Auvergne qui autorise cette supposition, moins encore dans les terrains ignés que dans les autres. Nous considérons, du reste, les dépôts de sel gemme, non comme des couches abandonnées par les mers, mais comme les dépôts d'anciennes sources salées abondantes, lesquelles, comme celles de la Bourboule et la plupart des autres, allaient puiser leurs chlorures sous l'écorce primitive et cristallisée du globe.

M. Lefort a signalé aux sources de la Bourboule des portions de tuf ponceux entièrement colorés en noir par du sulfure de fer que nous serions tenté d'attribuer aussi à ces eaux minérales, bien que les tufs trachytiques dont elles s'échappent puissent aussi en contenir.

L'altération de ce sulfure, soit par l'action de l'air, soit par celle des eaux, a donné naissance à deux sulfates ferroso-ferriques décrits et analysés par M. Lefort. L'un est jaune verdâtre et l'autre d'un beau bleu.

Source du ravin de l'Eau-Salée.

Une petite source saline, qui n'est probablement qu'un suintement d'une source plus abondante, s'échappe des conglomérats ponceux du ravin de l'Eau-Salée. C'est un ravin tout déchiré par les eaux, couronné par de magnifiques sapins qui vivent sur une nappe de trachyte. Ce ravin est en face de la Bourboule.

Source de la Vernière.

Tout près du bassin qui reçoit les eaux de la jolie cascade de la Vernière, et sous l'ombrage de ses vieux arbres, on voit sortir des tufs trachytiques une petite source ferrugineuse. Elle est bien peu abondante et le deviendrait sans doute davantage par quelques fouilles. On voit encore, dans le ravin de la cascade, quelques rochers couverts de rouille qui indiquent des suintements d'eaux minérales.

B. SOURCES DE LA VALLÉE DE CHAUDEFOUR.

Nous avons déjà cité ces sources qui sont échelonnées

dans cette grande fracture que l'on nomme la vallée de Chaudefour. Cette vallée la plus pittoresque peut-être de toute l'Auvergne, fait un angle aigu avec celle du Mont-Dore et se dirige au nord-est, tandis que celle du Mont-Dore s'ouvre directement au nord.

Source de Cacadogne.

La première des sources que l'on rencontre sort, comme presque toutes les autres, des conglomérats trachytiques sur la pente orientale du puy de Cacadogne. Elle est d'un accès très-difficile et presque inconnue. On est obligé pour y arriver de traverser un lacis de vieilles tiges de *Genista purgans*, sur lequel il faut marcher avec la plus grande précaution. Nous avons remarqué un dépôt ferrugineux autour de la source, mais nous n'avons pas pu prendre sa température.

Sources de la Cascade.

La source que nous venons d'indiquer est sur la rive gauche du ruisseau. Il en existe deux autres au fond de la vallée et sur la rive droite. Elles sont situées près d'une cascade à des hauteurs différentes, mais très-rapprochées ; elles sont froides et ferrugineuses. D'autres sources filtrent aussi sous la cascade, au point de jonction de la coulée de trachyte qui forme le mur de la chute et du conglomérat qui supporte la coulée. On voit partout un dépôt ferrugineux, un peu gélatineux et probablement composé de crénate et d'apocrénate de fer.

Source de Chaudefour.

Plus bas, très-près du ruisseau et du milieu des débris de roches volcaniques, on voit sortir, sur la rive droite, une source assez abondante qui dépose du fer tout le long de son trajet. Cette eau est tiède, et sa réputation, comme succédanée des eaux du Mont-Dore, s'étend très-loin. Elle est libre, on y puise sans redevance, et cet état de choses a pu contribuer à lui attirer une nombreuse clientèle.

Source de Vouassière.

En descendant la vallée de Chaudefour, un peu avant d'arriver à Vouassière, nous avons vu encore, sur le bord du ruisseau et au pied d'un escarpement granitique, une petite source froide, gazeuse et très-ferrugineuse. Elle dépose une grande quantité d'apocrénate de fer. Elle sort du granite, et nous pensons que si elle était fouillée, elle donnerait une bien plus grande quantité d'eau.

Source de la Pique.

En continuant de descendre la vallée de Chaudefour, au-dessous de Vouassière, on rencontre à gauche une petite vallée granitique d'où coule un petit ruisseau. En remontant son cours, à gauche et par conséquent sur la rive droite, on voit sortir du granite la source de *la Pique*, ainsi nommée à cause du gaz acide carbonique qui en rend l'eau piquante. Elle est, en effet, très-agréable à boire, quoique un peu ferrugineuse, et elle passe dans le pays pour être purgative.

Sa température est de 12°,3 ; son analyse faite par le docteur Nivet lui a donné les résultats suivants :

ANALYSE TROUVÉE.	GRAMMES.	ANALYSE CALCULÉE.	GRAMMES.
Carbonate de soude.....	0,4037	Bicarbonate de soude....	0,5709
Sulfate de soude........	traces.	Sulfate de soude.......	traces.
Chlorure de sodium.....	0,0500	Chlorure de sodium.....	0,0500
Carbonate de magnésie...	0,1200	Bicarbonate de magnésie.	0,1820
— de chaux.....	0,4100	— de chaux.....	0,5892
— de fer.......	q^{té} min.	— de fer.......	q^{té} min.
Silice................	0,0600	Silice................	0,0600
Perte................	0,0663	Perte................	0,0663
TOTAL des sels par litre d'eau...........	1,1100	TOTAL des sels par litre d'eau...........	1,5184

La grande quantité de carbonate de chaux qu'elle renferme s'est traduite par la construction d'un joli rocher calcaire, composé de masses caverneuses ou d'une roche poreuse et légère, colorée en fauve par de l'oxyde de fer qu'elle paraît avoir fourni autrefois plus abondamment qu'à l'époque actuelle.

Source de Lagarde.

Nous n'avons rien à ajouter à ce que nous avons dit de cette source. Elle sort des trachytes ; elle offre un dégagement constant d'acide carbonique, mais elle est mêlée d'eau ordinaire et aurait besoin d'être captée et isolée.

Sources de Saint-Nectaire.

De toutes les sources du département du Puy-de-Dôme celles de Saint-Nectaire sont celles qui intéressent le plus le géologue, à cause de leur nombre, de leur température et de la variété de leurs dépôts.

Ces sources sortent toutes des fissures d'une petite vallée granitique où coule le ruisseau du Courançon.

Le docteur Nivet qui s'est beaucoup occupé de cette station thermale, a visité quarante-deux sources, et il en a laissé, ajoute-t-il. En effet, des deux côtés, sur les deux versants de la vallée, on voit des traînées blanches produites par des incrustations calcaires. Ces incrustations ont elles-mêmes bouché l'orifice de sources nombreuses dont quelques-unes donnent encore des suintements à travers leurs dépôts. D'autres sortent des alluvions déposées par le ruisseau dans la vallée, de sorte qu'il faut admettre la présence de l'eau minérale partout, et la possibilité d'en recueillir d'énormes quantités par des fouilles ou des sondages. C'est en effet ce qui a lieu chaque fois que l'on fait des recherches sur l'un ou l'autre des deux côtés de la vallée.

Température. — Une fois la situation des sources dans le granite déterminée, nous allons emprumter au docteur Nivet, l'indication des sources et des principaux filets qu'il a examinés en descendant le cours du Courançon.

a. *Partie de la vallée comprise entre la montagne et le mont Cornador.*

Des sources nombreuses et de beaux travertins blancs existent sur les bords de la petite Couse. Voici les plus importantes :

	température.
1. Rive droite, deux sources..........	27 à 27,5
2. Rive gauche, petite fontaine........	24
3. Rive droite, *id*..................	18
4. Rive gauche, *id*..................	21

5. Rive gauche, un peu au-dessus d'une cabane. Source saline et froide.

6. Source froide entre la cabane et la maison de M. Serre.

7. Sur la rive droite, près du tertre de la croix de bois, deux sources dont la plus élevée est mêlée d'eau douce ; l'autre marque.......................... 23

b. *Gorge du torrent du mont Cornador.*

1. Source de l'établissement............... 40

Nous avons pu en 1827, lors de la découverte de cette source, plonger la boule du thermomètre dans plusieurs fissures du granite d'où l'eau s'échappait et nous avons obtenu 40,41 et presque 42 degrés, mais l'ensemble réuni nous a donné aussi 40.

A cette même époque une galerie assez profonde venait d'être découverte dans cette localité, près de l'hôtel Mandon. Nous avons pu alors prendre la température de plusieurs sources qui sortaient dans cette galerie.

2. Eau de la grotte, à gauche......... 18,5

3. Eau des différents filets, près des cuves. 22 à 22,5

4. Autre source plus à droite......... 23

5. Eau de la galerie du milieu provenant de deux sources. L'une à gauche avant d'arriver au fond...... 31,5

6. L'autre située au fond................ 36

Ces eaux étaient certainement mélangées et ne devaient pas avoir une température constante.

c. *A l'endroit où le Courançon contourne le monticule de l'église.*

Là, dit M. Nivet, une fontaine minérale s'échappe à mi-côte : la température est. 18

Ses dépôts sont très-blancs.

d. *Partie de la vallée comprise entre St-Nectaire-d'en-Haut et le Pont.*

aa. Rive droite.

« 1. Plusieurs sources naissent au milieu des champs, à une certaine distance du ruisseau ; elles sont froides ou tièdes.

2. Sources du Sey. — Entre les angles sud-est et sud-ouest de la prairie, et à une certaine hauteur au-dessus du ruisseau, on observe une source abondante, faisant monter le thermomètre à......................... 32

Elle porte le nom de source du Sey. Il paraît qu'elle a

perdu de la chaleur; car en 1821, après les fouilles entreprises sous la direction de M. Ledru, elle marquait 36°.

3. Vers l'extrémité sud-est de la prairie, un petit cours d'eau venant du midi se réunit au Courançon; des travertins fort étendus, recouvrant des suintements d'eau minéralisée, se remarquent sur sa rive gauche.

4. Immédiatement au-dessous de cet endroit, une petite fontaine acidule, saline et ferrugineuse sort au milieu de la prairie.

5. La source du Gravier est tout près de là dans le lit du ruisseau. Elle fait monter le thermomètre à 25°.

6. Trois fontaines jaillissent en face sur la rive droite de la Couse. L'une d'elles alimente un routoir, une autre est entourée de débris d'un monument antique (Ledru). »
Ces sources sont en partie perdues.

bb. Rive gauche. Territoire des Côtes. « Au nord de la prairie et au-dessus du chemin qui conduit de Saint-Nectaire-d'en-Haut à Saint-Nectaire-d'en-Bas, les collines des Côtes présentent de nombreuses formations de calcaires incrustants et des sources minérales plus nombreuses encore. »

Parmi ces dernières, le docteur Nivet signale.

« 1. La source Mandon Cadet. Elle s'échappe d'une excavation creusée aux dépens du roc vif; sa température est de.................................. 21°

En marchant vers le nord on observe :

2. Une petite fontaine au bord du chemin; elle marque.................................. 21

3. Deux autres filets.................. 18 et 21

4. Une autre source.................. 27

5. Sources Serre. Elles viennent sourdre à plusieurs mètres au-dessus du niveau du chemin et à cent pas environ à l'ouest du pont. »

« Elles étaient réduites à l'état de suintement ou de minces filets tièdes, lorsque M. Serre a entrepris en 1844 des fouilles qui ont amené les plus heureux résultats. Après avoir détruit les sédiments calcaires, cet infatigable industriel a pénétré dans le terrain primitif. Une galerie a été creusée à l'aide du pic et de la mine, et l'on est parvenu à l'endroit où trois sources minérales, au lieu de cheminer horizontalement, s'enfoncent très-obliquement dans le sol.

La première est à droite.................. 32

La seconde est au milieu, c'est la plus abondante. 40

La troisième fournit un peu moins d'eau et marque 44

Toutes ces sources sont traversées par des courants d'acide carbonique. »

e. *Sources de Saint-Nectaire-d'en-Bas.*

1. Deuxième source du chemin. Elle sort à mi-côte des fentes du granite, à droite et à plusieurs mètres au-dessus du chemin.............................. 21

2. Première source du Chemin, source Rouge, source Canard. Elle est à soixante pas au-dessous de la précédente. Ses eaux partent d'un bac couvert d'une petite voûte et se rendent par des rigoles couvertes, à une cabane où l'on prépare des incrustations. Des bulles nombreuses d'acide carbonique la traversent, et comme elle est très-acidule, le gaz se dégage en grande quantité quand on projette une poignée de sable dans l'eau minérale. Température.... 22

3. Etablissement Boëte. Sources du Rocher. Deux fontaines. Elles se font jour à plusieurs mètres au-dessus du Couranςon et sur sa rive gauche.

La première marque.................... 40

La seconde.......................... 44

Ces eaux sont continuellement soulevées par des dégagements d'acide carbonique. Nous avons trouvé plusieurs fois des températures différentes de celles indiquées par M. Nivet, 36, 37 et 42 pour la première, 46,5 pour la seconde. Nous n'osons pas répondre pour nos thermomètres, mais nous trouvons les différences bien grandes pour des erreurs d'instrument.

4. Etablissement Chandèze. Source Pauline. A une petite distance des bains de Boëte et sur la même rive, s'élève une maisonnette où l'on trouve trois baignoires et une source minérale marquant.................... 32
C'est la source Pauline.

Derrière cette maisonnette est une autre source ferrugineuse.............................. 27

Avant les fouilles, nous avions trouvé à la source Pauline seulement 29 de température.

5. Etablissement Mandon. Source de la Voûte, Gros-Bouillon, Vieille-Source (rive droite du Courançon).

« Des fouilles assez récentes ont réuni en une seule fontaine la Vieille-Source et le Gros-Bouillon. Ses eaux donnent 37,2

» Un peu au-dessus et derrière l'hôtel jaillit la petite source de la Voûte...................... 24

On voit que le chiffre 44 est le degré le plus élevé des sources de Saint-Nectaire. Si par suite de fouilles probablement impraticables, on pouvait parvenir à réunir une partie de ces fontaines, on arriverait certainement à une température beaucoup plus élevée.

Volume. — Le volume total de ces eaux est considérable, mais il est presque impossible de le déterminer. En résumant la température des principales sources et en mettant en regard leur débit, nous arrivons aux résultats suivants :

	Débit.	Température.
Petite source de Boëte...	22	44
Grande source de Boëte..	30	40
Source de Cornador....	52	40
— Mandon.....	50	37,2
— Pauline.....	30	33
— Rouge......	22	22
Petite source Serre.....	50 ?	44
Grande source Serre....	50 ?	40
Source du Sey........	50	32
TOTAL.....	356 litres par minute,	

non compris toutes les fuites de la vallée, que l'on peut, sans crainte d'exagération, estimer à une égale quantité.

Ce ne sont pas toujours, comme on le voit, celles dont le débit est le plus considérable qui accusent la température la plus élevée.

La grande quantité de gaz qui accompagne ces sources, et qui est telle parfois qu'elle peut soulever le bouillon à plus d'un mètre, est aussi la cause de l'intermittence de plusieurs d'entre elles.

Nous avons vu autrefois la source Pauline jaillir avec force et par périodes irrégulières au-dessus d'un tube en bois que l'on avait placé à son orifice. On voit encore aujourd'hui la petite source du Tuyau, à l'établissement du mont Cornador, qui s'arrête quand un buveur a rempli son verre, et qui semble attendre qu'il l'ait bu pour lui en offrir un autre. La source Mandon offre aussi des intermittences.

Composition. — On a plusieurs analyses des eaux de Saint-Nectaire, et nous donnons ici le tableau de celles qui ont été faites pour les quatre sources principales, tableau que nous prenons dans le Dictionnaire des eaux minérales du docteur Nivet.

ANALYSE TROUVÉE.	Petite source Boëte.	Grande source Boëte.	Sources Mandon.	Source du Mont-Cornador.
Température	+ 44°.	+ 40°.	+ 37,2.	+ 40°.
	Grammes.	Grammes.	Grammes.	Grammes.
Carbonate de soude	2,1000	2,0700	2,0000	0.9110
Sulfate de soude	0,1800	0.1810	0,1560	0,1000
Chlorure de sodium	2,5100	2,5150	2.4200	1,3220
Carbonate de magnésie	0,2200	0,2010	0,2400	0,0810
— de fer	0,0300	0,0330	0,0228	0,0070
— de chaux	0,5000	0,4980	0,4400	0,6050
— de strontiane	traces.	traces.	»	»
Sulfate de chaux	traces.	traces.	»	»
Alumine	traces.	traces.	»	0,0050
Silice	0,1100	0.1130	0,1000	0,0800
Matière organique	traces.	traces.	traces.	traces.
Perte	0,1500	0.1670	»	0,0450
TOTAL des sels par litre d'eau.	5,8000	5,7800	5,3788	3,7380
Noms des auteurs de l'analyse	Nivet.	Nivet.	Berthier.	Lecoq.

Les analyses qui précèdent doivent être rectifiées ainsi qu'il suit :

ANALYSE CALCULÉE.	Petite source Boëte.	Grande source Boëte.	Sources Mandon.	Source du Mont-Cornador.
Bicarbonate de soude	2,9699	2,9299	2,8330	1,1790
Sulfate de soude	0,1800	0.1820	0,1560	0.1010
Chlorure de sodium	2,5100	2,5150	2,4200	1,3220
Bicarbonate de magnésie	0.3337	0,3048	0,3640	0,1230
— de fer	0,0415	0.0480	0,0317	0,0100
— de chaux	0,7190	0,7156	0,6023	0,8670
Sulfate de chaux	traces.	traces.	»	»
Alumine	traces.	traces.	»	0,0860
Silice	0,1100	0,1150	0,1000	0,0860
Matière organique	traces.	traces.	»	traces.
Perte	0,1500	0,1670	»	0,0450
TOTAL des sels par litre d'eau.	7,0141	6,9753	6,5068	3,8190

Depuis lors, M. A. Terreil, chimiste attaché au Muséum de Paris, a fait l'analyse des six principales sources de Saint-Nectaire. On trouvera ces analyses dans l'ouvrage de M. Rotureau ; quoique très-bien faites, nous croyons inutile de les reproduire.

M. Lefort s'est occupé aussi des eaux de Saint-Nectaire, et, en opérant sur les lieux mêmes, il y a reconnu quelques principes qui avaient échappé à M. Terreil, et notamment l'arsenic, l'iode, le strontium et l'acide phosphorique.

Nous avons donc cru devoir reproduire aussi les analyses de ce chimiste qui a opéré sur cinq sources différentes :

	Source de Cornador.	Source chaude Boëte.	Source tempérée Boëte.	Source chaude Mandon.	Source tempérée Mandon.
Acide carbonique libre	0,9464	0,8600	1,0599	1,3308	1,2946
Oxygène et azote	indét.	indét.	indét.	indét.	indét.
Chlorure de sodium	2,1464	2,7633	2,7743	2,4148	2,4921
Iodure de sodium	traces	traces	traces	traces	traces
Bicarbonate de soude	2,0001	1,9511	1,8864	2,0881	1,9776
— de potasse	0,0646	0,0471	0,0450	0,0407	0,0471
— de chaux	0,6480	0,6590	0,6722	0,7060	0,6842
— de magnésie	0,4384	0,4681	0,4930	0,4815	0,4745
— de protoxyde de fer	0,0122	0,0115	0,0128	0,0097	0,0226
Sulfate de soude	0,1309	0,1609	0,1659	0,1781	0,1401
— de strontiane	0,0070	0,0070	0,0080	0,0070	0,0070
Arséniate de soude	traces	traces	traces	traces	traces
Phosphate de soude	traces	traces	traces	traces	traces
Alumine	0,0171	0,0230	0,0214	0,0205	0,0196
Acide silicique	0,1044	0,1128	0,1009	0,1036	0,0884
Matière organique bitumineuse	traces	traces	traces	traces	traces
	6,5155	7,0642	7,2078	7,3808	6,2378

D'après Thénard, l'eau de Saint-Nectaire, *source du mont Cornador,* contient, par litre, $0^{mm},57$ d'arsenic, ou 0,87 d'acide arsénique, ou $1^{mm},34$ d'arséniate de soude.

L'eau de Saint-Nectaire-d'en-Bas, *source Boëte,* donne, par litre, $0^{mm},82$ d'arsenic, ou 1,25 d'acide arsénique, ou bien 1,93 d'arséniate de soude; et, l'eau de Saint-Nectaire-d'en-Bas, dite du *Gros-Bouillon*, contient, par litre, 0^{mm},61 d'arsenic, ou bien 0,93 d'acide arsénique, ou bien 1,44 d'arséniate de soude.

Dépôts. — En prenant pour guide les tableaux d'analyse nous avons, par litre d'eau minérale, et en moyenne, le poids de 6^{g},43 en n'y comprenant pas les matières gazeuses. En appliquant cette moyenne à un débit de 600 litres que nous supposons être celui de toutes les sources jaugées ou non mesurées connues ou inconnues de Saint-Nectaire, nous obtenons un poids total de 3 kilogrammes 600 grammes par minute, ou 216 kilogrammes par heure, ou 5,184 kilog. par jour, ce qui donne 1,892,160 kilog. par an. Or, comme les sources n'ont pas l'habitude de s'arrêter, comme très-probablement elles ont été plus actives autrefois qu'à l'époque actuelle, nous devons admettre que ces eaux ont extrait du sol infra granitique, depuis des siècles, des millions de mètres cubes de produits solides. Rien ne nous indique que ces produits n'ont pas changé de nature; nous ignorons si ces sources ont toujours produit du carbonate de chaux en si grande abondance. Si telle était autrefois leur composition, elles auraient certainement comblé la vallée; mais le Courançon plus volumineux aussi a dû entraîner tous ces matériaux à mesure qu'ils se formaient.

Une autre observation nous fait supposer que l'émission du carbonate de chaux dans la vallée de Saint-Nectaire est relativement moderne, c'est le barrage naturel et granitique, à peine ouvert, que l'on voit en dessous des sources Mandon. Il ne peut y avoir un temps bien long depuis que le ruisseau a ouvert son passage, et un lac au moins attiédi a dû remplir la vallée de Saint-Nectaire. Les eaux alors auraient dû déposer dans ce petit bassin des couches de calcaires ou de marnes que l'on n'y rencontre pas, car tous les calcaires sont concrétionnés et jamais nivelés. Sans les travaux des hommes, les principales sources de Saint-Nectaire seraient taries. Elles auraient bouché leur orifice par des incrustations.

Il faut remarquer aussi que les sources de Saint-Nectaire contiennent à la fois des principes solubles en grande quantité et des principes insolubles ou qui le deviennent au contact de l'air, en proportion beaucoup plus petite. Ce sont ces derniers seuls qui se déposent et se concrétionnent tandis que les autres sont entraînés.

Le carbonate de chaux est sans contredit le principal produit de ces sources, et son apparition n'est peut-être pas de beaucoup antérieure à l'époque historique. Nulle part on n'a su l'utiliser avec autant de talent qu'à Saint-Nectaire.

C'est en 1827 que l'on a commencé la fabrication des camées et des médailles que l'on connaissait déjà en Toscane, à Saint-Philippe ; mais le développement qu'a pris cette industrie toute géologique, aux sources de Saint-Nectaire, a laissé bien loin la fabrication de ces objets par les fontaines de l'Allemagne et de l'Italie.

Ce fut alors que M. Serre reconnut, auprès du village de Saint-Nectaire-d'en-Haut, des suintements qu'il poursuivit avec persévérance, et qu'il découvrit les sources qui alimentent l'établissement et une galerie souterraine toute remplie de filets d'eau minérale dont nous avons donné la température. Appelé, en 1828, par l'administration départementale à étudier et à analyser ces nouvelles sources, nous avons pu assister au commencement et au développement de l'industrie des incrustations dans cette curieuse localité. C'est M. Serre qui, le premier, obtint des reliefs sur des moules de soufre qu'il plaça sous les eaux, et il est le véritable créateur de ces admirables copies que les eaux exécutent avec une scrupuleuse fidélité. C'est à sa persévérance que l'on doit les succès obtenus, et l'on peut dire qu'il a doté l'Auvergne d'un genre d'industrie lucratif et des plus remarquables. Avant lui on soumettait aux eaux calcarifères divers objets naturels, tels que chardons, feuillages, nids d'oiseaux, etc. Le premier il a fait cette remarque curieuse, que certaines sources donnaient des travertins compactes et concrétionnés, tandis que d'autres recouvraient les corps soumis à leur action de cristaux serrés et brillants qui appartiennent probablement à l'arragonite; enfin, il découvrit ce fait plus intéressant encore pour le géologue, que ces mêmes sources qui couvraient d'arragonite les objets sur lesquels elles coulaient en lames ou en filets, ne donnaient plus que des calcaires concrétionnés, si on les faisait éclabousser, c'est-à-dire refroidir rapidement et perdre promptement leur acide carbonique (1).

Dans toute la vallée de Saint-Nectaire, on a mis à profit l'émission du calcaire pour fabriquer les médailles, camées et bas-reliefs. M. Nivet cite les établissements suivants, ou petites cabanes pour cet objet près des sources de :

La galerie du mont Cornadore,
De la côte du Sey,
De Pierre Serre,
De Mandon Cadet,

(1) J'ai depuis 1828, sur la cheminée de mon cabinet, le premier objet qui a été recouvert de cris aux d'arragonite par la source de St-Nectaire, C'est un artichaut qui m'a été donné par M. Serre.

Du Chemin (deux),
Du Rocher (source Boëte),
Petite de Chaudèze.

D'autres établissements ont été installés encore depuis cette époque.

On est obligé pour obtenir un dépôt calcaire d'un beau blanc, de conduire les eaux à une certaine distance de la source. Le carbonate de fer qui donnerait au calcaire une couleur ocracée, se dépose le premier (1).

Les travertins naturels de la vallée sont très-variés ; on les voit en traînées blanches sur tous les granites, tandis que le sol est imprégné des matières solubles et notamment du chlorure de sodium ou sel marin, qui est le principe dominant des eaux de Saint-Nectaire. Des plantes maritimes, trompées par la présence de ces matières salines, vivent égarées dans cette petite vallée, perdues au milieu de la France, sans qu'on les retrouve sur aucun point intermédiaire entre celui-ci et les bords de l'Océan ; fait bien remarquable quand on réfléchit aux moyens que la nature a employés pour disséminer ainsi les plantes dans des localités choisies.

Rien n'est plus curieux que les dépôts que forment journellement ces eaux singulières. Elles abandonnent de la silice, du fer hydroxydé, du carbonate de chaux sous toutes les formes imaginables ou laissent cristalliser de belles aiguilles d'arragonite qui tapissent d'admirables géodes. Tout

(1) J'ai aussi dans ma collection un admirable buste de Béranger, formé par les eaux de Saint-Nectaire. C'est une grande difficulté vaincue pour le moulage. Il a été obtenu et il m'a été donné par M. Armand, alors bijoutier à Clermont et fabricant de camées à Saint-Nectaire.

cela s'opère dans les conduits souterrains que les eaux parcourent, dans les fissures des roches par où elles sont sorties, dans toutes les cavités qu'elles peuvent atteindre.

A l'extérieur, chaque filet d'eau forme une traînée blanche qui se distingue de loin ; les plantes qui végètent près les fissures du rocher sont bientôt recouvertes par la même substance, et souvent divers coquillages, qu'une démarche trop lente empêche de se soustraire promptement à leur action, se trouvent pris par le dépôt calcaire, et présentent le singulier phénomène de *fossiles vivants*.

Ainsi on voit partout opérer la nature ; on assiste à la naissance et à la cristallisation de ces minéraux dont autrefois on ignorait l'origine et que l'on attribuait à des causes particulières qui n'existeraient plus sur notre planète, et cependant ce sont de simples sources qui les forment sous nos yeux, nous prouvant ainsi que les moyens employés par le Créateur sont toujours les plus simples et les mieux appropriés au but qu'il se propose.

Quoique les travertins soient presque toujours colorés par l'oxyde de fer, on trouve souvent dans les cavités qu'ils présentent, des amas d'ocre jaune très-friable et de petits dépôts de chaux carbonatée blanche en lamelles très-fines. Ces différentes substances ne se rencontrent jamais confondues ; elles forment des dépôts distincts et presque toujours séparés par des couches très-minces de travertin.

Quand les eaux ont pu s'infiltrer dans des cavités assez grandes, elles y ont formé de belles stalactites. Telle était, en 1828, l'état de la grotte du mont Cornadore, au pied du village, quand nous avons pu y pénétrer à la suite des premiers travaux.

Ces eaux se sont infiltrées dans les cavités qui existaient

dans le granite du mont Cornadore, et là elles ont formé de belles stalactites et des stalagmites dont il reste encore plusieurs faisceaux. Sur certains points, de nouveaux dépôts d'ocre ont encore eu lieu après la formation de ces stalactites, puisque plusieurs d'entr'elles en sont entièrement couvertes, et n'en contiennent pas dans leur intérieur.

Les plus belles de ces stalactites, pesant plusieurs kilogrammes, ont été enlevées pendant les fouilles. L'albâtre qui les constitue offre les caractères suivants :

Pesanteur spécifique 2,51 ; dureté égale à celle des calcaires en général ; translucide au moins sur les bords ; couleur jaune plus ou moins foncée ; structure stratiforme, texture lamellaire ; cassure inégale ; donne l'odeur argileuse par insufflation, et se dissout presqu'entièrement dans l'acide nitrique.

On peut encore voir à St-Nectaire-d'en-Haut, derrière l'hôtel Mandon, une petite cavité naturellement formée dans le granite, dans laquelle sont venues s'infiltrer les eaux d'une petite source sortant du granite même à une certaine distance au-dessus de la cavité. Le calcaire s'est d'abord déposé au plafond de la grotte qui s'est couvert de festons de stalactites jaunâtres et ferrugineuses, puis ensuite de l'extrémité de chacune des pointes, de l'arête de chaque feston est descendu un filet blanc entièrement cylindrique dans toute son étendue et qui est venu se coller à la base de la grotte sur des stalagmites plus ou moins volumineuses. Quelques-unes de ces stalagmites sont très-grosses, et servent d'attache ou de support à de nombreuses cordes blanches qui viennent s'y appliquer. Tous ces filets de longueur inégale et d'un blanc pur sont à peine de la grosseur d'un tuyau de plume, d'une fragilité extrême, et simulent, dans leur ensemble, une harpe à cordes nombreuses et situées sur plusieurs plans. A gauche, la grotte se prolonge un peu; elle est fermée par de nombreux filets dont la blancheur tranche sur les parois ocracées de la cavité ou se distinguent encore sur l'obscurité de sa partie la plus profonde.

Chacune de ces stalactites ou de ces filets est un tube. Une goutte d'eau calcarifère, attachée au plafond, dépose un petit anneau de matière et tombe en partie épuisée. La stalagmite recueille ce qui lui reste de matière. Une autre goutte lui succède et dépose à son tour un petit anneau qui s'ajoute à celui qui déjà était formé; le centre de l'anneau reste vide. Par suite de la superposition d'un grand nombre de ces anneaux, le tube s'allonge et finit par rejoindre la stalagmite qui s'est étalée en une grande surface.

Les travertins de St-Nectaire ont été analysés en 1818 par Berthier; il y a trouvé outre le carbonate de chaux qui entre dans leur composition pour 78 pour cent, 18 pour cent de sable mêlé de silice gélatineuse, et 4 pour cent de carbonate de magnésie.

Berthier mentionne à peine le carbonate ou l'hydrate de fer dans le travertin. C'est qu'en effet il s'en sépare très-facilement et se dépose à part. Il tapisse ou remplit sous la forme d'ocre jaune les cavités du travertin. Cette matière se présente en petites masses pulvérulentes d'un jaune verdâtre, très-douces au toucher, et tombent d'elles-mêmes en poussière jaune qui, chauffée, prend bientôt la couleur rouge, et se transforme en tritoxyde de fer.

L'effervescence qu'elle fait avec les acides est due au carbonate de chaux qui s'y trouve mélangé. Ce dernier cependant s'en est quelquefois séparé en couches très-minces et très-pures, mais qu'il est difficile de recueillir sans l'ocre jaune qui l'accompagne. Dans son état de pureté, ce calcaire est en petites lames translucides, et couchées à plat les unes sur les autres.

Après ces travertins plus ou moins ferrugineux, nous avons à nous occuper des arragonites qui existent en assez grande quantité aux sources de St-Nectaire.

Nous avons déjà dit que les eaux minérales s'étaient fait jour à travers le granite. Cette roche est altérée par le contact de l'eau ; elle paraît plus tendre et se disgrège plus facilement qu'à une certaine distance du contact. Le feldspath a subi des modifications et se laisse en partie écraser sous les doigts. On sait du reste que sous une forte pression les silicates eux-mêmes sont attaqués par l'acide carbonique. Presque toutes les fentes à travers lesquelles sortent les eaux minérales et toutes celles qui ont servi de passage à des eaux maintenant taries, sont tapissées d'arragonite blanche, en cristaux implantés sur chaque paroi, et constituant de véritables filons. Presque toujours les aiguilles s'entrecroisent, et l'arragonite se présente alors en masses applaties, formées par la réunion d'une foule de cristaux aciculaires. Dans quelques fissures du granite, une matière bleuâtre s'est déposée en même temps que l'arragonite ; celle-ci a été colorée, et présente une structure stratiforme parfaitement caractérisée, la matière colorante s'étant déposée par zones de la plus grande régularité.

La présence de toutes ces arragonites devait faire supposer dans les eaux de Saint-Nectaire l'existence de la strontiane. On sait que Stromayer a indiqué cette base comme un des caractères distinctifs des calcaires et des arragonites. Berzelius l'a constatée dans les eaux et dans les arragonites de Carlsbad qui ont tant de rapport avec les eaux et les arragonites de Saint-Nectaire. Le docteur Nivet a signalé en effet des traces de strontiane carbonatée dans les deux analyses qu'il a faites, et si M. Terreil ne la mentionne dans aucune des six sources qu'il a analysées, c'est qu'il aura sans doute négligé de la chercher.

Aucune analyse n'indique de sulfure ni d'acide hydrosulfurique. Cependant quand on entre dans les cabinets où bouillonnent les sources, on est frappé de l'odeur sulfureuse qu'elles répandent, notamment la source Mandon et la source du Mont Cornadore. Une pièce d'argent bien décapée, se ternit bientôt et noircit dans ces bassins en y prolongeant son immersion.

Cette odeur, selon M. Rotureau, ne serait pas celle du soufre mais « une odeur bicarbonatée *sui generis* dont on ne peut avoir une idée exacte qu'en la percevant soi-même. » On ne peut nier cependant la présence du soufre dans ces deux sources. M. le docteur Vernières cite un courant de gaz dégagé de la source principale du Mont Cornadore, et conduit au moyen d'un tuyau en plomb, dans un trou en maçonnerie, qui a déposé, après un certain temps, des cristaux de soufre qui y formèrent une belle géode. Nous avons nous-même vu recueillir dans le griffon de la source Mandon une magnifique géode d'arragonite tout entourée de sulfure de fer noir semblable à celui que l'on obtient artificiellement dans les laboratoires. Cette géode existe à Paris dans les galeries de minéralogie où elle est étiquetée *arragonite dans le basalte du puy d'Eraigne.* Cette géode pesait 18 kilogrammes. Elle n'est ouverte qu'à son extrémité.

Dans cette fouille de la source Mandon nous avons vu le granite séparé des travertins par une couche de galets agglutinés par de l'arragonite et mélangés d'une matière noire qui, sur les cailloux de roche primitive, prenait le brillant métallique du sulfure de fer. Partout ce sulfure est associé à de l'arragonite cristallisée qui se montre dans ses fissures et dans ses cavités. Il forme les parois du tube naturel qui amène au jour l'eau de la source. Nous avons vu dans une de ces masses un petit bloc d'oolithes blanchâtres bien caractérisées.

Nous avons trouvé dans les débris de la même fouille des travertins siliceux en grandes masses dont les géodes étaient aussi tapissées de belles aiguilles d'arragonite.

On voit qu'ici la silice se mélange au calcaire, et l'examen attentif des dépôts siliceux nous fait supposer que le quartz a précédé l'arrivée du carbonate de chaux dans la vallée de Saint-Nectaire, mais parfois aussi les deux principes se montrent en même temps. C'est ainsi qu'une masse de silice très-curieuse fut détachée du milieu du travertin calcaire, dans les fouilles que l'on fit en 1827 pour la recherche des eaux thermales au pied du mont Cornadore. Un dépôt d'un beau noir, formé en grande partie de silice s'était rassemblé en une seule masse au milieu du calcaire et presqu'à la surface du sol.

Nous croyons devoir reproduire ici la description que M. Bouillet et moi avons donnés de ce produit (dans les *Vues et Coupes géologiques du département du Puy-de-Dôme*, p. 119) sous le nom de psammite siliceux.

Pesanteur spécifique 2,3 ; dureté égale à celle du verre ; couleur noire plus ou moins intense ; texture grenue surtout à la loupe ; cassure raboteuse ; ténacité très-faible ; happe à la langue et répand l'odeur argileuse par insufflation. Les acides sont à peu près sans action pour lui ; au chalumeau, il blanchit d'abord, et fond ensuite en verre transparent très-bulleux. Cet effet est peut-être dû à un peu de silicate de chaux.

Cette substance paraît composée d'une infinité de petits grains de silice colorés par une matière organique. Elle contient assez souvent des roseaux.

Il s'en faut que ces masses de silice soient les seules qui aient été trouvées à Saint-Nectaire. Les fissures du granite y sont assez souvent tapissées de quartz résinite très-varié et très-curieux.

On y distingue surtout un quartz résinite orangé, coloré par du sulfure d'arsenic, associé, à de jolis globes radiés d'arragonite blanche.

Non loin de ce quartz résinite orangé que nous avons vu dans une autre localité (du département de la Loire) accompagné de la baryte sulfatée, on rencontre des résinites cariés, qui au lieu de rappeler la couleur du réalgar, montrent celle de l'orpiment. Ils sont en plaques minces dans les fissures du granite; offrant sur les deux surfaces de petites zones de résinite verdâtre, tandis que le milieu est d'un jaune pur dont la belle nuance disparaît à la longue, au contact de la lumière, comme celle du prétendu réalgar.

Le milieu de ces plaques siliceuses est finement carié et d'une extrême légèreté, puis on voit d'autres plaques où les cavités sont plus grandes, allongées, sinueuses, un peu dirigées dans le même sens. On croit y voir la présence de gaz emprisonnés cherchant à se faire jour dans une matière déjà visqueuse. Nous donnerions une idée assez juste de ces résinites en comparant ceux à grands pores à la pâte du pain soulevée par les bulles d'acide carbonique, et ceux à grains fins à la pâte de ces pâtisseries dans lesquelles l'artiste introduit du carbonate d'ammoniaque pour les rendre légères par suite d'une extrême division.

Ailleurs, sur quelques points de la vallée, on trouve de masses de résinite impures analogues à celles que les eaux du Mont-Dore ont abandonnées dans leur trajet. Ces travertins siliceux contiennent des branches d'arbre et surtout des tiges de roseaux dont les nœuds, le chaume strié et les feuilles engaînantes sont parfaitement conservés.

Nous avons vu aussi à Saint-Nectaire dans ces mêmes conditions, les bulbes d'une plante monocotylédone que nous ne pouvons rapporter à aucune espèce vivant actuellement dans la contrée, fait qui contredirait l'assertion de M. Pomel, que « les vrais travertins de Coudes, Saint-Nectaire, Rambeau ne contiennent que des plantes semblables, même spécifiquement, aux végétaux des sites voisins, souvent même à des espèces exotiques, naturalisées par la culture dans la contrée. »

Nous ne croyons pas les eaux de Saint-Nectaire bien riches en matière organique et pourtant nous sommes obligé de rapporter à une coloration organique, le noir, le jaune, le vert et l'orangé que nous offrent les dépôts siliceux.

Nous avons entendu dire aussi par M. Bertrand fils, à l'Académie de Clermont, qu'il avait trouvé avec M. Dumas, des animalcules vivants dans l'eau de la source Pauline puisée au moment même de son émergence.

C. SOURCES ÉPARSES AYANT SANS DOUTE DES RELATIONS AVEC LES FRACTURES DU MONT DORE.

Sources de Grandeyrol.

Avant d'arriver à la Tour-Rognon, située dans la pittoresque vallée de la Couse-Chambon, en venant de Montaigut, on rencontre le cours d'un ruisseau qui vient, au pont de Rognon, se joindre à la Couse. On trouve alors à un kilomètre du pont, sur la rive gauche de ce ruisseau, plusieurs sources minérales connues sous le nom de *Font-saulse*. Nous en avons vu deux. M. Nivet en indique cinq. Elles sont assez rapprochées pour supposer que ce sont les différents griffons d'une même source s'échappant des fissures du granite.

« La température des sources de Rognon varie entre 12°,5 et 13°. Une seule d'entr'elles est abondante. Elles sont toutes traversées par des courants d'acide carbonique. La saveur de leurs eaux est aigrelette, salée, un peu alcaline et ferrugineuse. Leur dépôt se compose de carbonate de chaux et de fer. Un peu de matière organique verte surnage dans les endroits où ces liquides séjournent pendant un certain temps. » (Nivet, *Dict.*, p. 115.)

Nous avons vu des amas de noisettes passées à l'état fossile et cimentées par le calcaire déposé par ces sources.

Sources de Verrières.

Les trois sources de Verrières sortent de la lave du volcan de Tartaret dans la vallée de la Couse-Chambon, tout près du village même de Verrières. La Couse, dans son cours rapide, a coupé la coulée de lave et a permis à des sources qui probablement étaient recouvertes par la lave, de sortir encore et de s'échapper.

Peut-être d'autres sources sont-elles encore emprisonnées sous la lave dans cette jolie vallée. Celles de Verrières sont au nombre de trois, toutes sur la rive droite de la rivière.

1. « La première est à l'est de Verrières, un peu au-dessous du pont. Sa température est de 10,5. »

2. « La seconde est dans le lit de la rivière, et plus haut que le pont. Elle est froide comme la précédente, mais un peu plus abondante. »

3. « La troisième est à l'ouest du village, sur un tertre couvert de gazon, et presqu'immédiatement au-dessus de la cascade de Verrières. Elle est entourée de suintements laissant déposer des matières ocreuses. Sa température est de 11°,5. » (Nivet, *Dict.*, p. 116.)

Sources des environs de Besse.

1. En allant de Besse à Montsineire, on remarque une source très-abondante et très-froide, 5,6 (le 30 août 1851). Elle est tapissée de Conferves blanchâtres et peut-être n'appartient pas à la série des eaux minérales. Nous la signalons pour attirer l'attention sur elle.

2. Une autre source très-ferrugineuse et dont la température était de 9°,9 (le 30 août 1851), existe aussi à une petite distance de la précédente, sur le chemin de Montsineire.

3. Sur le flanc sud du Mont-Dore, à une altitude d'environ 1,200^{m}, une petite source sort du tuf trachytique. Elle est située sur le bord d'un ruisseau dans le bois de Charreire ou du Domais, commune de Picherande.

Les autres sources des environs de Besse sont situées sur les bords de la Couse-Pavin.

4. A la première chute de la lave de Pavin, à peu de distance du lac et de la grande route, on trouve une source minérale au pied de l'escarpement de la lave, sur la rive

droite de la Couse naissante. L'eau est ferrugineuse et saline. Quelques bulles de gaz s'en échappent constamment. Elle marquait 9,4 le 27 mai 1854. Elle sort de la lave.

5. Un peu plus bas, très-près de la ville de Besse, on trouve la source de Villetour, située près d'une chapelle et sortant de la lave. Elle est peu abondante, quelques bulles d'acide carbonique la traversent. Sa température est 9°,8. Elle est saline, très-piquante, ferrugineuse, et abandonne un léger dépôt ocracé. D'après Duclos, un litre de cette eau contient en poids 155 centigrammes de résidu. Chomel aurait obtenu un résidu un peu moins considérable.

6. En suivant le ruisseau qui de Pradelle va rejoindre la Couse et qui coule entre la base du puy de Clujel et une crête escarpée, on remarque sur la rive gauche de ce ruisseau, plusieurs filets d'eau ferrugineuse qui s'échappent du micaschiste. Ils sont dans la commune de Sauriers.

7. Une petite source ferrugineuse existe encore près de Bessole, avant de passer le second pont de la Couse pour monter au village. Elle est située très-près du bord de l'eau et sort du terrain primitif.

Sources de la Couse-Pavin.

En face de Saint-Diery, au Moulin-Neuf, existe une petite source minérale froide et ferrugineuse. Elle est sur la rive gauche de la Couse, au-dessous du village de Lains. Elle porte aussi le nom de source de Coteuge. Elle sort de la lave de Pavin.

Une autre source appelée Lacoste, se trouve aussi sur la rive gauche du ruisseau de Pradelle qui, très-près de là, va se jeter dans la Couse. Nous l'avons indiquée déjà sous le nom de source de Bessole.

Source de Rambeau ou de Saint-Floret.

La source de Rambeau sort du granite, entre Sauriers et St-Floret, mais elle est plus rapprochée de ce dernier village. Elle est située sur la rive droite de la Couse-Pavin, au-dessous de la vieille tour de Rambeau.

Cette source très-curieuse sort à une assez grande élévation au-dessus du lit actuel de la rivière. Elle offre deux bassins bouillonnant et dont l'eau est à la température de 16° (le 21 mai 1842). L'eau du premier bassin est limpide, acidule et ferrugineuse, d'une saveur assez agréable. Celle du second bassin est moins claire, même un peu louche, quelquefois verdâtre, non ferrugineuse et d'une saveur désagréable. Sa température est de 15°,5 seulement.

Les deux bassins se touchent. Le premier laisse déposer en abondance une vase ocreuse très-légère. Ses eaux s'avancent dans une rigole dont elles ont solidifié les parois, puis elles se précipitent en formant plusieurs nappes échelonnées sur des travertins calcaires qu'elles ont abandonnés.

On croirait voir la tête d'un animal monstrueux s'avancer et vomir l'eau calcarifère qui couvre aussi cette tête de dépôts ferrugineux.

Pendant un intervalle de 12 ans qui a séparé deux de nos visites à cette source, la tête entière s'est formée. L'eau qui tombe ensuite dans de petites mares inférieures, incruste les herbes, enveloppe les grains de sable et produit de très-jolies pisolites.

De grandes masses de travertins sont tombées dans la vallée. Les unes sont spongieuses et à peine solidifiées; les autres offrent des empreintes de feuilles. Quelques-unes de ces masses pierreuses sont presque entièrement formées d'oxyde de fer hydraté.

Un peu plus loin, dans la vallée et du côté opposé, existe aussi une masse volumineuse de travertin dont la source est tarie.

Source du Vernet.

Au sud-est du Vernet, sur la rive droite d'un petit ruisseau qui arrose les prairies d'une vallée, on trouve la fontaine du Vernet. Elle sort des conglomérats trachytiques. Elle est froide, limpide, assez abondante, mais peu chargée.

Source de Saint-Donat ou du Sac.

A peu de distance au-dessous du hameau du Sac, commune de Saint-Donat, et sur le bord du ruisseau de Brumesange, à son point de jonction avec un autre tout petit ruisseau qui descend d'Ussamat, se trouve une petite source minérale. L'eau en est sale, ferrugineuse et arsénicale. Elle est peu abondante et sort du granite. Elle est recouverte d'un petit pavillon en ruine.

Sa température était de 8,8 le 25 mai 1854.

L'eau dépose beaucoup d'ocre. Les habitants des environs assurent qu'elle est plus abondante et plus piquante dans les temps orageux. Autrefois on avait enfermé la source dans le pavillon, et l'on payait une fois pour toutes 50 centimes. Moyennant ce droit acquitté on pouvait en boire et en emporter pendant toute l'année.

Cette petite source, cachée dans de fraîches prairies, dans un endroit des plus sauvages, est entourée d'Aunes et de Peupliers. Des Alisiers se développent aussi près d'elle. La

Potentille dorée couvre le vieux toit de ses gazons, et dans l'intérieur du vieux pavillon le *Bryum punctatum* tapisse le granite d'où s'échappe le filet d'eau. Les truites et les grenouilles qui pénètrent dans cette eau y périssent bientôt. Cet effet tient-il à l'arsenic qu'elle renferme ou à l'acide carbonique qui s'en dégage?

Source de Nébouzat.

1°. On rencontre près du moulin de la Gorce, dans une jolie prairie et tout près d'un ruisseau, une belle source froide et abondante qui sort du gneiss. L'eau de cette source est limpide, acidule, légèrement saline et ferrugineuse. En évaporant un litre de cette eau, M. Nivet a obtenu un résidu pesant 168 centigrammes.

2°. D'après le docteur Mercier, de Rochefort, une source analogue existe dans le village de Las Aiguas, à droite, en remontant le ruisseau.

CHAPITRE II.

SECONDE DIVISION.

Sources des bords de l'Allier.

—

Nous commençons par les sources situées dans la partie haute que cette rivière parcourt dans le département du Puy-de-Dôme, et nous suivons son cours jusqu'aux sources de Vichy.

Source de Beaulieu au Saut du Loup.

Au confluent de l'Allier et de l'Allagnon, près du Saut du Loup, il existe une source gazeuse et piquante dont la température est de 12 (24 juin 1853). Son eau est recueillie dans un petit bassin carré qui était lui-même fermé par un couvercle en bois. Elle sort du roc primitif, espèce de porphyre ou de quartzite. Cette source est à l'entrée d'une espèce de grotte très-basse, habitée par des chèvres, un pâtre et le batelier de l'Allagnon qui, faute de vin, trouve sa boisson dans son habitation.

On nous a assuré que cette source tarissait en hiver et recommençait à couler en abondance au printemps, et qu'il existait autour d'elle du sulfure de fer.

Ce fait d'intermittence, selon les saisons, est déjà rapporté par Monnet, et plusieurs personnes ont affirmé au docteur Nivet comme à moi, que le fait avancé par Monnet est parfaitement exact.

M. Nivet a analysé cette eau, mais il n'en a eu qu'un quart de litre à sa disposition. Voici ses résultats calculés pour un litre :

ANALYSE TROUVÉE.	GRAMMES.	ANALYSE CALCULÉE.	GRAMMES.
Carbonate de soude......	1,8000	Bicarbonate de soude...	2,5454
Sulfate de soude.......	0,1660	Sulfate de soude.......	0,1660
Chlorure de sodium.....	0,0830	Chlorure de sodium.....	0,0830
Sels de potasse........	traces.	Sels de potasse........	traces.
Carbonate de magnésie..	0,0600	Bicarbonate de magnésie.	0,0910
— de fer.......	0.0200	— de fer......	0,0277
— de chaux.....	0,2200	— de chaux....	0,3161
Silice................	0,0600	Silice................	0,0650
Matière organique......	traces.	Matière organique......	traces.
Perte................	0,0310	Perte................	0,0310
TOTAL des sels par litre d'eau............	2,4400	TOTAL des sels par litre d'eau..........	3,3252

Source de Nonette.

Les pentes septentrionales de la montagne de Nonette sont couvertes de travertins et de calcaires incrustants. On voit parmi ces concrétions, et surtout auprès du village d'Entraigues, des suintements d'eau plus ou moins minérale.

Nous supposons que ces eaux sont les restes amoindris des fontaines qui ont produit les travertins, les calcaires concrétionnés, et à une époque plus éloignée encore, les couches de calcaire compacte avec moules de Potamides en chaux carbonatée blanche et cristallisées, couches que l'on exploite encore sous le nom de marbre de Nonette.

Coudes.

Les bords de la Couse à Coudes présentent de grandes masses de travertin qui sans doute ont obstrué les sources qui amenaient les eaux minérales. Il existe cependant encore de petits dégagements de gaz dans le lit de la rivière. En remontant la Couse, on voit encore près de Neschers, au-dessus du château de Lavort, et près d'un pont que traverse la route, des masses de travertin peu celluleux. On voit tout à côté des couches calcaires remplies de cristaux de chaux carbonatée, lesquelles appartiennent très-probablement à l'époque des travertins.

Les émissions d'eaux minérales qui ont formé ces produits, ont été amenées par la fracture de la Couse; mais la grande Cassure de l'Allier a eu aussi dans cette localité des sources aujourd'hui taries.

On voit en dessous de Coudes, sur la rive gauche de l'Allier, une couche de cailloux roulés primitifs et volcaniques. Cette couche présente un fait remarquable. Le ciment du poudingue est de l'arragonite dont la formation est par conséquent très-moderne. Tout porte à croire qu'elle a été déposée par des eaux minérales qui existaient lors du dépôt de l'alluvion et dont l'action se continua quelque temps après : c'est du moins ce que font préjuger de grandes masses de travertin qui recouvrent ce dépôt et qui comme lui sont adossées au granite et à l'arkose.

Ce travertin est déposé en masses irrégulières, inclinées vers la rivière, et plusieurs blocs très-volumineux ont trébuché du côté de leur inclinaison, entraînant avec eux des portions de la couche alluviale cimentée par l'arragonite. Cette dernière substance se retrouve encore en couches régulières dans la masse du travertin, au-dessus et à côté du poudingue; ses couches ont plusieurs centimètres d'épaisseur et ne sont séparées que par des assises très-minces de travertin. Ainsi voilà des eaux qui, périodiquement et régulièrement, donnaient naissance à des arragonites cristallisées ou à des travertins compactes. Certainement l'eau ne changeait pas de nature pendant l'espace de temps nécessaire à la production d'une couche si mince de travertin. Il faut plutôt admettre, à des époques périodiques, un mélange quelconque dans la dissolution, c'est-à-dire dans l'eau minérale, mélange qui suffisait pour changer pendant un certain temps le mode de dépôt ou de cristallisation.

Les travaux de remblai du nouveau pont à Coudes ont nécessité le déblai d'une portion de terrain situé au-dessous des travertins qui recouvrent le granite. L'enlèvement de quelques mètres d'épaisseur de terre végétale et de déblais, a mis à nu une couche de cailloux roulés cimentés par du fer hydraté.

Cette couche, percée en un point, a donné issue à une belle source que l'on a captée et qui coule maintenant à l'abri d'un petit bâtiment.

Cette eau est parfaitement limpide, acidule, un peu ferrugineuse, et présente toutes les qualités de ces eaux froides carbonatées si répandues en Auvergne.

Sa température était, le 26 juillet 1861, de 14°,8. Son volume peut être évalué à 15 litres par minute.

Cette source n'est sans doute qu'un des faibles conduits de sources plus abondantes qui ont recouvert autrefois les granites de Coudes de puissants travertins. On voit ces derniers en grosses masses au-dessus de la source que nous venons de citer, et l'on peut suivre leurs traces jusque sur les plateaux qui dominent la Couse.

La position de ces dépôts calcaires et des terres ferrugineuses qui es accompagnent, prouve que des sources minérales existaient au-dessus d'eux ou à leur niveau, et là comme dans une foule d'autres localités, nous avons la preuve de l'abondance de ces anciennes eaux calcarifères qui ont tant contribué aux dépôts lacustres de l'Auvergne.

Source de Buron.

Il existe à Buron une petite source au-dessus de laquelle une voûte avait été construite. Cette source qui sort des calcaires ou des pépérites, à la base des basaltes, est presque tarie et ne donne plus qu'un peu d'eau qui a formé en sortant un petit dépôt de travertin, lequel se présente sous la forme d'une saillie le long de la maçonnerie sur laquelle elle s'épanche.

Sources du Tambour.

Les eaux du Tambour ne sont que de simples filets qui existent sur la rive gauche de l'Allier, dans la commune des Martres.

Elles sont situées très-près du pont de Longues et sortent des arkoses ou grès qui bordent l'Allier dans cette localité. Elles occupent un espace assez grand minéralisé par des sources abondantes, et commencent une longue série de sources qui suivent le cours ou la cassure de la rivière.

Trois filets principaux du Tambour sont :

1°. La source Cornet qui est quelquefois recouverte par les eaux de la rivière ;

2°. La seconde est placée très-près de la première et sur la même ligne ;

3°. La véritable source du Tambour est un peu éloignée des deux autres.

Ces eaux paraissent être les mêmes ; leur température est de 25°.

L'analyse de l'eau du Cornet, faite par le docteur Nivet, lui a donné les résultats suivants :

ANALYSE TROUVÉE.	GRAMMES.	ANALYSE CALCULÉE.	GRAMMES.
Carbonate de soude.....	1,7608	Bicarbonate de soude...	2,4890
Sulfate de soude........	0,1500	Sulfate de soude.......	0,1500
Chlorure de sodium......	1,9480	Chlorure de sodium.....	1,9480
Carbonate de magnésie..	0,2100	Bicarbonate de magnésie.	0,3185
— de fer.......	0,0350	— de fer......	0,0485
— de chaux.....	0,6200	— de chaux...	0,8909
Alumine............	traces.	Alumine..............	traces.
Apocrénate de fer......	traces.	Apocrénate de fer.......	traces.
Silice...............	0,0700	Silice...............	0,0700
Matière organique......	traces.	Matière organique......	traces.
Perte...............	0,2470	Perte...............	0,2470
TOTAL des sels par litre d'eau...........	5,0400	TOTAL des sels par litre d'eau...........	6,1619

Dépôts. — On voit sortir ces eaux entre deux bancs de grès quartzeux, très-dur, analogue à celui qui existe près des eaux de Carlsbad, et qui doit probablement à ces eaux son origine. Ces sources sont peu abondantes, intermittentes à cause de l'acide carbonique qui s'accumule dans des cavités, comprime l'eau et ne la laisse échapper qu'après être sorti lui-même. C'est à ce gaz qu'il faut attribuer ce roulement souterrain presque continuel qui a fait donner à cette source le titre qu'elle porte. Il faut avouer pourtant que le bruit de la rivière couvre souvent celui du Tambour, et il faut alors appliquer l'oreille contre le rocher pour distinguer le roulement. Que n'en est-il de même pour tous les tambours !

Ces eaux ont sans doute été plus abondantes autrefois, et on leur doit la formation d'une roche, espèce de grès calcarifère, dans les fentes de laquelle elles ont déposé de magnifiques cristaux de baryte sulfatée, du quartz, des arragonites et du bitume.

Le banc de grès supérieur, en dehors duquel sortent les eaux, a une puissance d'environ 2 mètres, et l'inférieur 3 mètres à peu près. L'arragonite existe entre ces deux bancs sur une assez grande étendue, et offre une épaisseur d'un décimètre environ. En dessous du banc de grès inférieur, il existe encore de l'arragonite, et l'on reconnaît que ces sources qui n'en déposent plus aujourd'hui et qui sont froides, ne sont plus que les restes de fontaines abondantes et probablement thermales, dont la nature, le volume et le nombre ont changé depuis lors. C'est à ces sources anciennes, aujourd'hui réduites à de simples filets, qu'il faut rapporter ces barytes, ces bitumes, ces arragonites qui foisonnent à une petite distance et que l'Allier laisse à découvert quand ses eaux sont basses.

L'arragonite est blanche et soyeuse comme celle de Châtelguyon, et la couche située entre les deux bancs de grès est elle-même divisée, en 5 à 6 bandes, par des couches minces de ce grès. Maintenant les eaux qui s'échappent de ces sources se rassemblent dans quelques cavités où elles se couvrent d'une pellicule calcaire et où elles déposent de petites concrétions dendroïdes de carbonate de chaux presque pur.

Le 6 avril 1834, il n'avait pas plu depuis longtemps et les eaux minérales, non mélangées d'eau pluviale, déposaient continuellement du carbonate de chaux qui avait formé, près de la source, une infinité de petits bassins dont les digues étaient en travertin très-moderne.

Après la formation de ces petits bassins, le calcaire, moins concrétionné et maintenu quelque temps en dissolution dans l'eau de ces bassins, se déposait, à mesure que l'eau s'évaporait, et formait, dans le fond de tous ces bassins, de très-jolies végétations auxquelles la présence d'une infinité de petites Conferves donnait une teinte verdâtre très-prononcée. Ces végétations étaient du reste extrêmement fragiles, mais elles couvraient des galets qui se trouvaient plongés dans les eaux, et présentaient à leur surface des arborisations calcaires extrêmement variées.

Tout le terrain qui avoisine les eaux du Tambour est recouvert de travertin, et l'Allier lui-même y roule sur un lit calcaire renfermant, comme nous l'avons dit, du bitume solide, du sulfate de baryte et du fer sulfuré dont l'origine est probablement due à l'action de sources plus anciennes dont celles du Tambour en sont plus que les restes.

Sources de Sainte-Marguerite.

Elles sortent de terre au pied du Puy de Saint-Romain à l'ouest. Les sources sont nombreuses et l'on voit une multitude de points d'émergence en cotoyant l'Allier, depuis le ravin qu'a formé le torrent qui descend au nord du village de Saint-Maurice, jusqu'au dessous des carrières de plâtre de Saint-Romain, ou du gros bloc de grès nommé *roche d'Eparou.* Plusieurs autres sources bouillonnent dans la rivière.

Ces eaux appartiennent à la commune de Saint-Maurice, mais on les désigne aussi sous le nom *d'eaux ou de fontaines de Vic-le-Comte.*

Elles sortent des alluvions de l'Allier, mais en réalité on peut les considérer comme s'échappant du granite, lequel est parfois à découvert. Mais comme ces sources sont fréquemment cachées par la rivière à ses moindres crues, l'alluvion qui recouvre le terrain primitif varie selon le caprice et la vitesse du cours d'eau. Les sources que nous allons indiquer d'après la nomenclature adoptée par M. le docteur Nivet, sont toutes situées sur la rive droite de l'Allier, mais il existe aussi de nombreux suintements sur la rive gauche.

1. Source de l'établissement de Sainte-Marguerite. C'est une des plus chaudes. Nous avons trouvé 34° le 5 juillet 1840. M. Nivet indique seulement 32,75.

2. Sources dans la rivière. — « Trois petites sources jaillissent au nord-ouest et à 7 à 8 mètres de la précédente. On ne peut les voir que si les eaux de l'Allier sont très-basses. La température de la source la plus abondante est 35,75. Celle des autres est de 33,50 à 32,75. »

3. Première source de la Grève. — « Elle est à 6 ou 7 mètres et au sud de l'établissement. Le même thermomètre plongé dans cette eau par le docteur Nivet pendant l'automne de 1844 a marqué 24°, et au mois de juillet 1845, 23°. » Nous avons trouvé 23° le 5 juillet 1840.

4. Deuxième source de la Grève. — « Elle est placée à 50 mètres à l'est de la fontaine de Sainte-Marguerite. Sa température en 1844 et en 1845 a été de 22°. » Nous avons trouvé 22,4 le 5 juillet 1840.

5. Troisième source de la Grève. — Elle sort à trois à quatre mètres au sud de la précédente. Elle est actuellement ensevelie dans les décombres. » (Nivet).

6. Quatrième et cinquième sources de la Grève. — « Ce sont deux minces filets qui sourdent à quelques mètres et à l'est de la deuxième source de la Grève. Le plus volumineux

des filets marque 21,25. » Nous avons trouvé 21° le 5 juillet 1840.

7. Source des Graviers. — A 115 ou 120 mètres et à l'est de l'établissement de Sainte-Marguerite et très-près de l'Allier, il existe une petite fontaine faisant monter le thermomètre à 15°. Elle est connue sous le nom de source des Graviers. » (Nivet). Elle est presque toujours inondée.

8. Source voûtée. — « Elle est enfermée dans un petit puits voûté, qui est placé sur le bord du chemin de Mirefleurs, et à 60 mètres à l'est de la chapelle de Sainte-Marguerite. Sa température n'est pas toujours la même ; M. Nivet l'a trouvée de 16° en 1844, de 18° en 1845. » (Nous avons constaté 18,8 le 5 juillet 1840). Elle est aigrelette, mais la saveur n'annonce pas qu'elle renferme des quantités notables de sels. Elle n'abandonne aucun dépôt ferrugineux. Elle sort des calcaires tertiaires : « Cette source n'est atteinte que dans les grandes crues par les eaux de l'Allier. » (Nivet, *Dict.*, p. 141.)

« En outre de ces onze fontaines, continue le docteur Nivet, on remarque, soit à droite, soit à gauche du chemin de Mirefleurs, une foule de petits filets d'eau minérale qui arrosent les marécages voisins ou les fossés, mais il est inutile de les mentionner d'une manière spéciale. »

Volume. — Le débit de toutes ces fontaines ne laisse pas que d'être considérable, mais aucune mesure précise ne peut nous fixer à cet égard.

Composition. — M. Nivet a obtenu en 1844 de l'évaporation d'un litre d'eau de Sainte-Marguerite (sans doute de la source de l'établissement, les résultats consignés dans le tableau ci-après :

ANALYSE TROUVÉE.	GRAMMES.	ANALYSE CALCULÉE.	GRAMMES.
Carbonate de soude.....	2,1000	Bicarbonate de soude...	2,9699
Sulfate de soude.......	0,2010	Sulfate de soude.......	0,2010
Chlorure de sodium.....	2,0200	Chlorure de sodium.....	2,0300
Sels de potasse........	traces.	Sels de potasse........	traces.
Carbonate de magnésie..	0,2200	Bicarbonate de magnésie	0,3336
— de fer.......	0,0360	— de fer......	0,0498
— de chaux.....	0,6400	— de chaux....	0,9197
Alumine..............	traces.	Alumine..............	traces.
Silice...............	0,1600	Silice...............	0,1600
Matière organique.....	traces.	Matière organique.....	traces.
Perte...............	0,1230	Perte...............	0,1230
TOTAL des sels par litre d'eau...........	5,5000	TOTAL des sels par litre d'eau...........	6,7870

Dépôts. — A l'exception de la source n° 8, toutes ces fontaines abandonnent des dépôts calcaires et ferrugineux renfermant des proportions variables de matière organique ; mais les lavages opérés à chaque instant par les moindres crues de la rivière ne leur permettent pas de s'accumuler.

Il n'en a pas toujours été ainsi, et les eaux de Sainte-Marguerite aidées probablement par celles des Martres, de St-Martial et du Tambour, ont pu contribuer aux assises tertiaires si bien développées à la base des puys de Corent et de St-Romain. Avant le creusement de la rivière qui a séparé ces deux puys, ces sources devaient amener leurs eaux dans une anse ou un bassin de la Limagne. Les couches de calcaires et la présence de toutes ces petites assises subordonnées de gypse fibreux attestent peut-être l'émergence de sources importantes qui apportaient alors ces matériaux. Les jolis groupes de carbonate de chaux de St-Romain, qui tapissent les fissures du calcaire tertiaire, sont dus aussi à des eaux minérales. C'est au milieu d'une solution aqueuse qu'ont pu se former ces beaux cristaux de chaux carbonatée cuboïde de couleur ambrée. C'est par l'addition d'un corps étranger à cette dissolution que la forme du carbonate de chaux a pu se modifier, et que cette substance a recouvert ses premiers rhomboèdres de cristaux blancs inverses ou équiaxes. Sur quelques échantillons, du gypse pur et transparent est venu s'ajouter à ces groupes élégants, et montrer toute la puissance de ces eaux souterraines.

Tout près des sources actuelles de Sainte-Marguerite, se trouve aussi cette curieuse roche d'Eparou, masse d'arkose ou de grès qui s'élève dans les vignes comme une colonne tronquée et que l'on prendrait au premier abord pour un filon de basalte que l'enlèvement du sol extérieur aurait mis à découvert. Cette roche singulière est fissurée dans toutes les directions. L'arkose qui la compose est très-dure. Sa hauteur est de 8 à 10 mètres et son épaisseur de 2 à 3. Quelques couches un peu contournées de calcaire siliceux paraissent fixées à sa base.

Il est difficile de se faire une idée de l'origine de cette roche. Est-elle seulement posée ou descend-elle profondément dans l'intérieur du sol? S'il en était ainsi, ne pourrait-on pas la considérer comme l'ancien conduit d'émission d'une des sources de Sainte-Marguerite, dans lequel les sables et les graviers auraient été cimentés comme aux eaux de Médague?

Ou bien ce pourrait être encore une arkose dure et siliceuse, semblable à celle des eaux du Tambour, laquelle, au lieu de s'étendre en couches, se serait moulée dans le conduit de ces eaux jusqu'à le remplir complétement et forcer le liquide à chercher ailleurs une issue.

Source de Laps.

Les environs de ce village qui appartient au canton de Vic-le-Comte, sont couverts de calcaires concrétionnés et siliceux, qui ressemblent beaucoup à ceux que dépose encore une source minérale.

Celle-ci est à Laps même, derrière les maisons, à la base du puy de St-Romain. C'est une eau froide qui incruste fortement et rapidement tous les objets qu'elle rencontre. Elle sort des terrains de calcaire marneux qui existent au pied de St-Romain. Il est possible qu'étant chargée déjà d'acide carbonique, cette eau ajoute encore au carbonate de chaux qu'elle amène de l'intérieur du globe, celui qu'elle a pu dissoudre sur son trajet.

Elle a formé comme toutes les eaux calcarifères qui naissent sur des pentes, un rocher proéminent duquel elle s'écoule.

On voit tout autour de grosses masses de travertins légers qui ont enseveli des mousses et des herbes diverses.

Sources des Martres ou du Saladi.

Après avoir fait un grand coude au pied du Puy de Saint-Romain, l'Allier retourne à l'ouest, puis se dirige au nord. Là, tout du long de la rive gauche, on voit une multitude de petites sources qui sortent sur le bord de la rivière ou même dans son lit. Elles s'échappent du calcaire lacustre qui constitue une petite falaise. La rivière peut ronger le calcaire et peut-être, dans quelques années, une partie des sources qui sont sur le bord se trouveront-elles dans le milieu du cours d'eau. C'est au petit emplacement occupé par ces sources que les habitants du pays ont donné le nom expressif de *Saladi*.

C'est encore d'après le docteur Nivet que nous allons citer les principales de ces sources qui du reste sont alignées nord-sud.

1. La première a donné au docteur Nivet 22°,75. « Le courant de gaz méphytique qui la fait bouillonner produit un roulement semblable à celui de la source du Tambour, mais plus fort. » (Nivet).

2. Il existe à peu de distance une autre fontaine plus abondante dont la température indiquée par M. Nivet est de 24°.

3. « Une troisième qui est accompagnée d'un dégagement considérable d'acide carbonique se fait jour dans le lit de l'Allier. »

4. Au-dessous d'un ancien four à chaux et près de l'extrémité orientale du plateau de Saint-Martial, il existe une petite fontaine bâtie qui porte le nom de buvette Saint-Martial. Elle marque 25°,5. » Un litre de cette eau évaporée par M. Nivet, lui a laissé un résidu pesant 520 centigrammes.

5. « Le territoire de la Font de Blé fait suite au plateau Saint-Martial. On y trouve une digue et derrière cette digue une vaste mare d'eau minérale couverte d'une croûte renfermant des carbonates de chaux et de fer et de la matière organique. Des bulles nombreuses d'acide carbonique viennent crever à la surface de l'eau. »

6. « En avançant un peu à l'est, dans un endroit presque toujours submergé, on rencontre une source minérale dont l'eau jaillit entre le calcaire tertiaire et l'arkose. Un dégagement de gaz méphytique fait bouillonner l'eau de l'Allier à côté de cette source. »

7. « La grande source des Roches est à cent pas environ à l'est de la digue à côté d'un ravin. Cette source est abondante et n'abandonne aucun dépôt. »

8. « Enfin à une petite distance de la rivière de Monne, plusieurs filets d'eaux minérales saline, ferrugineuse et calcaire sortent au milieu d'une saussaie. »

Telles sont les sources signalées dans ces endroits par le docteur Nivet, mais il existe encore de nombreux suintements dans le lit de l'Allier.

Dépôts. — Les dernières sources que nous venons de citer ne laissent déposer du fer ou du carbonate de chaux que si l'eau de la rivière ne vient pas entraîner ces produits.

Sources de Saint-Martial.

Une ligne droite partant des eaux du Tambour traverse un plateau de travertin que l'on appelle *plateau de Saint-Martial* et va rejoindre l'Allier si on la prolonge au delà du travertin sur les cailloux roulés. On trouve sur ce plateau et plus loin sur les bords de la rivière les sources de Saint-Martial et des Martres qui sont très-nombreuses.

Nous nous occuperons seulement ici des sources du plateau, c'est-à-dire des sources de Saint-Martial proprement dites. Elles sont au nombre de deux.

La principale, quoique située au milieu des travertins, sort directement du granite sur un très-petit espace où la roche primitive a été mise à nu. Elle marquait 21° le 1er août 1841 et seulement 19° le 16 juillet 1863. Un litre de cette eau évaporée par M. Nivet lui a laissé un résidu pesant 520 centigrammes.

La même quantité d'eau analysée en 1829 par Aubergier père, pharmacien à Clermont, a donné les résultats suivants :

Carbonate de chaux	0,200
Muriate de chaux	0,010
Muriate de soude	1,800
Carbonate de soude	1,000
— de magnésie	0,200
— d'alumine	0,100
Fer et manganèse	0,010
	4,920

(Rapportd'une commission composée de MM. Tailhand, Aubergier et Peghoux, *Annales d'Auvergne*, t. 3, p. 14).

On voit tout autour de cette source des dégagements d'acide carbonique qui deviennent sensibles après les pluies quand les fossés et les cavités des environs sont remplis d'eau.

La seconde source moins importante est située sur un des bords du plateau.

Dépôts. — Nous avons dit que très-près de la source le granite était à nu, mais immédiatement sur ce granite on voit de l'arragonite concrétionnée en couches minces, ce qui doit faire supposer que ces eaux étaient plus chaudes autrefois qu'elles ne le sont maintenant.

Le plateau de Saint-Martial est une couche de travertin qui peut avoir à peu près 600 mètres de diamètre et 2 mètres d'épaisseur. C'est, comme on le voit, une masse considérable de dépôt dans laquelle on trouve des Hélices qui montrent encore leurs bandes colorées. En 1828 on a trouvé dans ce travertin un squelette humain ; ce qui indique l'existence de l'homme à une époque où les eaux minérales étaient plus abondantes que de nos jours ; ou plutôt ce qui démontre la rapidité avec laquelle les sources minérales se modifient, puisque depuis les temps historiques, les sources de Saint-Martial au nombre de deux, sans importance, déposent à peine du carbonate de chaux. C'est là la déduction la plus importante que l'on peut tirer de la présence de ce fossile sur lequel Bravard, Croizet et Peghoux ont appelé l'attention des savants. Il paraît que ce squelette a dû rester longtemps exposé à l'air avant d'être recouvert par les travertins. On voit que le même fait a été indiqué à Saint-Alyre où un crâne a été retiré des dépôts consolidés par les eaux minérales.

Un autre squelette fut découvert dans ce même travertin en 1849. Il était de petite taille et très-mutilé. Il se trouvait placé sur un des points les plus bas du plateau et à une très-petite profondeur, à quelques décimètres seulement dans des travertins dont la formation a cessé depuis bien longtemps.

Ces travertins contiennent aussi des Hélices de l'époque actuelle comme nous l'avons déjà dit ; ce sont des Hélices rubanées (*Helix hortensis* et *nemoralis*) ; les *Pupa* y sont aussi très-abondants.

Au-dessous de cette couche de travertin sont des cailloux roulés entremêlés de sables ferrugineux jaunâtres et verdâtres, et entre ces deux dépôts on trouve des masses très-irrégulières de calcaire concrétionné déposées sans ordre dans d'autres calcaires pulvérulents, et ces masses contiennent dans leur intérieur et à leur surface une assez grande quantité de *Pupa* souvent tout entiers.

La couche de cailloux roulés a bien deux mètres d'épaisseur. Elle se déposait sans aucun doute sur le bord ou dans le lit même de l'Allier. Elle appartient aux alluvions anciennes, et la rivière, depuis cette époque, a creusé son lit de trois mètres.

Par suite de ce creusement, la masse de travertin qui compose le plateau de Saint-Martial et les cailloux qui la supportaient, sapés à leur base, ont culbuté en gros fragments sur le bord de l'eau.

Plusieurs suintements se font encore remarquer le long de cet escarpement, et peut-être une partie des sources dont l'orifice a été obstruée par ces dépôts passe-t-elle sous le lit de l'Allier pour aller sortir à Sainte-Marguerite.

Lorsque la sécheresse se prolonge, on voit sur les calcaires du plateau de Saint-Martial des surfaces couvertes d'efflorescences blanches qui ne sont autre chose que du natron. Ces apparitions de sels solubles, apparitions qui se renouvellent tous les ans, prouvent que les sédiments insolubles entraînent pendant leurs dépôts, une partie des principes qui sont en complète solution dans les eaux, et nous montrent ainsi la possibilité d'attribuer à d'anciennes eaux minérales les efflorescences de diverses matières salines que l'on observe dans des contrées très-éloignées.

Sources du Pont-du-Château.

Sous le château même du Pont-du-Château, on voit plusieurs filets d'eau minérale qui paraissent avoir été plus abondants autrefois.

L'Allier en creusant son lit a coupé les couches de calcaire qui constituent la Limagne, et c'est aux points de contact de ces couches superposées que ces suintements ont lieu.

Quelques plantes maritimes profitent de ces filets d'eaux salines. Nous y avons trouvé entr'autres le *Polypogon monspeliense.*

Sources de Médague.

On rencontre ces sources dans la commune de Jose, sur la rive droite de l'Allier et très-près de la rivière. Elles sont au nombre de trois, et de quatre au moins si l'on veut compter celles qui dénotent leur présence dans le lit même de la rivière par un dégagement continuel de bulles de gaz.

Arrivé à Jose, on traverse la rivière ainsi que l'île sur laquelle on débarque et l'on rencontre immédiatement une autre branche de l'Allier, qui n'est plus qu'un ruisseau facile à traverser quand les eaux sont basses. Il arrive même, dans ces dernières conditions, que la rivière peut cesser de couler dans ce lit supplémentaire qui devient un petit lac.

Au pied d'un escarpement du terrain qui domine ce lac, au milieu de blocs de rochers sur l'étude desquels nous reviendrons bientôt, s'échappe la première des sources de Médague, désignée sous le nom de *Gros Bouillon.* Ces eaux sortent presque toutes dans le lit même de l'Allier, d'où l'on voit s'échapper des bulles d'acide carbonique sur un espace assez large pour faire soupçonner plusieurs griffons.

« En quittant le Gros Bouillon on prend un chemin d'exploitation qui traverse des terres sableuses et peu fertiles et se dirige vers le sud-ouest. Apres avoir parcouru un espace de 4 à 500 pas, on arrive à un bassin ayant la forme d'un carré long, et dans lequel se réunissent les eaux d'une fontaine acidule, saline et ferrugineuse. C'est la *Source des Graviers.* » (Nivet, *Dict.*, p. 124).

« En partant de la source des Graviers, on se dirige vers le domaine de Médague, et après avoir marché l'espace de 5 à 600 pas, on voit dans un champ cultivé un creux rempli d'eau minérale maintenue dans un état apparent d'ébullition par un dégagement d'acide carbonique. Ce bassin est entouré de gazon. » (Nivet).

Toutes ces sources sortent des terrains d'alluvion, des sables et des graviers déposés par l'Allier. On remarque en s'en approchant, pendant les chaleurs de l'été, une odeur de bitume très-caractérisée.

Leurs conditions de gisement dans un bassin d'alluvion doit nous faire supposer que des sondages amèneraient au jour de nouvelles sources qui seraient intermittentes.

Celles qui existent ont depuis longtemps tubé leurs conduits. Leurs eaux formaient autrefois de petites mares attiédies.

« Ce sont, dit Jean Banc, petits lacs entiers de telles merueilles qui ont leurs sources presque en eux-mesmes pour la plus-part ; chargées de roseaux en quelques endroits : par le milieu d'vne infinité d'oyseaux aquatiques, principalement en hyuer : et aux lieux moins humides et couuerts, d'armées presque de pigeons recherchans l'acuité des feces de ceste Eau minérale. »

« Il y a, outre cela, deux insignes sources separées l'vne plus haulte et prochaine de la riuière que l'autre dans vn pré marescageux. Ceste-cy est claire et froide à merueille, couuerte d'infinis bouillons, piquante et fort vaporeuse au goust et m'a tousiours semblé quand ie l'ay soigneusement et ententiuement goustée qu'elle auait ses qualitéz plus releuées et estenduës que celles de Pougues. »

« L'autre source est plus basse, et ce me semble plus profonde dans la prairie ; elle n'est si picquante à mon goust, ny si claire à l'œil mais ses feces paroissent plus orangées dans les lieux de leur cours que des précédentes (Jean Banc, cité par Nivet). »

Température. — *Volume.* — Nous ne connaissons pas le volume de ces eaux. M. Nivet leur attribue une température qui varie entre 15 et 16 degrés, sans indiquer de quelle source il veut parler.

Composition. — L'analyse faite par M. Nivet, en 1845, et qui s'applique à la source des Graviers, lui a donné les proportions suivantes :

ANALYSE TROUVÉE.	GRAMMES.	ANALYSE CALCULÉE.	GRAMMES.
Carbonate de soude.....	1.0320	Bicarbonate de soude...	1.4594
Sulfate de soude...	0,1425	Sulfate de soude.......	0,1425
Chlorure de sodium.....	1,1824	Chlorure de sodium...	1,1824
Carbonate de magnésie...	0,1620	Bicarbonte de magnésie.	0,2457
— de fer........	0,0400	— de fer......	0,0554
— de chaux......	1,0000	— de chaux...	2,2995
Sulfate de chaux.......	traces.	Sulfate de chaux......	traces.
Silice...............	0,1000	Silice...............	0,1000
Matière organique......	traces.	Matière organique.....	traces.
Perte...............	0,0815	Perte...............	0,0815
TOTAL des sels par litre d'eau..........	4,5400	TOTAL des sels par litre d'eau...........	5,5658

En 1854, M. Bouquet a compris dans son beau travail sur les eaux de Vichy les sources de Médague, ou du moins l'une d'elles, sans la désigner. Nous devons penser qu'il a opéré comme le docteur Nivet sur la source des Graviers.

L'analyse de M. Bouquet démontre que les eaux de Médague sont analogues à celles de Vichy et qu'elles appartiennent très-probablement à un prolongement de la cassure qui a donné issue à ces eaux.

« De même que ces dernières, dit M. Bouquet, celles

de Médague renferment sans doute aussi de l'acide borique, du protoxyde de manganèse et de la strontiane. »

« Cette eau, beaucoup plus chargée de sels calcaires qu'aucune de celles de Vichy, doit très-probablement, par cette raison, contenir plus de strontiane. »

« Par manque de matière, les déterminations qualitatives ou quantitatives des trois principes ci-dessus désignés n'ont pas été effectuées ; en conséquence, nous ne pouvons ni affirmer ni infirmer leur présence dans cette eau. »

Composition chimique d'un litre d'eau de Médague, d'après M. BOUQUET.

	gr
Acide carbonique	4,053
— sulfurique	0,140
— phosphorique	traces.
— arsénique	0,001
— borique	?
— chlorhydrique	0,698
Silice	0,063
Protoxyde de fer	0,006
Protoxyde de manganèse	?
Chaux	0,746
Strontiane	?
Magnésie	0,301
Potasse	0,150
Soude	1,232
Matière organique	traces.
	7,390
Poids du résidu d'évaporation	4,400
Poids des sels neutres calculés	4,519
Rapport centésimal	102,70

« La formule théorique suivante comprend, réunis à l'état de composés salins, les acides et les bases déterminées par l'analyse dans l'eau de Médague. »

Proportions des composés salins attribués, par le calcul, à 1 litre d'eau de Médague.

	gr
Acide carbonique libre	1,336
Bicarbonate de soude	1,290
— de potasse	0,290
— de magnésie	0,942
— de strontiane	?
— de chaux	1,918
— de protoxyde de fer	0,013
— de protoxyde de mangan.	?
Sulfate de soude	0,248
Phosphate de soude	traces.
Arséniate de soude	0,002
Borate de soude	?
Chlorure de sodium	1,116
Silice	0,063
Matière organique	traces.
	7,218

M. Bouquet trouve donc, par litre, à peu près comme à Vichy, 4 gr. 053 d'acide carbonique et un résidu évaporé de 4,400.

Dépôts. — En parlant de la source des Graviers, M. Nivet dit « que les dégagements d'acide carbonique sont peu considérables, mais très-multipliés. Que les bords du bassin sont tapissés d'une couche de carbonate de chaux, et que le trop plein de la source est couvert d'une croûte de matière organique mêlée de carbonate de chaux et de carbonate de fer. »

C'est surtout au Gros Bouillon que l'on peut remarquer l'action de ces eaux minérales. Outre les bulles de gaz qui sortent dans la rivière, on entend encore l'acide carbonique sortir en sifflant de la partie du sol qui est à découvert. Ces bulles sont souvent continues et aussi parfois intermittentes. Si l'on examine les fragments de roche qui gisent autour de cette source, on y reconnaît facilement trois espèces distinctes.

La première est un poudingue composé surtout de cailloux basaltiques, plus ou moins volumineux, apportés par l'Allier et cimenté par l'arragonite mélangée de sable micacé.

La seconde est un travertin calcaire qui diffère de la plupart des travertins d'Auvergne par une pesanteur spécifique plus grande (2,50 environ), et par une translucidité qui provient de la cristallisation confuse du calcaire. Ce dernier s'est presque toujours déposé autour des roseaux qui paraissent avoir été très-abondants autour de la source. (Ils étaient encore communs du temps de Jean Banc). Quelquefois le calcaire s'est substitué à la tige même du roseau, mais plus souvent il a cristallisé dans l'intérieur du chaume dont les parois ont été détruites. On trouve assez souvent de petites baguettes calcaires qui ne sont autre chose que les moules déposés dans les entre-nœuds de la tige ; d'autres fois ce travertin s'est arrêté sur des brins d'herbes qui se sont tortillés, et qui, par suite de dépôts successifs, ont pris l'apparence de masses crépues et contournées en tous sens. La plupart des intervalles laissés dans le travertin sont remplis par de la terre végétale. Il est aussi accompagné de masses de tourbe très-impure et d'un grès grossier dont nous allons parler.

Ce grès est la troisième espèce de roche que l'on trouve autour des sources. Il ressemble au premier aspect aux arkoses de Coudes et des eaux du Tambour. Mais en l'examinant avec attention, on reconnaît qu'il contient des grains entièrement roulés, parmi lesquels on distingue des cailloux basaltiques qui manquent entièrement dans les arkoses. Les autres parties composantes sont : le quartz, qui domine, le feldspath et le mica. Ces diverses substances sont liées par un ciment calcaire ; la pesanteur de ce grès est de 2,27. Il renferme parfois du bitume qui change en noir la couleur jaunâtre qui domine dans toutes ces masses, et qui est évidemment due à l'oxyde de fer que l'eau dépose encore actuellement en petite quantité. Ce grès forme des masses répandues tout autour de la source. L'Allier en charrie encore tous les principes constituants ; mais, comme l'eau minérale ne fournit plus de ciment calcaire pour les agglutiner, l'eau de la rivière les entraîne sous forme de sables.

Tout porte à croire que la source du Gros-Bouillon déposa d'abord de l'arragonite qui a cimenté le poudingue ; qu'elle a produit ensuite les masses de travertin remplies de roseaux, et que sa force créatrice s'est affaiblie au point de fournir seulement un ciment capable d'arrêter et de solidifier les sables qui l'entouraient, jusqu'à l'époque actuelle où elle n'abandonne rien autre chose qu'un léger dépôt d'ocre jaune qui suffit à peine pour colorer les cailloux qu'elle baigne.

Sources de Puy-Guillaume.

A Puy-Guillaume et très-près de la Dore, on voit deux

sources minérales qui sortent du terrain primitif à peine recouvert d'alluvions. Une seule source existait, mais de nouvelles fouilles en firent découvrir une seconde tout près de la première. Elles sortent d'une espèce de porphyre, presque dans le lit du ruisseau à peu de distance des argiles sableuses.

SOURCES DE VICHY.

Situation. — De toutes les sources qui se sont fait jour sur la grande ligne de fracture de l'Allier, celles de Vichy sont les plus célèbres et les mieux connues. Elles sortent toutes de terrains meubles qui emplissent un vaste bassin, terrains qui reposent eux-mêmes sur des assises tertiaires à une petite distance du sol primitif.

Ce bassin d'alluvion, en partie comblé par les apports de l'Allier, rempli par des sables, des graviers et des cailloux roulés, est partout imbibé, pénétré par une eau minérale et thermale qui très-probablement sort du granite et se répand dans toute la masse. Souvent des eaux douces viennent s'y mélanger, et c'est seulement sur quelques points que les eaux ayant en quelque sorte tubé leur trajet, sont arrivées naturellement jusqu'à la surface du sol. Ce sont les anciennes sources de Vichy.

Bien convaincu d'une énorme déperdition d'eau minérale dans ces terrains meubles, nous avons engagé les frères Brosson, alors concessionnaires de l'établissement thermal de Vichy, à rechercher de nouvelles eaux dans ce bassin, en même temps que nous achetions pour eux la source d'Hauterive dont nous avions reconnu la presque identité avec les eaux de Vichy. La recherche de l'eau fut bientôt commencée. La première tentative couronnée de succès engagea des propriétaires des environs à les imiter. De là, les nouvelles sources ajoutées aux anciennes, et qui se seraient multipliées à l'infini si un périmètre de protection n'était venu préserver les anciennes d'une ruineuse concurrence.

La protection dont elles sont maintenant entourées doit nous faire supposer que le nombre des sources naturelles et artificielles est aujourd'hui fixé, et nous allons d'abord énumérer ces sources en nous laissant guider par l'ouvrage le mieux fait et le plus exact qui ait été publié sur les eaux minérales de France. (Rotureau, p. 351 et suiv.)

On peut porter à treize le nombre des sources du bassin de Vichy. Neuf sont dans la ville et quatre sont situées à une certaine distance. Voici l'ordre dans lequel M. Rotureau les énumère.

A. *Sources de la ville.*

1. *Source Lardy.* — Elle est sur la rive droite de l'Allier et sort d'un puits artésien qui a été creusé dans des travertins et d'abondants dépôts d'eau minérale.

2. *Source des Célestins.* — Rive droite. — L'eau des Célestins sort des mêmes masses de travertin que l'eau de Lardy. Nous l'avons vu suinter naturellement de son rocher de calcaire et d'arragonite, mais depuis quelques années l'art est venu au secours de la nayade qui semblait épuisée. Un sondage fait à côté de la source a bien un peu diminué son débit, mais l'ensemble des deux sources réunies a plus d'importance que le seul débit de l'ancien griffon. La nouvelle source est distante de l'ancienne d'environ 30 mètres.

3. *Source intermittente de Vaisse.* — Sur la rive gauche de l'Allier. Elle sort directement des alluvions. Elle a

été obtenue par les frères Brosson au moyen d'un trou de sonde qui a atteint la profondeur de 120 mètres.

4. *Source de l'Hôpital.* — Rive droite. — Elle s'échappe naturellement des travertins au milieu de la place Rosalie.

5. *Source Brosson ou du Parc.* — Rive droite. — Elle sort des alluvions au moyen d'un puits artésien que les frères Brosson ont fait percer. C'est la première source jaillissante de Vichy, celle qui a donné le signal du forage du puits.

6. *Source du Puits Chomel.* — Rive droite. — Dans l'établissement. Terrain d'alluvion. Source naturelle.

7. *Source du Puits Carré.* — Rive droite. — Source naturelle, la plus importante des sources de Vichy et dans le terrain d'alluvion comme toutes celles de l'établissement.

8. *Source de la Grande Grille.* — Rive droite. — Dans l'établissement et le terrain d'alluvion. Source naturelle.

9. *Source Lucas.* — Rive droite. — Source naturelle dans les alluvions de la place de l'Hôpital militaire.

B. *Sources éloignées de Vichy mais appartenant au même régime.*

10. *Source Larbaud.* — Rive droite. — Au milieu des alluvions où elle a été creusée.

11. *Source d'Hauterive.* — Rive gauche. — A six kilomètres de Vichy. Lorsque nous avons fait l'acquisition d'Hauterive, il existait deux sources naturelles qui produisaient une assez grande quantité d'eau. F. Brosson y fit faire des fouilles considérables dans un terrain d'alluvion dont la partie supérieure était formée par des cailloux roulés. Au-dessous existent des assises puissantes de sables et de graviers constituant l'alluvion ancienne. On y a trouvé des débris de mammifères et entr'autres une défense d'éléphant.

Ces fouilles n'ayant pas eu le résultat qu'il attendait, il fit exécuter un sondage à quelques mètres au sud de l'emplacement des anciennes sources, et il obtint une source jaillissante qui a remplacé les deux autres.

12. *Source Saint-Yore.* — Rive droite. — Il existe à Saint-Yore deux sources, qui sortaient autrefois lentement d'une espèce de marécage sur le terrain d'alluvion. Un forage poussé à 33 mètres par M. Larbaud, a amené pure et abondante l'eau de la seconde source.

13. *Source des Dames.* — Rive droite. — Elle est également située dans les alluvions et provient d'un sondage.

A ces treize ou quatorze sources il faut encore ajouter quelques sondages de Cusset opérés dans le terrain tertiaire ou dans le terrain d'alluvion.

14. *Puits foré de l'Abattoir*, à Cusset; paraît tari.

15. *Puits foré de Sainte-Marie* qui date du mois de juillet 1849.

16. *Puits Elisabeth* datant de 1844.

Température. — On conçoit que ces sources sortant toutes d'un même bassin par des ouvertures naturelles ou artificielles, plus ou moins bien captées, doivent avoir des températures très-différentes, ce qui a lieu en effet. On se tromperait cependant si l'on attribuait l'affaiblissement de chaleur de plusieurs d'entre elles à des infiltrations d'eau douce; nous verrons plus loin que les similitudes d'analyse ne peuvent autoriser cette supposition. C'est plutôt à la faiblesse du volume qu'il faut attribuer la diminution de température, par suite du calorique cédé aux parois des tubes conducteurs naturels ou artificiels.

C'est pour que l'on puisse apprécier ces rapports entre la thermalité et le volume que nous plaçons ici les chiffres qui les représentent et que nous puisons dans le Mémoire de M. Bouquet et dans le travail de M. Rotureau.

Tableau *de la température et du volume des sources exprimés en degrés centigrades et en litres par 24 heures.*

		Rotureau.	Bouquet.	Débit.
1.	Source Lardy........	24,2	(23,6)	7.000
2.	1re source des Célestins.	14,5	(var.)	500
	2e source des Célestins..	13,1	(12)	5,400
3.	Source de Vaisse......	28,8	(27,8)	variable.
4.	— de l'Hôpital....	31,5	(30,8)	50,000
5.	— Brosson.......	21,9	(22,5)	variable.
6.	— du puits Chomel.	43,6	(44)	200,000
7.	— du puits Carré..	43,5		
8.	— de la Gr.-Grille.	43,2	(41,8)	80,000
9.	— Lucas........	28,3	(29,2)	86,000
10.	— Larbaud......	15		20,000
11.	— d'Hauterive....	15,8	(15)	54,000
12.	— de Saint-Yore...	12,3	(12,3)	
	2e de St-Yore...	14,1		
13.	— des Dames.....	17,5	(16,8)	14,400
14.	Puits de l'Abattoir....	»		»
15.	— Sainte-Marie....		(16,8)	28,000
16.	— Elisabeth.......		(16,8)	23,000

On reconnaît ici des inégalités quelquefois très-sensibles entre les thermomètres de MM. Rotureau et Bouquet. Tout en admettant la possibilité de légères différences dans les instruments, nous sommes disposé à croire à des modifications réelles (peut-être accidentelles) dans ces températures. Un fait bien constaté vient du reste à l'appui d'une certaine diminution de chaleur dans les eaux minérales, et le tableau suivant prouve que dans l'espace d'un siècle cette température s'est notablement abaissée.

TABLEAU *des températures observées dans les sources thermales de Vichy, de* 1750 *à* 1860, *pendant un siècle.*

	Lassone 10 juillet 1750	Desbret 27 août 1777	Berthier et Puvis 3 juin 1820	Longchamp 1822	Bouquet	Rotureau 1858	François octobre et nov. 1843	François et Boulanger janvier et mars 1844
Puits Carré......	48,75	46,25	45.	44,88	»	43,5	44,90	43,75
— Chomel.....	43,15	36,25	40,	39,26	44,	43,6	37,90	28,65
Grande-Grille....	48,75	40,63	38,50	39,18	41,8	43,2	34,20	32,25
Acacias.........	31,25	28,15	»	27,25	»	»	27,70	24,20
Lucas...	»	»	»	29,75	29,2	28,3	28,45	23
Hôpital..........	36,25	36,25	33,	33,25	30,8	31,5	31,60	29,90
Célestins........	27,50	22,19	»	19,75	»	14,5	16,85	8,09

Le nombre de calories nécessaires pour élever à la température de 40 degrés une masse d'eau égale à celle qui sort des sources chaudes de Vichy exigerait (en supposant qu'il n'y ait aucune perte) 2,000 kilos de charbon de bois par jour, ce qui coûterait, à 10 centimes le kilo, 200 francs par jour ou 72,000 francs par an. Telle est donc la rente que la nature paye tous les ans au gouvernement français, propriétaire actuel des sources de Vichy, lequel de son côté a fourni sa mise de fonds en édifiant l'établissement thermal. De ce double placement résulte la rente annuelle que payent les fermiers.

Volume. — Intermittence. — Nous avons déjà indiqué en même temps que la température, le volume de presque toutes les sources de Vichy ; mais pour quelques-unes d'entre elles le débit est très-difficile à déterminer à cause de leurs intermittences. Telle est la source du puits Brosson. Ses intermittences sont très-irrégulières.

Il n'en est pas de même de la source artificielle de Vaisse. On voit l'eau du bassin descendre et le laisser complétement vide pendant cinquante minutes, puis elle revient avec force, accompagnée d'une grande quantité de gaz, et jaillit ainsi pendant six à dix minutes. Elle accomplit toujours sa période dans l'espace d'une heure.

Quelques-unes des autres sources artificielles présentent aussi des intermittences ; telle est le puits Lardy ; mais ce sont plutôt des intermittences du gaz acide carbonique que de l'eau elle-même. Encore n'y a-t-il rien de régulier, car dans la plupart des sources minérales, le bouillonnement du gaz est souvent influencé par la pression et par l'état électrique de l'atmosphère.

Cela est si vrai pour certaines sources de Vichy, que l'on a vu quelquefois, à la source de la Grande-Grille, l'acide carbonique sortir avec une telle violence, qu'il projetait l'eau au plafond de la galerie. On a observé la même effervescence au puits Carré, et sans que l'on puisse préciser si ces grandes ébullitions sont toujours dues à des causes atmosphériques.

La quantité d'eau fournie par les diverses sources présente aussi de nombreuses anomalies ; pour une même source, dans une même journée, elle varie parfois du simple au double. Ces anomalies tiennent le plus ordinairement à l'intermittence des sources, c'est-à-dire à la présence et à la pression plus ou moins grande du gaz. « En novembre 1843, dit Boulanger, la source de la Grande-Grille, dont le débit moyen est de 8^{mc} 082, a subi pendant une crue de l'Allier une intermittence extraordinaire causée par un grand dégagement d'acide carbonique, et son débit s'est tout à coup abaissé à 3^{mc} 490. En général, le produit des sources paraît être d'autant moins considérable, que le dégagement du gaz acide carbonique est plus abondant. »

Le tableau suivant que nous prenons dans la *Statistique géologique et minéralogique du département de l'Allier*, par Boulanger, donnera une idée de ces variations.

NOMS DES SOURCES.	*Produits en 24 heures des sources de Vichy, d'après les observations de :*				
	Berthier et Puvis 1820	Rose-Beauvais 1823	François 1843	François et Boulanger janvier 1844	François et Boulanger février, mars, avril, mai 1844
	m c	m c	m c	m c	m c
Grand-Puits-Carré.	172,00	180,00	174,594 (Grand-Puits-Carré et Puits-Chomel)	107,802	140,951
Puits-Chomel......	2,50	»			
Grande-Grille......	15,50	»	8,082	6,835	6,277
Hôpital..........	56,00	51,00	56,620	52,416	63,009
Acacias..........	6,50	»	2.692	»	54,080 (Acacias et Lucas)
Lucas..........	6,50	»	6,508	»	
Célestins (s.-nord)..	0,50	»	0,445	»	0,800

Les différences considérables que l'on remarque dans l'augmentation de certaines sources tiennent à des travaux de captage et quelquefois aussi à la hauteur du niveau auquel on a fait le jaugeage. La pression de l'eau sur son griffon peut en faire varier le produit du simple au double.

Malgré le volume considérable de toutes ces eaux réunies, on peut affirmer que de nombreux filets se perdent dans les alluvions du bassin hydrographique, que des sources autrefois puissantes, ont leur orifice bouché par des travertins, et qu'un grand nombre d'entr'elles emprisonnées depuis des siècles, attendent encore et attendront longtemps la sonde libératrice.

Composition. — Les apparences physiques des eaux de Vichy sont assez variables, quand on les considère en grande masse dans leurs bassins; mais en petite quantité et dans un verre, elles sont limpides et transparentes.

Elles ont un mouvement incessant dû à l'arrivée des eaux et à leur mélange avec le gaz qui souvent les rend intermittentes.

« Toutes les sources naturelles de Vichy, dit M. Bouquet, tous les puits forés à Vichy, à Cusset, à Hauterive, etc., amènent au jour un mélange d'eau et de matières gazeuses; ce mélange subitement soustrait à l'énorme pression qu'il éprouve dans l'intérieur de la terre, abandonne aussitôt qu'il émerge, la plus grande partie du fluide élastique. »

« Ces produits gazeux exercent sur l'odorat l'impression piquante, particulière de l'acide carbonique. Cette impression, ordinairement assez franche pour les gaz des eaux froides, est en général modifiée dans ceux des sources thermales par une odeur peut-être bitumineuse, mais certainement d'origine organique, qui peut masquer en partie l'odeur de l'acide carbonique et lui en communiquer une nouvelle, laquelle n'est pas sans analogie avec celle de l'acide sulfhydrique très-dilué. »

Quant aux produits gazeux qui s'échappent spontanément des eaux de Vichy, M. Bouquet conclut :

1°. Que les gaz émis ne contiennent ni oxygène, ni azote, et sont de l'acide carbonique pur;

2°. Que quelques sources seulement dégagent de l'acide sulfhydrique dont la proportion la plus élevée paraît être inférieure, soit en poids soit en volume, au 10,000 du poids ou du volume du mélange gazeux.

M. Baudrimont avait annoncé dans les gaz des sources de Vichy des proportions notables d'oxygène et d'azote que M. Bouquet n'a pas retrouvées, ce qui, selon nous, ne prouve pas le moins du monde que l'un ou l'autre de ces deux savants chimistes se soit trompé.

La nature des gaz peut varier dans les eaux minérales. On ne connaît aucun travail qui puisse prouver la stabilité de ces émanations. On sait, au contraire, que les quantités dégagées ne sont pas constantes. Ainsi on a observé à Vichy même de très-grandes inégalités dans le pouvoir du gaz destiné à transformer en bicarbonate le sous-carbonate soumis à son action. Pendant l'hiver de 1839, le gaz sortant du puits Carré saturait 9 tonneaux; en avril et en mai, il ne pouvait en saturer que 5; on en satura 6 en juin et successivement on revint à 9. (*Bibl. univ. de Genève*, février 1840, p. 382.)

Nous n'avons parlé jusqu'ici que des gaz qui se dégagent spontanément des eaux et dont il est très-difficile d'évaluer le volume ou le poids. Quant à l'acide carbonique qui s'y trouve en dissolution, M. Bouquet nous a mis à même d'en connaître la quantité. Voici ses résultats.

Quantités pondérales d'acide carbonique contenues dans 1 litre de chacune des eaux minérales de Vichy, Cusset, Hauterive, Vaisse et Saint-Yore.

Désignation des sources.	Acide carbonique.
Grande-Grille	4g,418
Puits Chomel	4 ,429
Puits Carré	4 ,418
Source Lucas	5 ,348
— de l'Hôpital	4 ,719
— des Célestins	4 ,705
Puits Brosson	5 ,071

Désignation des sources.	Acide carbonique.
Puits de l'Enclos des Célestins.	5 ,499
— de Vaisse	4 ,831
— d'Hauterive...........	5 ,640
Source de Saint-Yore........	4 ,957
Puits de Mesdames..........	5 ,029
— de l'Abattoir	5 ,376
— de Sainte-Marie........	5 ,329
— Élisabeth	5 ,489

Quant à la composition chimique, il est peu de sources qui aient été l'objet d'analyses aussi bien faites que celles de Vichy, mais on conçoit que nous ne puissions pas les rapporter toutes. Les tableaux suivants, extraits du mémoire de M. Bouquet, donneront une juste idée de leur composition, laquelle est du reste bien analogue dans les différentes sources de ce bassin :

*Tableau comprenant les proportions des divers principes, acides et basiques, contenues dans **1** litre de chacune des eaux minérales du bassin de Vichy.*

Désignation des localités.	Vichy.									Vaisse.	Hauterive.	Saint-Yore.	Route de Cusset.	Cusset.		
DÉNOMINATION DES SOURCES.	Grande-Grille.	Puits Chomel.	Puits Carré.	Lucas.	Hôpital.	Célestins.	Nouvelle source des Célestins.	Puits Brosson.	Puits de l'Enclos des Célestins	Puits de Vaisse.	Puits d'Hauterive.	Source de St Yore.	Puits de Mesdames.	Puits de l'Abattoir.	Puits de Sainte-Marie	Puits Elisabeth.
Acide carbonique	4,418	4,429	4,418	5,548	4,719	4,705	4,647	5,071	5,499	4,831	5,640	4,957	5,029	5,376	5,329	5,489
— sulfurique	0,164	0,164	0,164	0,164	0,164	0,164	0,177	0,177	0,177	0.137	0,164	0,153	0.141	0,164	0,192	0,192
— phosphorique	0,070	0,038	0,015	0,038	0,025	0,050	traces.	0,076	0,044	0,088	0,025	traces.	traces.	traces.	traces.	traces.
— arsénique	0,001	0,001	0,001	0,001	0,001	0,001	0,002	0,001	0,002	0,001	0,001	0,001	0,002	0,002	0,002	0,002
— borique	traces	traces.	traces.	traces.	traces.	traces.	traces.	traces.	traces.	traces.	traces.	traces.	traces.	traces.	traces.	traces.
— chlorhydrique	0,334	0,334	0,334	0,324	0,324	0,334	0,344	0,344	0,334	0,318	0,334	0,324	0,222	0,334	0,285	0,295
Silice	0,070	0,070	0,068	0,030	0,050	0,060	0,065	0,035	0,065	0,041	0,071	0,052	0,032	0,032	0,025	0,034
Protoxyde de fer	0,002	0,002	0,002	0,002	0,002	0,002	0,020	0.002	0.013	0,002	0,008	0.005	0,012	0,018	0,024	0,010
Protoxyde de manganèse	traces.	traces.	traces.	traces.	traces.	traces.	traces.	traces.	traces.	traces.	traces.	traces.	traces.	traces.	traces.	traces.
Chaux	0,169	0,166	0,164	0,212	0,222	0,180	0,272	0,239	0,276	0,265	0,168	0,200	0,235	0,282	0,257	0,275
Strontiane	0,002	0,002	0,002	0,005	0.005	0,005	0,003	0,003	0,003	0,003	0,002	0,005	0,002	0,003	0,002	0,002
Magnésie	0,097	0,108	0,107	0,088	0,064	0,105	0,177	0,068	0,076	0,122	0,160	0,135	0,136	0,170	0,148	0,147
Potasse	0,182	0,192	0,196	0,146	0,228	0,165	0,120	0,151	0,273	0,115	0,098	0,121	0,098	0,142	0,135	0,131
Soude	2,488	2.536	2,445	2,501	2,500	2,560	2,124	2,500	2,486	1,912	2,568	2,409	1,957	2,531	2,344	2,397
Matière bitumineuse	traces.	traces.	traces.	traces.	traces.	traces.	traces.	traces.	traces.	traces.	traces.	traces.	traces.	traces.	traces.	traces.
TOTAUX	7,997	8,042	7.916	8,877	8,502	8,527	7,951	8,687	9,248	7,855	9,039	8,378	7,866	9,034	8,739	8,972

Poids des résidus de sels fixes déterminés expérimentalement; sommes des sels neutres calculés d'après les proportions d'acides et de bases inscrites ci-dessus; rapports centésimaux existant entre ces deux quantités.

	Grande-Grille.	Puits Chomel.	Puits Carré.	Lucas.	Hôpital.	Célestins.	Nouvelle source des Célestins.	Puits Brosson.	Puits de l'Enclos des Célestins	Puits de Vaisse.	Puits d'Hauterive.	Source de St Yore.	Puits de Mesdames.	Puits de l'Abattoir.	Puits de Sainte-Marie	Puits Elisabeth.
Poids des résidus fixes	5,208	5,248	5,160	5,204	5,264	5,320	4,808	5,280	5,456	4,408	4,960	5,120	4,420	5,480	5,092	5,160
Poids des sels neutres	5,249	5,351	5,181	5,244	5,526	5,388	4,883	5,285	5,533	4,355	5,038	5,148	4,334	5,572	5,152	5,238
Les poids des résidus sont à ceux des sels neutres comme cent est à	100,76	101,98	100,40	100,76	101,17	101,27	101,56	100,05	101,41	98,79	101,57	100,54	98.10	101,68	101,17	101,51

TABLEAU *comprenant les quantités des divers composés salins, hypothétiquement attribués à 1 litre de chacune des eaux minérales du bassin de Vichy.*

DÉSIGNATION DES LOCALITÉS.	Vichy.									Commune de Vaisse.	Hauterive.	Saint-Yore.	Route de Cusset.	Cusset.		
Désignation des sources.	Grande-Grille.	Puits Chomel.	Puits Carré.	Lucas.	Hôpital.	Célestins.	Nouvelle source des Célestins.	Puits Brosson.	Puits de l'enclos des Célestins.	Puits de Vaisse.	Puits d'Hauterive.	Source de St-Yore.	Puits de Mesdames.	Puits de l'Abattoir.	Puits de Ste-Marie.	Puits Elisabeth.
Acide carbonique libre...	0,908	0,768	0,876	1,751	1,067	1,049	1,299	1,555	1,750	1,968	2,183	1,353	1,908	1,405	1,642	1,770
Bicarbonate de soude....	4,883	5,091	4,893	5,004	5,029	5,103	4,101	4,857	4,910	5,537	4,687	4,881	4,016	5,139	4,733	4,857
— de potasse.........	0,352	0,371	0,378	0,282	0,440	0,315	0,231	0,292	0,527	0,222	0,189	0,253	0,189	0,274	0,262	0,253
— de magnésie........	0,503	0,338	0,335	0,275	0,200	0,328	0,554	0,215	0,238	0,382	0,501	0,479	0,425	0,552	0,465	0,460
— de strontiane......	0,003	0,003	0,003	0,005	0,005	0,005	0,005	0,005	0,005	0,005	0,005	0,005	0,003	0,005	0,003	0,005
— de chaux..........	0,434	0,427	0,421	0,545	0,570	0,462	0,699	0,614	0,710	0,681	0,432	0,514	0,604	0,725	0,692	0,707
— de protoxyde de fer..	0,004	0,004	0,004	0,004	0,004	0,004	0,044	0,004	0,028	0,004	0,017	0,010	0,026	0,040	0,053	0,022
— de prot. de manganèse	traces.	traces.	traces.	traces.	traces.	traces.	traces.	traces.	traces.	traces.	traces.	traces.	traces.	traces.	traces.	traces.
Sulfate de soude........	0,291	0,291	0,291	0,291	0,291	0,291	0,314	0,314	0,314	0,243	0,291	0,271	0,250	0,291	0,340	0,340
Phosphate de soude.....	0,130	0,070	0,028	0,070	0,046	0,091	traces.	0,140	0,081	0,162	0,046	traces.	traces.	traces.	traces.	traces.
Arséniate de soude......	0,002	0,002	0,002	0,002	0,002	0,002	0,003	0,002	0,003	0,002	0,002	0,002	0,005	0,005	0,003	0,003
Borate de soude........	traces.	traces.	traces.	traces.	traces.	traces.	traces.	traces.	traces.	traces.	traces.	traces.	traces.	traces.	traces.	traces.
Chlorure de sodium......	0,534	0,534	0,534	0,518	0,518	0,534	0,550	0,550	0,534	0,508	0,534	0,518	0,355	0,534	0,455	0,468
Silice................	0,070	0,070	0,068	0,050	0,050	0,060	0,065	0,055	0,065	0,041	0,071	0,052	0,032	0,032	0,025	0,054
Mat. organ. bitumineuse..	traces.	traces.	traces.	traces.	traces.	traces.	traces.	traces.	traces.	traces.	traces.	traces.	traces.	traces.	traces	traces.
TOTAUX.......	7,914	7,959	7,833	8,797	8,222	8,244	7,865	8,601	9,165	7,735	8,956	8,298	7,811	8,971	8,669	8,897

A ces analyses nous ajoutons celle qui a été faite par M. O. Henri de l'eau de la source Larbaud qui n'était pas connue lors du voyage de M. Bouquet.

Acide carbonique	1 g.	320
Bicarbonate de soude	4	880
— de potasse	0	220
— de chaux	0	238
— de magnésie	0	130
— de lithine	sensible.	
— de protoxyde de fer.....	0	023
— de manganèse........	trace assez légère.	
Sulfate de soude............... } — de chaux............... }	0	100
Chlorure de sodium .... } — de calcium............ }	0	300
Azotate.........................	indice léger.	
Iodure et bromure..............	sensible.	
Arséniate	*id.*	
Phosphate.....................	*id.*	
Matière organique............. } Acide silicique .... } — silicate................. }	0	060
TOTAL....	7	263

Une autre analyse extraite des registres du bureau d'essai pour les substances minérales à l'Ecole des mines, a donné les résultats suivants :

Substances contenues par litre :

Acide carbonique.......	4g,480
— sulfurique........	0 ,048
	4 ,528

Report........	4g,528
Acide chlorhydrique.....	0,324
— phosphorique.....	»
Silice...............	0,040
Protoxyde de fer.......	0,020
Chaux..............	0,200
Magnésie............	0,080
Potasse..............	0,076
Soude...............	2,384
TOTAL..........	7,652

Depuis ces diverses analyses, les eaux mères provenant de l'évaporation de plusieurs milliers de litres d'eau de la Grande-Grille, ont été remises par M. Lefort à M. Grandeau ; ce dernier chimiste a constaté la présence du césium et du rubidium, et de la lithine, et l'absence de la strontiane et de la baryte.

Dépôts. — Les quantités de matières pondérables que les eaux de Vichy amènent des profondeurs du globe sont si considérables que nous devons leur donner une sérieuse attention. Ces matières sont en dissolution dans l'oxygène ou dans l'eau. Nous aurons donc à examiner successivement, 1°. les produits gazeux ; 2°. la matière organique ; 3°. les produits solubles ; 4°. les dépôts insolubles. Les analyses de M. Bouquet jetteront encore un grand jour sur les actions géologiques de ces eaux.

Produits gazeux. — L'acide carbonique a seul de l'importance dans ces produits. Déjà nous avons vu que son débit pouvait varier dans chaque source selon les saisons et l'état météorologique de l'atmosphère. Il serait toutefois impossible d'évaluer la quantité de ce gaz qui se dégage spontanément des eaux aussitôt qu'elles ne sont plus soumises à la pression de l'intérieur du globe. Cette quantité, d'après notre appréciation, ne serait pas équivalente au nombre de mètres cubes d'eau que fournissent les sources. Mais si l'on réfléchit à la masse d'eau qui, sortant du terrain primitif, s'éparpille et imbibe les terrains d'alluvion qui remplissent le bassin de Vichy, on reconnaîtra que l'on peut accepter pour l'acide carbonique un cube au moins égal à celui de l'eau qui sort par les sources naturelles et artificielles de Vichy. Or, comme il sort de toutes ces sources, en 24 heures, environ 600 mètres cubes d'eau, on aurait aussi 600 mètres cubes de gaz qui, à raison de 540 grammes de carbone par mètre cube, donneraient 324 kilogrammes de charbon par jour, ou en nombres ronds 118 tonnes (de 1,000 kil. chacune) dans l'espace d'une année.

Or, nous ne savons pas, depuis combien de siècles, les eaux de Vichy répandent du carbone dans l'atmosphère. Si nous ajoutions tout l'acide carbonique contenu en dissolution dans l'eau et combiné aux bases salifiables, nous arriverions à un chiffre énorme. Mais les eaux de Vichy, comme la plupart des eaux minérales de l'Auvergne, ne sont plus qu'une faible manifestation de ces sources puissantes qui ont déposé et le grand rocher des Célestins et la masse énorme de calcaire concrétionné sur laquelle le vieux Vichy a été construit. La conclusion que l'on doit tirer de ces faits, c'est qu'il existe, sous l'écorce primitive du globe, d'immenses dépôts de carbone ou peut-être d'acide carbonique solide, puisque les eaux nous en apportent encore de si grandes quantités ; c'est que, si ce carbone brûlait, sous certaines conditions, par le contact de l'oxygène, on pourrait lui attribuer en partie la température de certaines sources minérales.

Matière organique. — Toutes les sources de Vichy renferment une matière organique invisible qui, dès la sortie, n'en altère nullement la transparence ; mais, au bout de 24 heures, si elles sont exposées à l'air et à la lumière en présentant une large surface, on voit s'y produire, dit Petit, une certaine quantité de filaments très-minces et légèrement nuancés de vert, qui bientôt se réunissent pour former des pellicules, puis de véritables flocons d'un vert olivâtre, qui flottent à la surface de l'eau ou s'attachent aux parois des bassins. » Cette matière verte ne s'organise pas avec la même promptitude dans toutes les sources de Vichy ; elle paraît en rapport avec l'étendue ou surface du bassin et la température de l'eau, et en opposition avec le débit de la source. Aussi quoique la fontaine de l'Hôpital soit moins chaude que la Grande-Grille, la matière verte s'y forme en plus grande quantité, quoique sa proportion ait diminué depuis que la surface de l'eau, abritée sous un toit, a été soustraite à l'influence du soleil. La Grande-Grille, alimentée par une plus grande quantité d'eau, recueillie dans un bassin plus petit, ombragée sous une galerie de l'établissement, ne montre que, sur ses bords, le liséré vert de la matière organique.

Il est curieux de voir cette matière se réunir en filets ou minces pellicules, flotter d'abord à la surface, puis s'appesantir et descendre, peut-être par l'addition de quelques-uns des produits minéralisateurs de l'eau, tandis qu'à Néris, où l'organisation est différente, la création s'opère sous l'eau, et les bulles sécrétées, semblables à des perles emprisonnées, soulèvent les Algues en élégants flocons.

Vauquelin qui, en 1824, s'occupa de cette matière verte recueillie par d'Arcet à la source de l'Hôpital (*Annales de chimie et de physique*, 1825, t. XXVIII), fit la curieuse remarque que le liquide, verdi par cette substance, offrait une couleur verte par réfraction et une couleur rouge pourpre par réflexion, phénomène d'optique que le célèbre chimiste crut pouvoir expliquer par la présence d'une matière bleue et d'une matière jaune. Mais le bleu et le jaune n'ont jamais produit que du vert et non du rouge couleur complémentaire du vert. C'est un phénomène de dichroisme analogue à celui qui se manifeste dans certains minéraux.

On obtient les mêmes résultats en couleur en faisant macérer dans l'alcool la matière verte des eaux de Néris, et de plus cet alcool d'un vert admirable dans un sens, d'un beau rouge dans l'autre, se décolore en quelques instants aux rayons de ce même soleil qui a déterminé l'intensité de la couleur verte.

Vauquelin a trouvé cette matière des eaux de Vichy azotée et contenant un peu d'alumine, de l'oxyde de fer et une assez grande quantité de carbonate de chaux.

Cette dernière substance, peut-être plus abondante autrefois que de nos jours, s'est déposée autour de plusieurs sources de Vichy sous la forme d'arragonite colorée en vert intense par cette substance organisée. Vauquelin paraît surpris de sa composition, car il dit : « C'est assurément une » singulière matière que celle dont nous nous occupons ; » par sa couleur, elle a de l'analogie avec certaines substances » végétales, et, par sa nature, elle ressemble entièrement » aux matières animales. » Il fit la remarque que la substance à laquelle elle ressemble le plus est l'*albumine*.

La matière verte des eaux de Vichy, mais transportée, étudiée par M. Jules Haime, d'après la demande du docteur Petit, lui a présenté :

Une Algue qui lui parut un *Ulothrix* intermédiaire entre l'*U. oscillarina*, Kützing et l'*U. implexa*, Kützing, espèce marine. M. Haime désigne cette espèce nouvelle sous le nom de *Ulothrix Vichyensis*.

Une Diatomée qui est une navicule voisine du *Navicula gracilis*, Ehrmb. et du *N. limosa*, Kützing, et que M. Haime a nommée *N. Vichyensis*.

Des *Bacterium* et des *Vibrio*, et surtout le *B. Termo*, Dujardin et le *V. limola*, Müller, deux infusoires très-simples doués de mouvement, ne présentant aucune trace de tissus ni d'organes, et qui tous deux, se montrent au bout de quelque temps dans les infusions de végétaux. « A l'exception de ces deux sortes de corpuscules d'une excessive petitesse et dont la nature animale est loin d'être démontrée, dit le docteur Petit, M. Haime n'a rencontré dans l'eau de Vichy, aucun être ayant les caractères de l'animalité, vivant ou mort. Cette eau renfermée dans un flacon avec la matière verte, ne contenait, ni Paramécies, ni Plesconies, ni Vorticelles, ni Monades même. »

« M. Haime a laissé ouvert et exposé à l'air libre pendant plusieurs mois, un flacon plein de cette eau : elle s'est altérée et est devenue fétide; la matière verte qu'elle renfermait s'est décomposée, après avoir revêtu successivement diverses nuances bleues, jaunâtres et purpurines; mais pas un seul infusoire ne s'y est développé. » M. Petit pense que la matière saline des eaux de Vichy s'oppose au développement des infusoires.

Dans la brochure où le docteur Petit recherche et signale les caractères de la matière organique de ces eaux, il suppose d'abord, comme un grand nombre de naturalistes, que les germes de ces Algues sont apportés et déposés par l'air qui, selon lui, en contient des milliers. Il se demande ensuite si ces germes n'ont pas été entraînés par les eaux pluviales jusque dans les profondeurs où elles sont allées se minéraliser, et s'ils ont pu supporter cette température élevée des profondeurs du globe sans perdre leur faculté de développement !

Ces questions nous paraissent d'autant plus inutiles qu'il admet dans les eaux de Vichy deux espèces entièrement nouvelles dont les germes, s'ils existent, ne peuvent être apportés d'ailleurs. D'un autre côté, on a fait justice de ces germes, de ces spores, de ces organismes sans nombre que l'on supposait suspendus dans l'atmosphère, et si des germes quelconques ont pu se déposer dans l'eau de Vichy, l'influence du milieu a dû alors être suffisante pour en faire sortir des espèces nouvelles !

Le docteur Petit pense cependant que chaque eau minérale peut avoir ses germes, peut les amener du sein de la terre, et il assure avoir vu dans ces eaux de petits corps organiques arrondis dont il n'a pu suivre le développement et qu'il considère néanmoins comme pouvant donner naissance aux êtres organisés qui s'y rencontrent. Il rapporte de curieuses expériences sur l'évaporation artificielle ou spontanée de ces eaux minérales, et il a constamment trouvé dans le produit de la vaporisation naturelle comme dans le liquide distillé, de ces mêmes corpuscules entraînés par la vapeur, mais devenus flasques et ayant perdu cette vie latente qu'ils possédaient dans la source même. « Le produit de l'eau évaporée contenait aussi des traces d'iode, de brôme, d'acide carbonique, des quantités minimes d'acide sulfhydrique, de carbonate d'ammoniaque, de carbonate de soude et vraisemblablement aussi d'autres sels alcalins et de la silice. » (Petit, *de la Matière organique des eaux de Vichy*. 1855).

Des produits solubles. — Il est presque impossible de séparer dans notre appréciaton les produits solubles des dépôts insolubles, attendu que la plupart des matières qui constituent les dépôts autour des sources arrivent en dissolution dans l'eau, soit à la faveur de l'acide carbonique, soit par la pression exercée à une certaine profondeur, soit enfin par l'arrangement moléculaire de certains corps solubles à l'état naissant et plus tard insolubles. Restent donc comme sels entièrement et toujours solubles les carbonates de soude et de potasse, le sulfate de soude et le chlorure de sodium. Nous devrions encore y joindre l'arséniate de soude, si toutefois l'arsenic se trouve sous cet état dans les eaux minérales, mais une partie de l'arsenic se retrouve dans les dépôts ferrugineux insolubles. M. Bouquet a évalué ces produits solubles pour l'ensemble des eaux de Vichy en prenant pour base un débit total de 610,776 litres en 24 heures. Voici le tableau des quantités fournies dans ces conditions.

	Par 24 heures.	En une année.
Bicarbonate de soude..	3,075 k.	1,122,375 k.
— de potasse.	147	53,655
Sulfate de soude......	171	62,415
Chlorure de sodium...	326	118,990
TOTAUX.......	3,719	1,357,435

Voilà donc par jour 3,719 kilogrammes de sels solubles qui vont minéraliser l'Allier ou qui ne s'y rendent qu'après avoir traversé le corps de quelques milliers de buveurs.

Voilà par an un million et un tiers de million de kilogrammes qui descendent le cours de la rivière pour se jeter dans la Loire et arriver définitivement à l'Océan.

En voyant cette énorme proportion de soude sortant gratuitement du sein de la terre, on a cherché plusieurs fois à la retirer des eaux, mais les frais d'évaporation sont trop considérables pour pouvoir atteindre un résultat utile. La soude artificielle extraite du sel marin coûte moins cher; aussi dans la préparation des sels dits *de Vichy*, destinés à la confection des pastilles, s'est-on contenté de saturer par l'acide carbonique des sources le sous-carbonate du commerce, et souvent même de prendre dans le commerce des produits chimiques des bicarbonates tout préparés, ce qui revient absolument au même.

Berthier et Puvis avaient déjà conseillé dès 1821 d'extraire les sels de soude des eaux de Vichy. Ils calculaient seulement sur 259 mètres cubes par 24 heures. « Or, disaient-ils, comme cette eau laisse par l'évaporation 0,00465 de sels alcalins anhydres ou de soude à 82, il en résulte que l'on pourrait retirer de la quantité d'eau qui sort des sept sources 440,000 kilogrammes de cette soude. Les substances insolubles se déposent et ont donné naissance à une immense concrétion qui forme au bord de l'Allier le promontoire appelé rocher des Célestins. En admettant que le dépôt que les 94,000 mètres cubiques d'eau forment annuellement, soit de 15 mètres environ, on trouve que pour couvrir une surface de 500 mètres carrés sur un mètre d'épaisseur, les sources actuelles emploieraient 16 à 17,000 années, d'où Berthier et Puvis concluent, ou que ces sources ont considérablement diminué, ou qu'elles sont de la plus grande ancienneté. Cherchant ensuite quel est le terrain générateur de ces sources, ils montrent aisément que ce ne peut être ce terrain de concrétion, ni le calcaire compacte et oolithique qui remplit tout le grand bassin de l'Allier, ni le terrain houiller qui n'occupe que des espaces très-circonscrits et que par conséquent elles doivent sortir d'un centre commun situé à une profondeur considérable dans les roches primitives ou même au-dessous de celles que nous connaissons. (*Journal de physique*, t. 92, p. 80).

Produits insolubles. — Nous arrivons à la partie la plus importante des dépôts géologiques des eaux de Vichy, non que les matières insolubles dépassent en poids et en volume l'énorme bloc des sels solubles, mais parce que ces produits insolubles ont été solidifiés et sont restés sur place pendant une longue série d'années.

Il ne faudrait pas croire pourtant que les sels insolubles sont entièrement confinés autour des sources. Leur insolubilité n'ayant lieu que par la perte d'un de leurs principes (au moins pour les bicarbonates) et lentement par le contact de l'air, une bonne partie de ces sels se sont écoulés dans l'Allier avec les principes solubles des eaux.

M. Bouquet évalue aux chiffres suivants les produits insolubles de l'ensemble des sources en admettant toujours un débit total de 610,776 litres en 24 heures.

	En 24 heures.	En une année.
Bicarbonate de magnésie..	302 k.	109,230 k.
— de strontiane..	3	1,095
— de chaux.....	324	118,260
— de prot. de fer.	6	2,190
Arséniate de soude......	1	365
Silice................	33	12,045
Totaux.....	669	243,185

Nous avons dit pourquoi nous placions l'arséniate de soude parmi les matières insolubles.

Nous ne pouvons donc pas admettre plus de 300 kilos par jour de véritable dépôt insoluble capable de constituer un terrain, et cela pour toute l'étendue du bassin de Vichy. Or, en adoptant ce chiffre, peut-être exagéré, en donnant comme Berthier et Puvis au travertin de Vichy un carré de 500 mètres et une puissance de 5 mètres, nous obtenons 25,000 mètres cubes dont la densité à 2,5 représente 62,500 tonnes (de 1,000 kilos chacune), en portant à une tonne par jour le dépôt de ces matières, on voit qu'il aurait fallu 62,500 ans pour les former, et si l'on veut admettre deux tonnes par jour, ou si l'on préfère diminuer de moitié l'étendue du dépôt, ce sera encore une période de 31,250 années qu'il faudra consacrer aux dépôts pierreux de Vichy que les géologues désignent sous le nom de formations *contemporaines !*

Pour en finir avec l'évaluation approximative des produits des sources de Vichy, nous emprunterons encore au Mémoire de M. Bouquet le tableau suivant :

Le poids des résidus secs et fixes, résultant de l'évaporation d'un litre d'eau sont les suivants :

Grande-Grille..........	5,208
Puits Chomel..........	5,248
Puits Carré...........	5,160
Source Lucas..........	5,204
Source de l'Hôpital......	5,264
Célestins	5,320
Célestins (nouvelle source).	4,808
Puits Brosson..........	5,280

Lardy	5,456
Vaisse	4,408
Hauterive	4,960
Saint-Yore	5,120
Source Mesdames	4,420
Puits de l'Abattoir (Cusset).	5,480
Puits Sainte-Marie (*id.*)	5,092
Puits Elisabeth	5,160

Quand on considère le peu de différence qui existe entre le poids de tous ces résidus, quand on remarque surtout dans le grand tableau de M. Bouquet (pages 99 et 100) l'analogie et presque l'identité de composition de ces différentes sources, on voit bientôt qu'il doit exister près de la fracture où coule l'Allier ainsi que dans quelques fractures latérales, une abondante émission d'eau minérale provenant d'un même foyer et à laquelle se mêlent sur quelques points un peu d'eau pluviale ou d'eau infiltrée. Les puits forés qui tous ont atteint des couches imprégnées de cette eau, le prouvent suffisamment.

On peut admettre un résidu fixe de 5 grammes par litre, et en réunissant toutes les sources, on ne peut évaluer à moins de 600,000 litres par jour l'émission de l'eau qui verse par conséquent de l'intérieur à l'extérieur du globe la quantité de 3,000 kilogrammes de matière saline, non compris la proportion sans doute plus considérable qui, imbibée dans les sables et les alluvions du bassin, s'échappe sans être vue à la surface.

M. Bouquet évalue les eaux à 630,000 litres par 24 heures et la quantité de matières salines à 5,102 kilogr., ou à 1,861,230 kilos par an.

La quantité d'acide carbonique serait par jour de 3,123 kilos ou par an de 1,139,895 kilogr., contenant 310,880 kilos de carbone, en tenant compte seulement des sources connues et en émission.

Toutes les eaux du bassin de Vichy donnent naissance à des concrétions plus ou moins dures qui souvent forment une sorte de tubage naturel qui empêche les eaux de se répandre dans les sables. Telles sont du moins les points d'émergence de la plupart des sources naturelles, tandis que tous les puits forés donnent des dépôts ferrugineux et pulvérulents. M. Bouquet, qui a analysé ces dépôts dans son beau travail sur Vichy, nous apprend que la première série de ces produits, les dépôts calcaires, sont principalement composés :

De carbonate de chaux (environ 80 à 90 pour 100) de carbonate de magnésie, de strontiane et de manganèse, de sesquioxyde de fer, d'argile, de silice gélatineuse, de matière organique en quantité très-notable (quelquefois plus de 3 pour 100), d'acide arsénique et de traces ou quantités très-faibles de sulfate de chaux, de bioxyde de cuivre, d'acide phosphorique et d'alumine.

Le calcaire est, comme nous l'avons remarqué, tantôt le carbonate de chaux compacte ou saccharoïde, tantôt l'arragonite fibreuse.

Ce qui est le plus remarquable dans ces produits, c'est la matière organique qui sort toute formée du sein de la terre et qui est entraînée pendant la consolidation des sels de chaux.

Les produits ferrugineux de la source de l'enclos des Célestins, du puits de Mesdames et du puits Sainte-Marie, sont loin de la composition des premiers. Le sesquioxyde de fer y domine (37 à 47 pour 100), puis de 13 à 25 pour 100 d'eau ou de matière organique, puis les carbonates de chaux, de magnésie, l'acide arsénique, la silice gélatineuse, le quartz et le mica, des traces d'acide phosphorique et de manganèse.

Ces eaux, comme la plupart des sources minérales, ont certainement changé de nature. Ainsi la source Lardy produit une grande quantité de fer et d'arsenic qui se déposent dans son bassin et dans les conduits qui amènent l'eau hors du parc, tandis que le rocher dont elle sort contient à peine des traces de fer et d'arsenic.

En reprenant isolément le dépôt de chacune des sources de Vichy, nous aurons encore quelques observations de détail à ajouter aux caractères généraux que nous venons de citer.

Grande-Grille. — « L'orifice d'émergence de cette source est entouré de toutes parts par une masse de calcaire concrétionné, évidemment produit par l'eau minérale, et paraissant s'étendre assez loin autour de cette source. Cette substance présente les caractères minéralogiques suivants : chaux carbonatée saccharoïde, cariée, avec cavités intérieures colorées par l'ocre, et tapissées, dans certains points, de chaux carbonatée cristallisée ; parties noires peut-être manganésifères. » (Bouquet, page 53.)

Puits-Carré. — « La formation de sa concrétion est toute récente ; depuis le mois d'octobre 1847 jusqu'en novembre 1853, les eaux du puits Carré ont incrusté la paroi intérieure des cavités d'où elles jaillissent, d'une épaisseur de près de 10 centimètres de cette matière. C'est une arragonite à couches planes et parallèles, soudées entr'elles ; cassure fibreuse, à fibres perpendiculaires aux plans de jonction ; surfaces de séparation lisses, couleur grise. » (Bouquet, p. 53.)

Cette source offre un bel exemple de la rapidité de la création de l'arragonite dans une eau chaude abritée du contact de l'air, ainsi que nous l'avons vu déjà à Châtelguyon.

M. Bouquet a signalé en outre un autre dépôt très-ancien de ce même puits, dont M. Leroy lui remit un échantillon. « Il était gris avec des zones ferrugineuses. Ces parties ferrugineuses plus dures que les autres. Tout le fragment était cristallin, et formé de fibres rayonnantes et concentriques. »

Le puits Carré fournit encore une espèce de boue « composée, pour la plus grande partie, d'écailles cristallines mélangées d'une matière pulvérulente et de quelques fragments de sable quartzeux. Sa couleur est grise ; elle la doit à une matière organique, car elle devient à peu près blanche par l'incinération. » (Bouquet, p. 55.)

Source Lucas. — « Dans les fouilles exécutées autour de cette source, M. Batillat a recueilli une concrétion calcaire, à cassure compacte, conchoïde, avec fentes irrégulières remplies d'une matière blanche, fibreuse, cristallisée; surface naturelle mamelonnée et comme vernissée ; couleur grise. » (Bouquet, p. 53.)

« L'eau minérale de cette fontaine conservée pendant quelque temps dans les réservoirs où on la recueille pour le service des bains, ne tarde pas à se couvrir d'une croûte de matières calcaires; ces croûtes, devenues plus cohérentes et plus denses, se brisent et se précipitent au fond des réservoirs où on les trouve sous forme de boues. La croûte est formée de paillettes cristallines tout à fait blanches, brillantes, assez volumineuses. » (Bouquet, p. 55).

Nous avons trouvé dans les travertins de Royat des masses de calcaire lamellaire qui devaient leur origine à un dépôt de cette nature.

Source des Célestins. — De tous les dépôts des sources de Vichy celui-ci est le plus considérable. Il constitue une masse énorme dite *Rocher des Célestins*, masse qui se prolonge sous la ville de Vichy, et dont le total formerait un cube certainement plus volumineux que l'évaluation que nous en avons donnée plus haut. Mais, depuis quelques années, ce rocher a été tellement exploité qu'il a perdu une grande partie de sa masse. Nous avons pu l'étudier au mois d'août 1842, alors qu'on l'exploitait en grand pour en extraire des pierres à bâtir. Nous y avons recueilli des travertins calcaires compactes ou caverneux, et surtout de curieuses arragonites. Celles-ci formaient la masse principale du rocher, en un point où celui-ci paraissait avoir été brisé, miné par-dessous et tombé sur la tranche de ses couches. Cette apparence peut être due aussi à l'eau qui coulait sur le bord du rocher et qui s'y concrétionnait en petites lames superposées.

Les arragonites sont souvent placées entre deux couches de travertins compactes ; elles forment ainsi des masses d'une certaine épaisseur, toujours formées de couches superposées que l'on peut séparer par le choc. On obtient ainsi des surfaces mamelonnées dont les reliefs se sont imprimés en creux sur les croûtes supérieures.

Dans quelques circonstances assez rares, il s'est formé des oolithes qui ont cela de particulier qu'elles sont assez grosses et formées par de l'arragonite à petits rayons convergents.

Ailleurs, c'est le fer hydraté qui s'est réuni dans des cellules calcaires, ou bien c'est le calcaire lui-même qui est devenu grenu, saccharoïde ou même cristallin. Il se divise en plaques, se partage en petites masses, ou présente des surfaces cristallines et mamelonnées, saupoudrées d'hydrate de fer.

On rencontre aussi des calcaires marneux et feuilletés et d'autres qui sont compactes et bleus comme ceux de la butte de Montpensier.

Les arragonites sont assez souvent bleuâtres, quelquefois entièrement blanches. Nous en avons trouvé des plaques toutes entières qui étaient d'un beau vert, mais cette couleur disparaissait bientôt par l'action de la chaleur. Il n'est pas douteux pour nous que cette coloration soit due à la matière verte organique des eaux. Nous avons constaté plusieurs fois cette coloration dans des dépôts d'eau minérale. Quelques dépôts des eaux de Saint-Philippe en Toscane sont colorés de la même manière par des Conferves (*Voyage au Montamiata,* t. 1, p. 12), et l'on voit qu'à ces mêmes sources le docteur de Vigni est parvenu à colorer les albâtres au moyen de sucs végétaux. (*Journal de physique,* t. 7, p. 455.)

Il est bien certain, comme l'a déjà remarqué M. Murchison, que le travertin des Célestins ne peut avoir été formé par la source actuelle. Celle-ci s'écoule plus bas et d'un autre côté ; ce rocher est presque entièrement formé d'arragonite que les eaux froides des Célestins n'ont plus le pouvoir de former. Ces couches de travertins qui sont verticales paraissent avoir été brisées ou être tombées comme des couches sous lesquelles l'eau aurait enlevé les matériaux meubles sur lesquels elles s'appuyaient. L'Allier, dans d'anciennes crues, peut avoir produit ce résultat.

Source du Puits Chomel. — M. Bouquet cite une matière recueillie par M. Leroy et qui prit naissance pendant l'hiver 1851-1852. « Elle enveloppait totalement un brin de paille qui lui servait en quelque sorte de noyau ; elle était disposée en couches concentriques, rayonnantes, cristallines, et présentait la forme d'un cone allongé ; blanche dans sa partie la plus large, elle était fortement ocreuse dans la partie la plus étroite. »

Source de l'Hôpital. — M. Bouquet a reçu de M. Leroy « un fragment assez volumineux lisse à la surface, rugueux et cristallin à l'intérieur ; il était formé de zones concentriques et rayonnantes, séparées d'une manière irrégulière par des bandes brunes ferrugineuses ; la matière était assez compacte. »

Nous supposons que ce travertin était assez moderne.

En 1843 des fouilles pratiquées autour de cette source ont mis à découvert un dépôt plus ancien de la plus grande beauté. Ce sont de grosses masses de pisolithes distinctes, mais entassées au milieu d'une sorte de boue minérale, ou empâtées dans des masses de grès à grains fins et cimentées par du calcaire compacte.

Ces fouilles ont été faites assez loin de la source derrière les bains de l'Hôpital. Ces pisolithes sont de toutes grosseurs, mais le plus ordinairement du volume d'un grain de chènevis et collées par un calcaire cristallin. Quelques-unes sont fines comme des graines de pavots. Toutes sont d'un blanc pur et perlées.

Elles ont pour centre un grain de sable, un fragment de quartz, une lamelle de mica, un petit morceau de basalte, quelques parcelles de grès, enfin tous les matériaux que les eaux incrustantes pouvaient rencontrer en fouillant les alluvions. Plusieurs couches de calcaire recouvrent ces corps étrangers et d'abord les arrondissent ; mais quoique chaque globe ait plus de deux couches, on voit nettement que les eaux s'y sont reprises deux fois pour les terminer. Les premières eaux ont fait des globules d'un blanc mat, lisses et polis comme les pisolithes de Carlsbad ; les dernières eaux les ont enveloppés de couches cristallines et fibreuses qui m'ont paru appartenir à l'arragonite. Il est arrivé pour ces pisolithes ce qui s'est présenté souvent pour les calcaires cristallisés, deux formes différentes superposées et prouvant que la dissolution a été influencée par un corps étranger en dissolution ou en mélange.

Ces pisolithes ressemblent à des dragées faites par couches concentriques, comme elles se font réellement, et qui ensuite auraient été soumises au candi.

La nature a opéré comme les artistes de Saint-Alyre et de Saint-Nectaire qui, après avoir soumis leurs moules à l'eau plus active qui fournit le calcaire, mettent pendant quelques jours les objets lisses et polis sous la chute d'une autre source arragonitifère qui les diamante et leur donne le brillant.

Source du puits Sainte-Marie. — Cette eau dépose du calcaire dans l'aqueduc souterrain qui conduit l'eau à Cusset. Ce dépôt, selon M. Bouquet, est rougeâtre, cristallin, concrétionné et très-friable.

Source d'Hauterive. — Dans les fouilles que fit faire François Brosson pour la recherche du griffon des eaux, on a trouvé des galets calcaires entièrement ramollis et presque dissous par l'acide carbonique.

Une défense d'éléphant présentait un ivoire flexible ramolli par la même cause qui avait réagi sur les galets, car exposé à l'air, cet ivoire reprenait au bout d'un certain temps toute sa ridigité et ses autres caractères.

Pour compléter ce qui est relatif aux dépôts de ces différentes sources, nous plaçons ici le tableau qui résume les analyses de M. Bouquet sur les concrétions calcaires de Vichy.

TABLEAU *indiquant les compositions centésimales des concrétions et dépôts calcaires ci-dessous désignés.*

ORIGINE DES CONCRÉTIONS ET DÉPÔTS.	Grande-Grille.	Puits Carré.	Source Lucas.	Rocher des Célestins.	Dépôt très-ancien du puits Carré.	Dépôt récent du puits Chomel.	Dépôt de la source de l'Hôpital.	Boue du puits Carré.	Sédiment de la source Lucas.	Dépôt du puits Ste-Marie
Carbonate de chaux..........	80,17	89,46	80,88	91,05	87,04	86,84	85,78	85,18	87,57	86,07
— de magnésie..	6,85	5,90	6,02	6,50	6,05	7,54	7,64	8,26	7,45	5,95
— de strontiane.......	0,40	0,56	0,28	0,22	1,02	1,08	0,88	1,24	1,10	» (1)
— de manganèse......	0,29	0,16	0,58	0,44	0,55	0,52	0,19	0,59	0,16	traces.
Sulfate de chaux.......	»	»	»	»	0,61	0,47	0,84	0,20	0,17	»
Bioxyde de cuivre...........	»	»	»	»	»	»	»	traces.	traces.	»
Acide phosphorique.........	traces.	traces.	traces.	traces.	traces.	traces.	traces.	traces.	traces.	traces.
Acide arsénique.............	1,10	traces.	0,02	traces.	1,16	0,24	0,54	traces.	traces.	0,52
Sesquioxyde de fer..........	1,84	1,28	1,50	0,98	1,30	0,80	0,70	0,84	0,20	2,90
Alumine..................	0,50	»	»	»	»	»	»	»	»	»
Argile............... . .	5,72	1,00	8,50	0,60	»	»	»	1,44	»	»
Silice gélatineuse...........	1,10	»	1,56	»	1,00	0,26	0,50	0,26	0,70	1,00
Eau et matière organique.....	5,05	1,44	0,46	0,01	0,97	1,69	2,55	5,49	2,55	5,46
TOTAUX..........	98,80	99,60	99,20	99,58	99,68	99,04	99,02	99,50	99,68	99,70

(1) Le dosage de la strontiane contenue dans cette matière n'a pas été effectué.

Dépôts ferrugineux.

Source Lardy. — Elle dépose en abondance un sesquioxyde de fer hydraté contenant de l'arsenic. Il devient bientôt pulvérulent et il colore tous les conduits par lesquels l'eau s'écoule.

Source du puits de Mesdames. — M. Bouquet a recueilli dans le canal par lequel s'écoule l'eau de ce puits « la boue ocreuse que cette eau y dépose abondamment. Cette boue plusieurs fois lavée à l'eau distillée froide, a été séchée à une température de 15 à 20 degrés, puis passée au tamis de soie. Malgré ces précautions, ce produit est toujours resté mélangé de sable et d'argile, provenant de la terre végétale dans lequel est creusé le canal d'écoulement. » (Bouquet, p. 56.)

Source du puits Sainte-Marie. — M. Bouquet a recueilli dans le bassin qui reçoit l'eau minérale à la sortie du tube d'ascension, une poudre rouge et amorphe très-riche en fer et en arsenic.

Voici, du reste, le tableau d'analyse de produits que nous prenons encore dans le grand travail de M. Bouquet.

	Enclos des Célestins.	Puits de Mesdames.	Source de Ste-Marie.
Carbonate de chaux.....	10,85	13,20	13,21
— de magnésie...	6,03	5,65	5,78
— de manganèse..	traces.	»	»
Acide arsénique........	6,96	5,10	8,40
— phosphorique......	traces.	traces.	traces.
Sesquioxyde de fer......	47,40	37,20	42,80
	71,24	61,15	70,19

	Enclos des Célestins.	Puits de Mesdames.	Source de Ste-Marie.
Report	71,24	61,15	70,19
Sable et argile	»	24,30	»
Quartz et mica	2,06	»	4,20
Silice gélatineuse	1,04	1,70	3,90
Eau et matière organique.	25,72	13,01	21,21
TOTAUX	100,06	100,16	99,50

Le désir d'expliquer l'origine des principes contenus dans les eaux minérales a souvent entraîné les savants dans de fausses hypothèses. Ainsi M. Bouquet, dans le beau travail où nous avons si largement puisé, a cru devoir expliquer la présence du fer protoxydé, de l'acide arsénique et de l'acide sulfurique par l'action oxydante, puis dissolvante de ces eaux sur « les éléments du mispickel dont la présence a été signalée dans les porphyres qui les entourent de toutes parts. » Nous accorderons à M. Bouquet toute la pression, toute la chaleur dont il aura besoin, et nous lui accorderons même la présence *très-douteuse* du mispickel dans les porphyres. Comment expliquer que ces eaux traversent les porphyres qui ne sont peut-être pas la base sur laquelle reposent les terrains tertiaires et d'alluvion de Vichy ; mais en admettant encore ces porphyres et leur mispickel disséminé, comment depuis longtemps tout ce qui se trouve sur leur chemin n'aurait-il pas été enlevé? ne vaudrait-il pas mieux admettre que dans les roches où il y a du fer arsénical, ce minerai a été au contraire déposé par d'anciennes eaux minérales, et que les sels calcaires que ces eaux abandonnent proviennent aussi des profondeurs du globe?

CHAPITRE III.

Sources du bord occidental de la Limagne.

—

Source de Chanonat.

Cette source est située près de Chanonat, en-dessous de Pradelle ; elle sort des grès ou des calcaires près de la jonction du terrain tertiaire avec le terrain primitif. Elle dépose du fer carbonaté, ce qui lui a fait donner le nom de *Font rouge*. Sa température est de 12°,2 (le 14 mai 1848). Elle est assez abondante et agréable à boire. Elle n'a pas de saveur bitumineuse et paraît avoir de l'analogie avec les eaux de Jaude et de Saint-Alyre.

Elle dépose du calcaire, car immédiatement après avoir traversé le chemin sur le bord duquel elle se trouve, elle forme un petit promontoire de travertin qui rappelle le commencement du pont de Saint-Alyre. Des herbes très-verdoyantes, excitées par l'eau saline se sont établies sur ce rocher naissant.

Cette fontaine minérale offre beaucoup d'intétêt malgré son peu d'importance, parce qu'elle indique un reste des anciennes sources qui ont dû exister autrefois et qui ont fourni aux environs de Chanonat, de si grandes quantités de travertins et de phryganes concrétionnées.

Duclos connaissait déjà cette source, car il dit avoir retiré en sels terreux 1/1810 du poids de l'eau, ou par litre 0,5524, ce qui nous paraît trop peu.

Sources de Royat.

Ces sources sont situées à deux ou trois kilomètres de Clermont, au point de jonction du territoire des communes de Chamalières et de Royat.

Elles appartiennent à la grande cassure qui existe au pied du bord occidental de la Limagne, mais elles ne sortent pas directement du terrain primitif. Des grès tertiaires, ou peut-être plus anciens, ont recouvert le sol dans cette localité; le ruisseau de Tiretaine a abandonné quelques alluvions, des pouzzolanes y ont été entraînées lors des dernières éruptions volcaniques, et enfin des masses puissantes de travertins calcaires s'y sont accumulées. Les sources sont au nombre de trois.

La principale ou *source de l'établissement* que nous avons vue surgir en 1842, s'échappe des travertins qui ont été successivement enlevés et qui obstruaient son orifice. Il y avait un grand nombre de bouillons sortant de plusieurs issues et qui ont été réunis en une seule source.

La seconde ou *Bain de César,* très-anciennement connue, sort des grès tertiaires ou secondaires qui constituent le Puy de Chateix.

La troisième ou *Source de Saint-Mart*, est sur la rive gauche du ruisseau, dans la propriété de Saint-Victor, à 25 à 30 mètres de l'établissement thermal. Elle sort aussi des mêmes grès.

M. Lefort qui s'est occupé d'analyser ces eaux, place avec elles la source des Roches qui est très-rapprochée de Clermont et dont nous parlerons en étudiant les eaux de cette dernière localité.

Température. — Ces eaux sont d'autant plus chaudes que leur volume est plus considérable, au moins la grande source.

Celle de l'établissement thermal a........ 35°,5
Celle de César...................... 29
Celle de Saint-Mart.................. 31

Il paraîtrait que la température de la source de César n'est pas constante, car en 1844, M. Nivet obtint 32 degrés et seulement 29 en 1856.

Il est très-difficile de connaître le véritable volume de ces eaux, car il existe encore des travertins puissants qui ne permettent pas la sortie de toutes celles qui existent.

Le jaugeage que nous avons exécuté avec M. Nivet le 8 décembre 1853 nous a donné 712 litres par minute. « Les fouilles, dit M. Nivet, ayant été continuées, M. François, ingénieur des mines, trouvait quelques jours plus tard 857 litres. L'emploi d'une nouvelle machine à percussion a permis d'augmenter encore l'ouverture des travertins, et le volume des eaux dépasse maintenant (année 1855) ce dernier chiffre. »

Ces eaux ont été réunies dans un puits qui bouillonne avec une grande violence et qui produit une énorme quantité de gaz.

Le débit de la source de César est de 24 à 25 litres par minute.

Quant à celle de Saint-Mart, elle donne seulement 15 litres par minute, mais elle serait susceptible de fournir bien davantage si elle était fouillée.

Composition. — Les gaz qui s'échappent naturellement des sources sont de l'acide carbonique et de très-petites quantités d'oxygène et d'azote.

C'est encore à M. Lefort que nous devons l'analyse de ces trois sources.

TABLEAU *synoptique de la densité, de la température et des substances contenues dans un litre d'eau de chacune des sources minéralisées de Royat et de Chamalières (Puy-de-Dôme).*

Noms des sources.	Royat.	César.	St-Mart.
Densité	1,0025	1,0016	1,0020
Température	35°,5	29°	31°
Azote	5cc,2	3cc,8	4cc,2
Oxygène	1cc,1	0cc,9	0cc,8
Chlore	1,050	0,466	1,022
Brome et iode	indices	indices	indices
Acide carbonique	2,974	2,294	2,491
— sulfurique	0,107	0,065	0,092
— phosphorique	0,010	0,008	0,004
Potasse	0,225	0,148	0,161
Soude	1,185	0,572	0,689
Chaux	0,392	0,267	0,320
Magnésie	0,204	0,127	0,164
Alumine	traces	traces	traces
Silice	0,156	0,167	0,089
Protoxyde de fer	0,020	0,009	0,018
Oxyde de manganèse	traces	traces	traces
Arsenic	indices	indices	indices
Matière organique	indices	indices	indices
TOTAUX	6,323	4,123	5,050

TABLEAU *synoptique des diverses combinaisons salines anhydres attribuées hypothétiquement à un litre d'eau de chacune des sources de Royat et de Chamalières.*

Noms des sources.	Royat.	César.	St-Mart.
Acide carbonique libre	0lit,377	0lit 620	0lit,532
	ou 0gr,748	ou 1gr,229	ou 1gr,050
Bicarbonate de soude	1,349	0,392	0,421
— de potasse	0,435	0,286	0,365
— de chaux	1,000	0,686	0,953
— de magnésie	0,677	0,397	0,611
— de fer	0,040	0,025	0,042
— de manganèse	traces	traces	traces
Sulfate de soude	0,185	0,115	0,163
Phosphate de soude	0,018	0,014	0,007
Arséniate de soude	traces	traces	traces
Chlorure de sodium	1,728	0,766	1,682
Iodure et bromure de sodium	indices	indices	indices
Silice	0,156	0,167	0,102
Alumine	traces	traces	traces
Matière organique	indices	indices	indices
Poids des combinaisons salines anhydres, les sels étant à l'état de bicarbonates	5gr,724	4gr,067	5gr,396
Poids des combinaisons anhydres trouvé par expérience, les sels étant à l'état de carbonates neutres	4gr,152	2gr,344	3gr,952

Nous aurions pu au lieu des analyses de M. Lefort reproduire ici celles de M. Nivet exécutées 12 ans avant celles de M. Lefort. « Les différences entre nos résultats, dit M. Lefort et ceux obtenus par le docteur Nivet sont si peu sensibles, que nous sommes amené à conclure que toutes ces sources et surtout celle de Royat, n'ont pas subi depuis

12 ans de modifications importantes, soit dans leur nature, soit dans les proportions des principes minéralisateurs qu'elles tiennent en dissolution. »

Nous ferons une autre remarque à ce sujet, c'est la confiance que l'on doit accorder aux analyses du docteur Nivet, si souvent reproduites dans notre travail, quand un chimiste aussi habile en pratique et en théorie que M. Lefort a eu l'occasion d'en contrôler quelques-unes et de se trouver d'accord avec lui.

L'iode avait déjà été signalé dans les eaux de Royat par M. Eugène Gonod. L'arsenic y a été indiqué pour la première fois par M. Chevalier, et depuis lors ce résultat a été confirmé par Thénard, qui a trouvé pour la grande source 35 centièmes de milligrammes d'arsenic par litre d'eau ou bien $0^{cent.}$,53 d'acide arsénique, ou bien encore 0,82 d'arséniate de soude. M. Lefort a aussi obtenu, en opérant avec le résidu salin de 6 litres d'eau, quelques taches arsénicales. Mais le résidu ferrugineux de ces eaux en contient bien davantage comme l'avait constaté M. Lamotte et comme cela a été confirmé par M. Lefort.

Dépôts. — Les eaux de Royat ont donné naissance à des dépôts si considérables que leur sortie était totalement obstruée et que les restes de l'établissement romain étaient ensevelis sous les travertins, les arragonites et le fer hydraté. C'est en 1842 que les fouilles ont rappelé ces eaux à la surface, et nous fîmes à cet égard une communication à l'académie de Clermont dans le mois de juin de la même année.

On conçoit facilement l'obstruction des orifices d'émersion quand on se rappelle que ces eaux donnent en résidu fixe par litre d'eau:

Eau de Royat................	4gr,152
— St-Mart................	1 ,952
— de César................	2 ,344

On voit qu'en admettant seulement 700 litres par minute et 4 grammes de sels pour la grande source, nous obtenons 2 kil. 800 par minute, 168 kil. par heure et 67,320 kil. par année. Il n'a donc pas fallu un temps bien long pour que cette eau exposée au contact de l'air abandonne une partie de ses principes les moins solubles.

La grande source donnant 1 gramme de bicarbonate de chaux par litre et par minute, en produit donc 700 gr. dans ce court espace de temps ou environ 500 gr. de dépôt, c'est-à-dire 30 kilogrammes par heure. Le fer, la magnésie, la silice viennent sans doute s'y ajouter. Il n'y a donc rien d'étonnant que l'on ait rencontré dans les fouilles des dépôts si abondants. De plus une énorme quantité de matières solubles se rend encore aujourd'hui directement dans le ruisseau de Tiretaine, après avoir alimenté l'établissement thermal.

Nous avons pu du reste nous assurer un jour de la rapidité de la formation des calcaires. Le 6 février 1845, nous étions allé visiter les fouilles de Royat, et ce jour-là même les ouvriers nettoyaient une galerie à ciel ouvert qui conduisait les eaux minérales au ruisseau. Il y avait précisément deux ans que l'écoulement avait lieu. Le dépôt très-friable formé de calcaire et de fer hydroxydé avait déjà trois décimètres d'épaisseur.

Pendant ces fouilles qui ont duré plusieurs années, nous nous sommes attaché surtout à recueillir les substances minérales qui ont pu se former depuis l'époque romaine, c'est-à-dire dans des temps historiques relativement modernes, et nous n'avons pu trouver aucune différence entre ces produits et ceux beaucoup plus anciens qui existent sur les lieux en dehors des établissements romains. Ce sont toujours des calcaires, des arragonites et du fer hydroxydé.

Les calcaires travertins s'étendent en masses volumineuses autour de la grande source. Il n'est pas douteux pour nous que si ces travertins étaient enlevés on obtiendrait un débit d'eau minérale qui atteindrait 1000 à 2000 litres par minute.

Ces calcaires, comme tous les travertins, offrent des structures très-différentes. Ils sont compactes ou lamellaires, caverneux ou spongieux. Ils empâtent des sables, des graviers ou des fragments de rocher. Ils contiennent des coquilles terrestres de l'époque actuelle, des empreintes de feuilles dont les plantes croissent encore dans la vallée, des fragments de bois, de petites branches. Nous y avons trouvé une noix bien conservée, et complétement changée en calcaire.

Les arragonites se montrent partout. Elles forment de petits filons dans les travertins, elles tapissent en aiguilles fines et distinctes les cavités du calcaire, et décorent ses géodes d'admirables cristaux. Elles se présentent aussi en masses irrégulières et cristallines remplies de cavités. Elles se sont trouvées sous cet état presque massif dans la piscine romaine où leur cristallisation était gênée par les produits ocreux.

Elles ont cimenté comme le calcaire tout ce qu'elles ont rencontré. Elles ont agglutiné des pouzzolanes noires dont les fragments tranchent par leur couleur avec le ciment cristallin et neigeux qui les réunit. Elles ont fait des brèches avec les morceaux de lave et de granite, des poudingues avec les cailloux roulés du ruisseau.

Après l'intervention de l'homme, elles ont réuni et collé des morceaux de charbon de bois, des cendres, des tuiles et des briques brisées. Elles ont simulé les brèches osseuses en cristallisant au milieu des ossements entassés que les Romains ont abandonnés près des sources. Le porc, le bœuf, le mouton ont leurs représentants dans ces fossiles modernes.

Nous avons recueilli plusieurs échantillons de ces os dans lesquels l'arragonite fibreuse et cristalline s'était substituée à la moelle et cela complétement sans laisser de vide.

Au milieu de ces arragonites et surtout après elles, on voit les dépôts ocreux qui s'emparent de tous les vides. On a déblayé des voûtes sous lesquelles l'oxyde de fer était déposé en petites couches vertes, minces et régulières. Lorsque l'on a découvert une piscine romaine dans laquelle une source s'échappait autrefois, on l'a trouvée remplie de concrétions de toute espèce mélangées à des pierres et à des décombres. L'intérieur de cette piscine était surtout remarquable par l'abondance des produits ferrugineux, dont les uns étaient verts et les autres orangés. Quelques masses, entièrement solides, présentaient de l'hydroxyde de fer pur, en tout semblable aux divers minerais d'alluvion que l'on exploite en France dans une foule de localités.

Des lentilles de calcaires, arrondies sur les bords, ondulées et quelquefois perforées, se sont à leur tour formées au milieu des dépôts ocreux et pulvérulents. Ailleurs, des masses de travertin ont englobé des parties de fer hydraté ou même de terre végétale et les ont enfermées, comme les silex de la craie enveloppent quelquefois des nodules de cette même craie dans laquelle ils se trouvent. Nous avons rencontré dans cette piscine une autre noix très-volumineuse qui s'ouvrit en deux parties et nous laissa voir son organisation intérieure. Les cloisons étaient transformées en fer hydroxydé. La coque était de même nature, mais très-friable. Il y avait aussi dans l'intérieur de ce fruit de petits faisceaux d'arragonite cristallisée.

Ces faits nous prouvent que les eaux minérales peuvent encore sous nos yeux substituer leurs principes à ceux des corps organisés.

Notre observation, rapprochée de celle qui a été faite à Dunkerque par M. Kulman et que nous avons rapportée plus haut, jette un grand jour sur la formation des fossiles, car la mer dans laquelle a eu lieu le fait rapporté par M. Kulman peut être considérée comme le réservoir de toutes les eaux minérales.

SOURCES DE CLERMONT.

Un grand nombre de sources minérales sortent du sol des environs de Clermont, et la ville elle-même produit les plus importantes. Elles sont presque toutes situées, comme celles de Royat, à une petite distance du ruisseau de Tiretaine. Ce petit cours d'eau, autrefois bien plus volumineux, a abandonné ses alluvions entre la falaise occidentale de la Limagne et la colline sur laquelle Clermont est bâti. Il en est résulté une petite plaine d'excellente terre végétale, en partie formée de débris volcaniques, et c'est à travers cette terre arable, reposant sur des grès et des argiles tertiaires, que les eaux minérales se font jour presque partout.

Le monticule sur lequel Clermont est bâti présente une pépérite basaltique bien caractérisée, mais nulle part, dans aucune des fouilles que nous avons observées, nous n'avons pu reconnaître des traces d'éruption volcanique. La pépérite est stratifiée partout, en couches plus ou moins épaisses. Quelquefois même on y trouve intercalées de petites couches d'argiles ou de calcaires qui annoncent un remaniement, une sédimentation et non une éruption.

Nous ne pouvons donc pas invoquer ici l'arrivée d'une masse basaltique qui aurait brisé les couches tertiaires et frayé une issue à ces eaux. Elles appartiennent évidemment à la cassure occidentale qui, dans toute la Limagne, s'étend au pied des montagnes primitives. Elles imprègnent tout un vaste bassin à la manière des eaux de Vichy ; elles sortent partout où elles trouvent une issue, partout où un trou de sonde vient leur donner la liberté.

L'acide carbonique se dégage de toutes les fissures du sol dans une petite plaine dite des Salins qui abonde en eaux minérales. Si la pluie vient accidentellement remplir les fossés ou les cavités du sol, les bulles de gaz deviennent sensibles et se répandent incessamment dans l'atmosphère. La quantité d'eau minérale qui se répand dans la petite plaine des Salins en a fait une station maritime pour un certain nombre de plantes, lesquelles, ici comme à Saint-Nectaire, se développent bien loin du rivage de l'Océan.

Aujourd'hui ces espèces sont en grande partie détruites par les cultures et les constructions de la ville qui s'étendent dans cette direction. C'est à peine si quelques pieds de *Glaux maritima* et de *Glyceria distans* ont pu résister à cet envahissement.

C'est à l'ouest de Clermont que se trouvent presque toutes les sources ou tout au plus au nord-ouest. Elles ne sont pas alignées, mais ce n'est pas une raison pour que leurs griffons ne soient pas situés sur une même fracture du terrain primitif.

M. le docteur Nivet est le seul auteur qui, jusqu'à ce jour, ait parlé de l'ensemble des sources de Clermont; nous allons suivre son énumération dont nous avons pu vérifier l'exactitude, et nous aurons bien peu de chose à ajouter à sa nomenclature.

« La série des fissures d'où jaillissent ces eaux, dit M. Nivet, court du nord au sud. Elle commence à Saint-Alyre, longe la rue Sainte-Claire, traverse la place du Poids-de-Ville, la rue de l'Écu, la place de Jaude, et va finir dans le Champ-des-Pauvres. »

Nous ajouterons que l'on a extrait sur la place des Petits-Arbres, près de la Préfecture et dans la rue du Billard, des masses de résinite empâtant des roseaux, ce qui porterait une des fissures à l'est de celles indiquées par M. Nivet.

La ligne sur laquelle se trouvent les eaux de Royat et de Chamalières, se dirige de l'ouest à l'est, comme l'a fait remarquer M. Nivet. Elle viendrait donc, à angle droit, couper la cassure nord-sud de Clermont. La source des Roches se trouverait donc encore sur son trajet; mais nous regardons cette dernière comme appartenant au bassin de Clermont.

Voici maintenant la liste des sources de Clermont, en adoptant la classification de M. Nivet. (*Dict. des Eaux minérales*, p. 68.)

A. *Eaux minérales des Salins.*

1. Source de Jaude,
2. — de l'Hôpital,
3. — du Champ-des-Pauvres,
4. — des Potagers,

5. Source du Puits artésien,
6. — des Roches.

B. *Eaux minérales du Poids-de-Ville.*

7. Source de Saint-Pierre.

C. *Eaux minérales des quartiers de Fontgiève et de Sainte-Claire.*

8. Source de l'enclos de la Garde,
9. — ancienne de Sainte-Claire,
10. — de la rue Sainte-Claire,
11. — nouvelle de Sainte-Claire.

D. *Sources de Saint-Alyre.*

12. Source de la rue des Chats,
13. — (petite) incrustante de Saint-Alyre,
14. — (grande) incrustante,
15. — des Bains.
16. — du Ruisseau.

Voilà donc une série de 16 sources distinctes, dont quelques-unes, il est vrai, ont bien peu d'importance, mais dont l'étude attentive peut jeter un grand jour sur le rôle des eaux minérales dans la formation des terrains tertiaires.

1. *Source de Jaude.*

Cette source sort près de la barrière, au bout de la rue de Lagarlaye; mais elle y arrive par un aqueduc assez long, et son griffon, que nous n'avons pas vu, existe à une assez grande distance au nord-est du point où elle est amenée.

Température et volume. — Sa température, d'après les observations de M. Nivet et les nôtres, varie entre 22° et 25°. Il ne faudrait pas toutefois attribuer ces différences à de véritables modifications de la source, mais plutôt à un défaut de captage, et il en est de même de toutes les sources des Salins.

Le débit de la source est de 12 à 15 litres par minute. Il a lieu avec des intermittences de 4 à 6 minutes, lesquelles sont dues à l'accumulation de l'acide carbonique dans les conduits.

L'analyse faite par le docteur Nivet lui a donné les proportions suivantes pour un litre.

ANALYSE TROUVÉE.	GRAMMES.	ANALYSE CALCULÉE.	GRAMMES.
Carbonate de soude.....	0,5190	Bicarbonate de soude...	0,7010
Sulfate de soude........	0,0870	Sulfate de soude........	0,0870
Chlorure de sodium.....	0,7010	Chlorure de sodium.....	0,7010
Carbonate de magnésie..	0,2400	Bicarbonate de magnésie.	0,3640
— de fer.......	0,0320	— de fer......	0,0509
— de chaux.....	0,5600	— de chaux....	0,8047
Silice...............	0,0700	Silice...............	0,0700
Apocrénate de fer......	traces.	Apocrénate de fer......	traces.
Matière organique......	traces.	Matière organique......	traces.
Perte................	0,0310	Perte................	0,0310
TOTAL des sels par litre d'eau............	2,2400	TOTAL des sels par litre d'eau..........	2,8096

« Evaporé à diverses époques, ajoute le savant auteur du Dictionnaire des eaux minérales du Puy-de-Dôme, ce liquide minéral n'a pas toujours fourni le même poids de résidu. Voici des résultats signalés par différents expérimentateurs. »

Sels obtenus en évaporant un litre d'eau.

Par Duclos avant 1675.........	1,850
— Vauquelin en 1799.........	2,252
— Mossier..................	2,385
— le docteur Nivet...........	2,240

Ces différences tiennent sans doute, comme le suppose M. Nivet, à ce que la source de Jaude étant mal captée, des quantités variables d'eau douce se mêlent à l'eau minérale.

Nous donnons plus loin, à l'article de Saint-Alyre, le tableau des analyses de M. Lefort dont les résultats diffèrent très-sensiblement de ceux obtenus par M. Nivet.

Dépôts. — « A l'époque où cette fontaine, dit Delarbre, coulait au milieu des terres incultes, elle était entourée de travertins, et l'on voyait sur ses bords quelques plantes maritimes, au nombre desquelles figuraient le *Poa maritima*, le *Glaux maritima* et le *Plantago coronopus.* » Delarbre aura sans doute confondu le *Plantago coronopus* très-rare en Auvergne, avec le *P. maritima* très-fréquent autour de plusieurs sources minérales.

Ce dépôt de carbonate de chaux qui s'opérait autour de la source effrayait autrefois les malades et les médecins, comme on peut en juger par la naïveté de ces quelques lignes empruntées à Jean Banc.

« Cette source, écrit-il, est fort copieuse et riche en sa descharge ; de goust aigre et de desboire de bitume ; les feces en sont orangées, et ie confesseray librement ne m'estre iamais enbesoigné de porter personne a s'en seruir. Non que je n'aye toujours eu quelque ambition de recognoistre leur propriété par expérience : mais parceque ie n'ay jamais trouué personne disposée à la créance qu'elle peust seruir à la santé, d'autant que le vulgaire a toujours creu que ces Eaux auoyent esgalle propriété de petrefier dans les corps viuans que sur la terre : La craincte de calomnie plus frequente d'estre portée en Auuergne contre les medecins, qu'en tout autre lieu du monde, m'a retiré de la résolution que j'auais prise d'opiniastrer ce bon œuvre. »

Aujourd'hui cette source déposerait sans doute du carbonate de chaux, mais elle se perd immédiatement dans le ruisseau, et un dépôt ocreux signale seul son trop plein et son trajet.

2. *Source de l'Hôpital.*

« Au sud et à cinquante ou soixante pas de la fontaine de Jaude, une source minérale est reçue dans un bassin circulaire placé au milieu de l'enclos de l'Hôpital.

« Cette source est acidule ferrugineuse, calcaire et légèrement saline. Elle est moins abondante que celle de Jaude. Sa température est de 21, 5. » (Nivet.)

3. *Source du Champ des Pauvres.*

On a vu, pendant longtemps, à gauche de la route qui conduit à Royat, un trou pratiqué dans la terre végétale, et dans lequel venait sortir une source minérale qui laissait dégager quelques bulles de gaz.

Aujourd'hui elle est enfermée dans une construction assez récente, la maison Choyel.

Cette eau, qui n'a pas été analysée, présente tous les caractères de l'eau de Jaude et abandonne aussi un dépôt ocracé. Nous avons trouvé sa température assez constante à 22°.

4. *Source des Potagers.*

Nous désignons ainsi plusieurs émissions d'eaux minérales qui existent dans les Potagers situés au sud et à l'est de la source Chovel.

Ce sont des eaux tout à fait semblables aux précédentes, salines et ferrugineuses. Il est impossible de déterminer leur température et leur débit. Nulle part, elles ne sont captées, partout elles sont mélangées d'eau douce. Des bulles d'acide carbonique se dégagent de tous les creux où l'eau des pluies séjourne, et indiquent que le sol est imprégné partout de ces eaux salines et gazeuses.

5. *Source du Puits artésien.*

Il y a quelques années, M. Eugène Brosson fit percer un puits artésien tout près de Clermont et à une petite distance des différentes sources que nous venons de citer. A quelques mètres de profondeur l'eau minérale jaillit. Croyant obtenir une quantité d'eau plus grande et une température plus élevée, M. Brosson fit continuer le forage à une assez grande profondeur. La sonde s'enfonça dans le terrain tertiaire et ne produisit rien. L'eau qui s'écoule maintenant de ce puits est la même que celle qui imbibe tout le terrain superficiel des environs. C'est une eau saline, ferrugineuse, plus bitumineuse peut-être que celle de Jaude.

Son débit est de quelques litres par minute, et sa température de 23°.

L'émersion de cette eau par un trou de sonde peu profond indique assez que toute la plaine des Salins est imbibée d'eaux minérales, et les travertins calcaires qui forment sous la terre végétale des masses irrégulières viennent confirmer cette présomption.

5 bis. *Source Pallet.*

Dans le courant de l'année 1863, une nouvelle source très-abondante jaillit tout à coup pendant que l'on creusait les fondations d'un édifice, près de la source du Puits-Artésien. L'eau de ce dernier s'arrêta aussitôt pour couler de nouveau aussitôt que la source nouvelle fut captée, mais il fallut baisser le niveau de la cuvette d'épanchement. Rien ne prouve mieux la connexion des eaux qui imprègnent toute la plaine des Salins. Sa température est de 32°.

6. *Source des Roches.*

Cette source que l'on nomme aussi fontaine de Beaurepaire est située à un kilomètre de Clermont, à gauche de la route de Clermont à Royat et en face du magasin à poudre.

Nous l'avons vu sortir du milieu d'un jardin. Elle emplissait un creux de quatre à cinq mètres de circonférence. Elle était d'une admirable limpidité, et des bulles très-nombreuses d'acide carbonique la traversaient continuellement. Tout autour d'elle existait une bordure mamelonnée de carbonate de chaux coloré en orangé par du fer carbonaté. De petits brins d'herbes étaient saisis par ces dépôts, et il était facile de voir qu'elle possédait la faculté incrustante comme toutes les sources de Clermont et de Royat.

En 1843, la source fut creusée et captée; on reconnut alors qu'elle sortait directement du calcaire d'eau douce.

Elle est maintenant utilisée et renfermée dans un petit bâtiment.

Ici comme autour de la source de Jaude tout le terrain est minéralisé.

« A quelques pas de cette source, en suivant le chemin des jardins, dans la propriété dite le Château des Roches, se trouvait il y a quelques années des eaux minérales froides ; et enfin dans un périmètre très-restreint, jaillissaient environ seize sources très-chargées de gaz acide carbonique et de principes alcalins et ferrugineux. Le volume de ces eaux était fort considérable ; mais le propriétaire, dans le but d'assainir ses jardins, fit disparaître les sources en les comblant. il est facile aujourd'hui de reconnaître leur présence par les suintements qui se manifestent et par la belle et forte végétation que ces eaux développent.

» A quelques pas de la fontaine des Roches existe encore une source légèrement acidule, mais peu minérale, contenant $0^{gr.},700$ de résidu fixe par litre. (Ossian Henry fils et Eugène Gonod).

Température. — *Volume.* — Sa température paraît constante à $19^{o},5$. Son débit, d'après M. Nivet, serait de 20 à 22 litres par minute. M. E. Gonod porte ce débit à 50 litres.

Composition. — Les gaz qui traversent cette source et semblent lui imprimer une vive ébullition, sont de l'acide carbonique mélangé d'un peu d'oxygène avec des traces d'azote.

Plusieurs analyses ont été faites avec soin. Nous rapporterons celle de M. Lefort, qui concorde avec celle du docteur Nivet, et celle de MM. Henry et Gonod qui est un peu différente.

Analyse d'un litre d'eau des Roches par M. Lefort.

Densité	1,0022
Température	19°,5
Azote	2$^{c.c.}$,8
Oxygène	0$^{c.c.}$,4
Chlore	0,708
Brome et iode	indices
Acide carbonique	2,920
— sulfurique	0,069
— phosphorique	0,003
Potasse	0,189
Soude	0,909
Chaux	0,372
Magnésie	0,195
Alumine	traces
Silice	0,102
Protoxyde de fer	0,018
Oxyde de manganèse	traces
Arsenic	indices
Matière organique	indices
TOTAL	5,485

Tableau synoptique des diverses combinaisons salines anhydres attribuées hypothétiquement à un litre d'eau de la source des Roches.

Acide carbonique libre	0$^{lit.}$,831
	ou 1$^{gr.}$,646

Report	1g646
Bicarbonate de soude	0,428
— de potasse	0,312
— de chaux	0,822
— de magnésie	0,514
— de fer	0,042
— de manganèse	traces
Sulfate de soude	0,123
Phosphate de soude	0,005
Arséniate de soude	traces
Chlorure de sodium	1,165
Iodure et bromure de sodium	indices
Silice	0,089
Alumine	traces
Matière organique	indices
Poids des combinaisons salines anhydres, les sels étant à l'état de bicarbonates	5,146
Poids des combinaisons anhydres trouvé par expérience, les sels étant à l'état de carbonates neutres	2,760

Voici maintenant l'analyse de MM. O. Henry et Gonod.

Pour 1000 grammes, savoir :

Bicarbonate de soude		0,510	0,840
— de potasse		0,330	
— de chaux		0,686	0,828
— de magnésie		0,142	
— de fer avec manganèse très-sensible		0,039	
Sulfates calculés à *l'état anhydre*	de soude, de potasse, de chaux, de magnésie	0,150	
		1,857	

	Report.	1,857
Chlorures.......	de sodium................ de potassium.............. de calcium (très-petite proport^on) de magnésium.............	1,101
Iodures alcalins et ferreux......................		0,001
Bromures..................................		indices.
Principe arsenical uni au fer ou à la soude..........		très-sensible.
Phosphate terreux.................... Silice....... .... Alumine............................... Lithine?............................... Matière organique de l'humus (ac. crénique)....	...	0,328
		3,287
Gaz libre...	Acide carbonique libre............	1,630
	Oxygène........... 2^{cc},83	4,917
	Azote............. 0 ,57	

Si on cherche la quantité d'acide carbonique en volume, on trouve qu'elle correspond pour 1000 grammes d'eau à 0 litre 829.

L'arsenic avait déjà été signalé par M. Chevalier dans l'eau des Roches.

Dépôt. — Le résidu salin de l'eau des Roches est assez considérable. Un litre contient d'après :

MM. Henry et Gonod..........	$2^{gr.}$,719
Nivet..................	2, 560
Lefort..................	2, 760

Résultats très-concordants, car on sait qu'il est assez difficile d'obtenir une similitude parfaite de dessication. La présence de la chaux, du fer et de la magnésie indiquent une certaine puissance de dépôt, et en effet, lors des travaux entrepris pour le captage de la source, on a trouvé un périmètre assez étendu entièrement recouvert de ses travertins calcaires et ferrugineux.

B. *Eaux minérales du quartier du Poids-de-Ville.*

7. *Source de Saint-Pierre.*

Nous trouvons l'indication de cette source dans le *Dictionnaire des eaux minérales* de M. Nivet. Elle n'existe plus; elle a disparu sous les constructions. « Les auteurs qui ont écrit avant la fin du XVIIIe siècle, dit le docteur Nivet, assurent qu'il existe dans les fossés de la ville, près de la porte de Saint-Pierre, une source minérale très-fréquentée, tandis que celle de Jaude est entièrement négligée. Cette source, au dire de Delarbre est ensevelie sous le Poids-de-Ville. »

C. *Sources minérales des quartiers de Fontgiève et de Sainte-Claire.*

8. *Source de l'enclos de la Garde.*

« L'enclos de la Garde renferme deux sources; la première est à gauche en entrant, son trop-plein se rend à la rue Sainte-Claire. Elle est très-peu abondante. La seconde est au fond du jardin. Depuis quelques années on l'a recouverte et un canal l'amène à la rue de la Font-Saulse.

» A l'endroit où elle franchit le mur d'enceinte, il existe des mamelons volumineux de travertins qui sont en partie cachés par les pierres de la muraille. Ils sont signalés par les auteurs anciens. » (Nivet, *Dictionnaire*, p. 77.)

Selon Legrand d'Aussy, « la source de l'enclos de la Garde aboutit par quelques gargouilles, dans les rues d'Arthême et de la Morée. Là tombant et coulant le long des murs, elle y a formé une sorte de bornes factices, plus ou moins grosses, dont l'une entr'autres a six pieds et demi de hauteur sur un ou deux de saillie. » (T. 1. p. 157.)

9. *Ancienne source de Sainte-Claire.*

« L'enclos de la ci-devant abbaye de Sainte-Claire, dit Legrand d'Aussy, renfermait une source minérale qui coulait à pleins bords, et se répandant à la surface du jardin, l'encroûtait et l'incrustait. On fut obligé de lui creuser pour son écoulement, un canal profond. »

Ce canal est tapissé d'un dépôt ferrugineux, mêlé d'une matière organique visqueuse.

A l'issue du conduit, l'eau de Sainte-Claire est limpide dans un vase, un peu louche en grandes masses. Elle a une saveur piquante et ensuite salée. Sa température est de 22°.

Elle laisse dégager un peu d'acide carbonique et se trouble assez promptement lorsqu'elle reste exposée à l'air. Sa densité est de 1,006.

L'analyse que nous avons faite en 1831 nous a donné les résultats suivants :

ANALYSE TROUVÉE.	GRAMMES.	ANALYSE CALCULÉE.	GRAMMES.
Carbonate de soude.....	0,5400	Bicarbonate de soude....	0,7641
Sulfate de soude........	0,0860	Sulfate de soude.......	0,0860
Chlorure de sodium.....	1,0500	Chlorure de sodium.....	1,0500
Carbonate de magnésie...	0,1092	Bicarbonate de magnésie.	0,1665
— de fer.......	0,0056	— de fer.......	0,0049
— de chaux.....	1,1975	— de chaux.....	1,7227
Silice................	0,1167	Silice...............	0,1167
Matière organique......	traces.	Matière organique......	traces.
TOTAL des sels par litre d'eau..........	3,1050	TOTAL des sels par litre d'eau..........	3,9107
Acide carbonique......	1,9408	Acide carbonique......	1,1546
Azote................	0,0389	Azote................	0,0389

On trouvera plus loin à l'article Saint-Alyre, une analyse plus récente et plus complète de cette source par M. Lefort.

10. *Grande source de la rue Sainte-Claire.*

« En 1838, dit M. Nivet, des ouvriers creusant un canal en face de la rue de la Morée, furent arrêtés par un banc de travertins ; on fit jouer la mine, et le rocher fut détruit ; mais alors on vit jaillir une source minérale très-abondante, et la fontaine de l'enclos de la Garde disparut. Les travaux ayant été arrêtés, la source a reparu dans l'enclos de la Garde. »

Des masses énormes de travertins ont été enlevées lors des fondations de la nouvelle église de Saint-Eutrope. Des filets d'eau minérale et quelquefois des sources abondantes, gênant les travaux, sortaient du sol quand on avait brisé les travertins qui les retenaient captives.

11. *Nouvelle source de Sainte-Claire.*

« En creusant les fondements d'une muraille placée entre les maisons n°s 27 et 29 de la rue Sainte-Claire, dit M. Nivet, on découvrit, en 1838, une fontaine minérale. »

Cette eau a été amenée dans le jardin de M. Clémentel fils aîné, où elle est reçue dans une grotte artificielle construite avec des masses de lave et de scories. Elle est très-incrustante et alimente un petit établissement industriel désigné sous le nom de Grotte du Pérou, et qui reçoit la visite d'un grand nombre de curieux et de touristes.

Dans ces derniers temps, quelques fouilles faites dans

ce quartier ont amené des suintements et des filets d'eau minérale.

Il n'est pas douteux pour nous que tout ce quartier ne récèle sous ses travertins une énorme quantité d'eau qui coulait autrefois librement, mais dont les dépôts accumulés ont bouché les orifices. L'enlèvement des travertins fait sur une grande échelle aurait sans doute donné à Clermont des sources plus considérables que celles de Royat.

Tout le terrain abrité sous les travertins calcaires ou recouvert de dépôts ferrugineux est tellement imbibé d'eau, qu'on la voit jaillir dès que l'obstacle est enlevé.

D. *Sources minérales de Saint-Alyre.*

Ce sont les plus célèbres et les plus anciennement connues à cause de l'abondance de leur dépôt, et parce que l'on regardait autrefois une source incrustante (on disait pétrifiante) comme une merveille, tandis qu'en Auvergne ce sont celles qui n'incrustent pas qui font l'exception.

Les sources de Saint-Alyre sont toutes sur la rive droite du ruisseau de Tiretaine, et elles doivent en grande partie leur célébrité au pont de travertin qui traverse ce ruisseau et qui doit sa naissance à l'une des sources de l'enclos de Saint-Alyre.

Nous allons passer en revue, en suivant l'ordre indiqué par M. Nivet, les différentes sources de Saint-Alyre.

12. *Source de la rue des Chats.*

« Au coin de la grande rue Saint-Arthême et de la rue

des Chats, au-dessous d'un portail de grange, coule une petite source acidule dont la température est de 19°. Cette source nous a offert les mêmes dépôts et les mêmes caractères physiques que l'eau de la petite fontaine incrustante. »

« Depuis 1793 jusqu'en 1832 elle a servi à préparer des incrustations. Elle s'engageait dans un canal découvert, traversait les jardins situés au-dessous d'elle, et arrivait à une petite cabane couverte en paille, où des fruits et d'autres objets étaient soumis à son action. La chute d'eau n'avait pas plus d'un demi-mètre. Un peu plus loin, elle traversait une seconde cabane et de là se rendait au ruisseau. Aujourd'hui (1845) la source de la rue des Chats coule au milieu de la rue, et se mêle aux eaux pluviales. » (Nivet, *Dict.*, p. 84.)

13. *Petite source incrustante.*

« En 1827, dit M. Nivet, le propriétaire d'une maison située rue des Chats ayant voulu creuser un puits, obtint, à son grand regret, une source saline dont il n'avait que faire. Cette habitation fut bientôt cédée à M. Clémentel. »

« La source minérale ne fut pas d'abord utilisée; mais M. Bouillet ayant pensé qu'elle pouvait être incrustante, M. Clémentel fit des essais qui réussirent au delà de ses espérances. Elle fut alors conduite sur le toit des cristallisoires à l'aide d'un canal couvert et d'une rigole en bois placée le long de l'aqueduc déjà cité. » (Nivet, *Dict.*, page 85).

« L'eau de cette fontaine est limpide et incolore, sa saveur est un peu aigrelette et alcaline. Sa température est 19°. Son débit, en 1844, 16 litres par minute. »

Son analyse, faite par le docteur Nivet, lui a donné les résultats suivants :

ANALYSE TROUVÉE.	GRAMMES.	ANALYSE CALCULÉE.	GRAMMES.
Carbonate de soude.....	0,5050	Bicarbonate de soude...	0,7141
Sulfate de soude.......	0,0818	Sulfate de soude.......	0,0818
Chlorure de sodium.....	1,1500	Chlorure de sodium.. ..	1,1500
Sels de potasse.........	traces.	Sels de potasse........	traces.
Carbonate de magnésie. .	0,1138	Bicarbonate de magnésie.	0,1727
— de fer.......	0,0310	— de fer.....	0,0429
— de chaux.....	1,0000	— de chaux...	1,4370
— de strontiane..	traces.	— de strontiane	traces.
Alumine............	0,0150	Alumine.............	0,0150
Silice...............	0,1000	Silice...............	0,1000
Sels de manganèse.....	traces.	Sels de manganèse......	traces.
Oxyde de fer apocrénaté.	0,0250	Oxyde de fer apocrénaté..	0,0250
Matière organique......	traces.	Matière organique......	traces.
Perte...............	0,1584	Perte...............	0,1584
Total des sels par litre d'eau...........	3,1700	Total des sels par litre d'eau...........	3,8969

14. *Grande source incrustante.*

Cette fontaine est dans la cour du sieur Clémentel, dans un puits recouvert d'une dalle de pierre. Elle coulait autrefois directement dans la rivière, et, selon M. Nivet, elle aurait formé le pont du milieu et une grande partie des travertins placés en dessous de lui.

Aujourd'hui cette source s'écoule par des canaux artificiels sur le toit de cabinets où elle incruste en se dispersant et en éclaboussant tous les objets que l'on place à proximité de la chute.

Température. — Sa température, observée très-fréquemment par MM. Soubeiran, Girardin et Bouillet depuis le 28 août jusqu'au 30 décembre 1834, est restée constamment à 24°.

Elle est assez abondante. Au mois de septembre 1834 elle a été jaugée à plusieurs reprises par M. Girardin. Elle a donné 24 litres par minute, ou 1,440 litres par heure, ou 34,560 litres par 24 heures. L'état de l'atmosphère ne paraît pas influer sensiblement sur cette source, puisque la quantité d'eau qu'elle fournit ne varie pas dans les temps secs ou pluvieux. On a cru remarquer seulement qu'à l'approche des vents un peu forts son écoulement est un peu plus rapide, et qu'avant les orages, elle dégage beaucoup de gaz acide carbonique, remarque que l'on a faite aussi aux eaux de Vichy et du Mont-Dore.

M. Nivet indique 54 litres par minute le 21 novembre 1844, quantité bien différente de celle que nous avons trouvée avec M. Girardin dix ans auparavant.

Composition. — Des eaux qui passaient pour merveilleuses comme celles de Saint-Alyre devaient attirer tout particulièrement l'attention des chimistes. Tournefort, qui par suite de son exploration de la grotte d'Antiparos, croyait à la végétation des pierres, crut saisir la nature sur le fait à Saint-Alyre, et, dès l'année 1669, en envoya quelques bouteilles au chimiste Lemery. Depuis lors, elles ont été examinées par Ozy, par Vauquelin, par Berzelius, et, enfin, à notre prière, par notre savant ami Girardin de Rouen.

Les gaz offrent la composition suivante :

Acide carbonique.......	68,83
Azote...............	25,59
Oxygène.............	5,58
(Girardin)............	100,00

Voici maintenant l'analyse de la grande source telle que l'a publiée M. Girardin :

ANALYSE TROUVÉE.	GRAMMES.	ANALYSE CALCULÉE.	GRAMMES.
Carbonate de soude.....	0,4886	Bicarbonate de soude...	0,6910
Sulfate de soude.......	0,2895	Sulfate de soude.......	0,2895
Chlorure de sodium....	1,2519	Chlorure de sodium....	1,2519
Carbonate de magnésie..	0,3856	Bicarbonate de magnésie.	0,5730
— de fer.......	0,1410	— de fer......	0,1950
— de chaux....	1,6342	— de chaux....	2,3480
Silice................	0,3900	Silice................	0,3900
Crénate de fer (1)......	0,0462	Crénate de fer.........	0,0460
Matière organique......	0,0150	Matière organique......	0,0150
Total des sels par litre d'eau............	4,6400	Total des sels par litre d'eau..............	5,7974

Il est remarquable que Vauquelin, en 1799, n'ait obtenu que 2,944 pour résidu fixe, tandis que M. Girardin a trouvé 36 ans plus tard 3,930, déduction faite de l'acide carbonique libre. Nous pensons que dans ce court espace la composition des eaux a pu être modifiée.

Enfin, nous reproduisons ici un tableau contenant des analyses plus récentes faites par M. Lefort de différentes sources de Clermont. On y verra encore des résultats différents de ceux qui avaient été obtenus jusqu'ici.

(1) Ce sel est mêlé d'une quantité indéterminée de carbonate de potasse et de phosphate de manganèse.

Composition hypothétique de l'eau minérale des sources de Saint-Alyre, Sainte-Claire et de Jaude pour un litre d'eau minérale.

	Source de St-Alyre. (grande source incrustante.)	Source de St-Alyre. (St-Arthème.	Source de Ste-Claire.	Source de Jaude.
Air atmosphérique	indéter.	indéter.	indéter.	indéter.
	gramme.	gramme.	gramme.	gramme.
Acide carbonique libre	1,631	1,633	0,751	1,752
Bicarbonate de chaux	1,575	1,407	1,357	0,944
— de magnésie	0.668	0,659	0,636	0.460
— de soude	0,765	0,712	0,622	0,360
— de potasse	0,034	0,040	0,023	0,031
— de protoxyde de fer	0,035	0,039	0,028	0,051
— de manganèse	traces.	traces.	traces.	traces.
Sulfate de potasse	0,100	0,100	0,105	0,077
— de strontiane	0,004	0,004	0.004	0,002
Chlorure de sodium	1,071	1,073	1,147	0,674
Iodure de potassium / Arséniate de soude	indices.	indices.	indices.	indices.
Phosphate de soude	0,002	0,002	0,002	0,002
Silice	0,109	0,100	0,088	0,096
Alumine	0,004	0,004	0,003	0.004
Matière organique	indiquée.	indiquée.	indiquée.	indiquée.
	5,436	5,775	4,784	4,435

15. *Source des Bains.*

« Elle est à 30 mètres à l'ouest de la précédente et à peu près à la même distance du bief de Tiretaine. Un double canal souterrain l'amène au-dessus du pont supérieur; arrivée là, elle se divise en deux parties. La presque totalité de l'eau minérale est destinée au réservoir des bains, le trop-plein coule sur le pont et augmente chaque jour ses dimensions. »

« L'eau de cette fontaine est en tout semblable à la précédente; mais sa température, au moment où elle arrive à l'établissement thermal, ne dépasse pas 20°. La quantité de liquide qu'elle peut donner à la minute est de 17 litres. Quand on cherche à épuiser cette source, le volume de la grande fontaine incrustante diminue et réciproquement. Cette expérience annonce qu'elles viennent toutes deux de la même fente et qu'elles communiquent en dessous des travertins. » (Nivet, *Dict. des Eaux minérales*, p. 89.)

16. *Source du Ruisseau.*

« Deux petites sources coulent sur la face supérieure des travertins et arrivent jusqu'au ruisseau de Tirctaine en traversant les couches profondes de la terre végétale où elles se mêlent aux eaux pluviales. L'une d'elle est à 12 mètres au-dessous du pont du milieu ; l'autre à 12 et 13 mètres au-dessus du pont inférieur. Leur origine est inconnue ; mais on présume qu'elles viennent de la grande source incrustante. » (Nivet, *Dict.*, p. 91.)

Les travertins, les ponts et les incrustations de Saint-Alyre.

En résumant ce que nous venons de dire des sources de Saint-Alyre, on reconnaîtra sans peine que le nombre de ces sources a peu d'importance et qu'elles émanent toutes d'un même foyer aujourd'hui comprimé par de puissants travertins à travers lesquels plusieurs fontaines se sont fait jour.

Nous devions donc réunir en un seul paragraphe l'étude des dépôts que ces eaux ont formés.

D'un autre côté, c'est à Saint-Alyre qu'est née en Auvergne une curieuse industrie, celle du travail des eaux pour incruster une foule d'objets, et pour se modeler en relief dans les moules en creux qu'on lui présente.

On remarque d'abord à Saint-Alyre la présence de quatre ponts de travertin sur le ruisseau de Tiretaine, tirant tous les quatre leur origine des sources placées sur la rive droite. Nous en parlerons dans leur ordre de situation en suivant le cours de l'eau.

Le premier, en dehors de l'enclos de Saint-Alyre, n'est pas fini, et présente seulement des masses de travertins qui s'avancent au-dessus du ruisseau. Il est dû sans doute à une source qui avait autrefois plus d'importance. Le second est dans l'établissement même près du premier. Il est formé par la source des Bains. On le montre aux curieux comme un pont en voie de formation, et, pour qu'il ne s'achève pas, on en retire l'eau incrustante pendant la majeure partie de l'année.

On remarque que ce pont, commencé par des calcaires jaunâtres, a reçu successivement de plus grandes quantités de carbonate de fer. Il semblerait que ces eaux deviennent tous les ans plus ferrugineuses, et il arrivera peut-être pour cette source ce qui a eu lieu pour beaucoup d'autres, la prédominance du fer en remplacement du calcaire. « Ce pont, dit M. Nivet, est en face de l'établissement thermal de St-Alyre; son arcade est fort élevée, mais elle n'est pas complète. Sa longueur est d'environ 415 centimètres. Son extrémité libre s'avance un peu au-delà du bief; sa base s'appuie contre un massif de travertin très-épais et très-large, qui est situé sur la rive droite du cours d'eau. Dans l'endroit où tombe l'eau minérale, on remarque une stalagmite cupuliforme, dont on retarde les progrès en la brisant de temps en temps. » (Nivet, *Dict.*, p. 92.)

Des plantes végètent sur ce travertin arrosé par les eaux minérales. Des masses verdoyantes cachent les dépôts ferrugineux qui recouvrent toutes les surfaces ; mais bientôt l'hiver vient mettre un terme à la végétation et l'eau achève ce qu'elle avait commencé ; elle emprisonne tout ce qui se trouve autour d'elle, et forme des stalactites calcaires et ferrugineuses qui ont un brin d'herbe pour point d'appui.

Autrefois les eaux de St-Alyre en se répandant dans les jardins de l'abbaye formaient sur le sol, comme certaines sources de la Toscane, une croûte pierreuse qui le rendait complétement stérile. Les moines ne supportèrent pas longtemps un tel état de choses, et ils conduisirent directement au ruisseau les eaux de la malencontreuse fontaine.

Quelques personnes ont supposé que le grand pont de St-Alyre dont nous parlerons bientôt datait de l'époque où les Bénédictins détournèrent les eaux de leur potager, mais nous nous rangeons plutôt de l'avis de M. Nivet, qui attribue à cette circonstance l'origine du pont non achevé que nous venons de décrire, pont qui, selon Legrand-d'Aussy, était presque terminé dès 1788, mais dont l'arche fut brisée vers cette époque.

« Plus tard, dit M. Nivet, et par suite de circonstances qui nous sont inconnues, l'eau cessa de couler sur ce pont jusqu'en 1818. C'est alors que M. Clémentel, voulant montrer le procédé à l'aide duquel la nature produit les travertins, a fait arriver de nouveau l'eau minérale sur le point culminant de l'arcade. »

« Depuis 1818 jusqu'en mai 1844, les dépôts calcaires ont acquis une épaisseur de 106 centimètres, ce qui fait 4 centimètres par année. »

« Après la construction et la mise en activité de l'établissement thermal, comme on utilise durant la belle saison, la source des bains, les progrès annuels ont été réduits à 28 millimètres. » (Nivet, *Dict.*, p. 93.)

Le troisième pont est peu connu des visiteurs et souvent même il n'est pas remarqué. « Il est à 45 ou 46 mètres en dessous du pont précédent; sa largeur est d'environ 8 mètres. Il a été évidemment déposé par la grande source incrustante. Sa formation remonte peut-être à l'époque où l'Auvergne n'était point encore habitée. Il est de niveau avec le sol des cours, et les voitures peuvent passer dessus. » (Nivet, *Dict.*, p. 94.)

En descendant le cours du ruisseau, nous arrivons au *grand pont de pierre, pont naturel* que l'on désigne aussi sous le nom de *Pont du Diable* ou *Pont stalactite*.

C'est en effet une masse de travertin considérable qui a posé une arche solide sur une île du ruisseau de Tiretaine, et qui avait commencé de jeter sur l'autre bras du ruisseau une seconde arche aussi solide que la première. Voici les dimensions de cette masse calcaire telles qu'elles ont été prises par M. Nivet le 4 mai 1844.

	mèt. cent.
Face supérieure du pont, élévation au-dessus des eaux du bief	5, 10
— du sol de la presqu'île	2, 70
— du sol des jardins du côté de l'est	3, 10
Largeur du pont au niveau du bief	5, 45
— de l'aqueduc	1, 50 à 2, 10
Longueur du pont	10, 00
— de l'aqueduc	75, 00
— totale du pont et de l'aqueduc	85, 00

La différence du niveau entre l'extrémité supérieure de

l'aqueduc et la partie la plus basse du pont est à peu près de 11 décimètres, ce qui donne une pente moyenne d'environ 1 millimètre trois dixièmes par mètre.

La direction du pont est du sud-sud-est vers le nord-nord-ouest. Il commence tout à fait à la surface du sol et semble s'élever parce que le terrain s'abaisse, et il atteint près du ruisseau une élévation de trois mètres. On voit les zones de travertin se superposer sur ce pont, et il est facile d'y suivre le travail successif des eaux.

Il doit son origine à la source de la rue des Chats qui est aujourd'hui détournée. A partir de cette source, le pont de pierre présente l'aspect d'une muraille construite seulement à fleur de terre, laquelle irait en augmentant de hauteur et d'épaisseur, à mesure que l'on avance vers son extrémité. Sa surface supérieure, d'abord très-étroite, s'élargit graduellement, et l'on remarque encore une espèce de sillon qui servait sans doute à conduire les eaux qui élevèrent elles-mêmes cet aqueduc. L'eau, suivant la direction que lui traçait la pente du sol, coula sur son dépôt, elle l'augmenta tous les jours; et comme la matière calcaire se déposait plus facilement sur les bords que dans le milieu, elle laissa dans cette partie le sillon peu profond qui lui servait de conduit. Les eaux arrivées à l'extrémité de la muraille se répandaient dans le ruisseau qui mettait un terme à leur dépôt; bientôt cependant la muraille s'éleva au bord, et dès qu'il y eut une chute, il y eut bientôt aussi un prolongement de matière calcaire qui avança au-dessus de l'eau. Des plantes aquatiques ne tardèrent pas de s'y développer, et leur végétation, activée par les matières salines contenues dans les eaux minérales, couvrit de touffes de verdure le rocher qui venait de se former. Mais ici la nature était encore dans toute son activité ; un dépôt de carbonate de chaux et de fer hydroxydé couvrait en peu de temps les végétaux vigoureux qui avaient pris possession de ce sol encore vierge ; les mousses et les coquillages qui venaient y chercher la fraîcheur, étaient saisis en même temps, et tous ces matériaux accumulés ne servaient qu'à exhausser le terrain, à multiplier les surfaces, à augmenter les points de contact, et favorisaient puissamment la formation d'une arcade dont la nature seul avait formé le plan. Qu'arriva-t-il enfin au bout d'un grand nombre d'années? C'est qu'une arche toute entière parut sur le ruisseau dont le cours eût été arrêté, si ses eaux n'eussent pas enlevé au fur et à mesure de sa précipitation, la matière calcaire apportée par les eaux qui venaient croiser les siennes.

Le ruisseau de Tiretaine ne fut plus dès lors un obstacle au cours des eaux de St-Alyre ; elles l'avaient traversé et se disposaient déjà à franchir un autre bras de ce ruisseau en formant une nouvelle arche. Celle-ci se voit encore à demi-formée, avançant au-dessus du ruisseau et restant suspendue sans soutien. Une cause qui nous est inconnue, changea le point de sortie des eaux minérales et l'aqueduc fut à sec. Tout nous porte à croire que le dépôt était plus abondant autrefois qu'à présent ; cependant la nouvelle source a encore déposé des masses de travertin considérables, et elle est utilisée aussi pour les incrustations.

M. Nivet qui s'est livré à des considérations historiques très-intéressantes sur l'origine de ce pont, admet qu'il a fallu au plus quatre siècles pour le former, et qu'il est par conséquent postérieur à l'établissement de l'abbaye de Saint-Alyre, laquelle déjà avait été brûlée en 916 par les Normands. Ce petit fait de la construction d'un pont par de l'eau calcarifère, qui aujourd'hui nous paraît si simple et si naturel, était regardé autrefois comme une chose tout à fait merveilleuse. On en jugera par ce court passage de Jean Banc (page 122).

« Mais quelle chose au monde se peut representer plus estrange que les fontaines de la pierre qui sont à Clermont, au voisinage de Sainct-Alyre, visiblement presque elles petrefient. Il y a vn pont fort long et eminent, qui s'est faict en peu d'années du passage de ses Eaux : et est vray que si les meusniers qui sont au voysinage de ces sources, vouloyent laisser faire leurs Eaux, elles auroyent bien tost petrefié leur riuière et leurs moulins aussi ; Mais ils sont curieux à internalles assez brefs de rompre la pierre qui s'y faict ; les Iardiniers et autres Païsans en font de mesme, dans les lieux où telle eau a necessairement son passage. »

Nous avons peu de choses à dire des incrustations dont la fabrication, près de sources différentes est devenue pour l'Auvergne une industrie profitable. Il est juste de dire que cette industrie est née à Saint-Alyre. Dès le siècle dernier, le jardinier de l'abbaye vendait déjà aux étrangers des rameaux incrustés. Chomel a envoyé à Tournefort des raisins et des feuillages recouverts de ces dépôts calcaires.

La famille Clémentel qui devint propriétaire de ces sources, étendit beaucoup ce genre de commerce, mais Saint-Alyre ne devint une fabrication un peu remarquable qu'à l'époque où M. Serres commença aux sources de Saint-Nectaire à produire des médailles et des camées. Son exemple fut bientôt suivi à Saint-Alyre.

Il est nécessaire pour obtenir la blancheur des incrustations de conduire l'eau à une assez grande distance de son point d'origine. Il existe à Saint-Alyre des conduits qui ont jusqu'à 70 mètres de longueur. On remplit ces conduits de pierres inattaquables par l'acide carbonique telles que des scories, afin d'augmenter les surfaces, et quelquefois même on y ajoute des morceaux de plâtre crû que l'eau dissout entièrement. Elle ajoute ainsi une petite quantité d'albâtre gypseux d'un blanc pur aux concrétions plus ou moins jaunâtres. C'est le fer qui les colore, et le long trajet que l'on fait parcourir à l'eau a pour but de lui faire abandonner les sels de fer et la partie la plus grossière du calcaire qui, sans doute, entraîne aussi de la silice, quelques phosphates, de l'arsenic, ainsi que des sels de strontiane et de magnésie.

On sait que les sels calcaires se trouvent dans l'eau à l'état de bicarbonates, et que dans cet état ils sont complétement solubles.

Tant que l'acide carbonique est en combinaison avec le carbonate de chaux, ce sel reste en dissolution ; mais à une certaine distance de la source, l'acide carbonique se dégage peu à peu, et il abandonne le sous-carbonate calcaire avec d'autant plus de promptitude, que l'eau est plus divisée et qu'elle présente une plus grande surface à l'air.

M. Clémentel, propriétaire de cette source, a mis à profit sa propriété incrustante, et c'est au point où elle commence à déposer le carbonate de chaux, qu'il a établi un petit bâtiment destiné à la fabrication des objets incrustés. L'eau arrive par le plafond, se divise dans une multitude de rigoles, et s'échappe par plusieurs trous pratiqués dans les conduits. Tous les objets qui doivent être incrustés sont disposés dans ce cabinet, de manière à recevoir l'eau qui éclabousse de tous côtés. Bientôt une légère couche pierreuse couvre tous les objets quels qu'ils soient ; cette couche augmente avec le temps, et devient assez épaisse au bout de quelques semaines pour avoir recouvert des plantes, des nids d'oiseaux et une foule d'autres corps que l'on soumet à son action.

Les travertins de Saint-Alyre, déposés avant que l'homme soit venu en tirer partie se rattachent, comme nous l'avons déjà dit, à ceux de Sainte-Claire et du quartier de Fontgiève.

M. Nivet estime que ceux de Saint-Alyre seulement, occupent sur la rive droite du ruisseau de Tiretaine, une étendue de 155 mètres environ. « Ils remontent, dit-il, à 15 ou 16 mètres au-dessus de l'établissement thermal et descendent à 23 ou 24 mètres au-dessous du pont inférieur. Ils sont interrompus çà et là par des maisons ou des terres cultivées. Les parties non recouvertes se présentent sous la forme d'escarpements ou de masses inégales et mamelonnées, coupées à pic ou surplombant le cours d'eau. »

Nous croyons l'espace recouvert par les travertins beaucoup plus étendu, mais en partie recouvert par des constructions et de la terre végétale. Nous ne pensons pas qu'il y ait interruption entre les dépôts de Sainte-Claire, de Saint-Eutrope et de Saint-Alyre.

Les dépôts formés par les eaux de Saint-Alyre présentent en général les mêmes caractères minéralogiques ; ce sont des masses assez compactes, à cassure inégale ou raboteuse, et dont la pesanteur spécifique approche de celle du marbre ordinaire. Leur couleur est le blanc jaunâtre ; elles sont parsemées de taches jaunes dues au fer hydroxydé, et ce dernier forme même çà et là quelques dépôts terreux. Cette roche fait une vive effervescence avec les acides, et laisse un dépôt assez abondant dû à du fer et à une petite quantité de silice. Elle renferme des substances organiques, et principalement des débris de végétaux, des coquilles qui appartiennent au genre *Hélice*, et rarement des *Planorbes*. On y a trouvé une assez grande quantité d'ossements fossiles, dont les uns empâtés dans le dépôt, et d'autres simplement recouverts. On en a retiré plusieurs ossements humains, et entre autres une tête très-bien conservée et passée à l'état fossile. On peut la voir au cabinet de minéralogie de la ville de Clermont.

On trouve à Saint-Alyre comme à Saint-Nectaire, soit dans les dépôts actuels et contemporains, soit dans les dépôts plus anciens, des masses rubannées, dans lesquelles on reconnaît de petites recrudescences de sédimentation ferrugineuse ; on retrouve là cette alternance de matières diverses ou cette prédominance périodique ou accidentelle d'une des matières qui constituent un terrain. Seulement ici, le phénomène se présente en petit et fréquemment d'une manière irrégulière. Ainsi le carbonate de chaux, presque blanc et assez épais (un centimètre je suppose), sera recouvert par un carbonate de chaux très-coloré d'oxyde de fer et formant quelques millimètres. Au-dessus, nouvelle couche de chaux carbonatée, presque blanche mais moins épaisse (un demi-centimètre je suppose), puis un petit dépôt ocreux quelquefois plus mince, quelquefois plus épais que le premier, et ainsi de suite.

Il y a eu des époques où les retours périodiques du dépôt ferrugineux paraissent alterner régulièrement avec celui du carbonate de chaux, et pendant d'autres périodes on ne peut plus distinguer rien de régulier dans l'épaisseur de ces petites couches, et par conséquent dans le temps employé pour les former. Tout ce que nous savons, c'est que les intervalles ont été très-courts, car en supposant à l'eau minérale sa force incrustante actuelle, on voit que les couches les plus épaisses des travertins rubannés n'ont pas mis plus d'un mois à se concrétionner, et que plusieurs d'entre elles ont mis tout au plus une journée.

Ces alternances que nous avons vues dans une foule de travertins ont été reconnues aussi par Berzelius, dans les sédiments des eaux de Carlsbad. Il dit, en parlant des travertins : « la variété brune contient une quantité beaucoup plus grande d'oxyde de fer que la blanche, qui en est quelquefois tout à fait exempte. Cette circonstance mène à supposer, ou qu'il y a des différences accidentelles dans la quantité de fer que l'eau contient à diverses époques, ou que l'atmosphère a parfois un accès plus grand et plus libre vers le liquide, et qu'une plus grande quantité de protoxyde de fer trouve alors occasion de se saturer d'oxygène et de se séparer. » (*Examen chimique des eaux de Carlsbad*, *Ann. de chimie et de physique*, t. 28, p. 372.)

Il se peut que la cause indiquée par Berzelius soit réellement celle qui produit cette alternance, mais on a remarqué à Saint-Alyre que, pendant les pluies, les incrustations sont plus chargées de fer, et par conséquent plus colorées que dans les beaux jours. Ainsi il faudrait tenir compte des influences météorologiques.

Nous devons signaler encore comme étant produit par ces eaux une sorte de grès ou de poudingue, ou plutôt une roche qui présente réunis les caractères de celles que nous venons de citer.

Ce sont des masses pierreuses très-dures qui existent sous le sol autour de la grande source.

Leur ciment est évidemment calcaire, et l'on voit qu'elles

sont formées d'une infinité de petits grains de quartz, de pouzzolane, de fragments de basalte et de petites scories.

Les grains sont le plus ordinairement usés, arrondis, plus rarement anguleux, et souvent dans le même morceau on voit des cailloux roulés qui ne peuvent avoir été amenés que par le ruisseau de Tiretaine.

Le mica et le feldspath entrent aussi dans la composition de cette roche. Des pisolithes très-remarquables se forment encore tous les jours sur le plancher des cabinets où les eaux incrustantes éclaboussent, et peuvent aussi être soudées quand le mouvement des eaux est modifié.

Outre l'importance que leur grande étendue donne aux travertins de Saint-Alyre, ils en acquièrent une autre, due au travail dont ils ont fourni le sujet à l'un de nos plus éminents chimistes, à M. le professeur Girardin. Il a reconnu dans les anciens travertins la présence du carbonate de strontiane qui se rencontre aussi, comme on le sait, dans quelques arragonites également produites par les eaux minérales. Il y a déterminé l'existence des acides organiques azotés crénique et apocrénique.

« Il était intéressant de rechercher, dit M. Girardin, si l'ancien dépôt formé par la fontaine de Saint-Alyre, à l'époque où elle possédait une puissance créatrice si considérable, avait la même composition chimique que le travertin actuellement abandonné par elle. Le résultat de cette recherche pouvait seul nous apprendre si cette eau n'avait point varié dans sa constitution, comme tant d'autres eaux minérales nous en ont offert des exemples. »

« Les caractères physiques du travertin de l'ancien pont de Saint-Alyre semblent indiquer déjà, avant toute expérience, que sa nature chimique est différente. En effet, il est d'un blanc jaunâtre, ou très-légèrement rougeâtre, c'est-à-dire d'une couleur bien moins foncée que le dépôt moderne. On n'y distingue pas sensiblement de zônes ferrugineuses. Sa densité est plus considérable ; il est beaucoup plus dur, très-compacte, et offre généralement la texture de certaines pierres meulières. »

M. Girardin a comparé les analyses de fragments pris, l'un à l'origine du pont, et par conséquent très-ancien, l'autre à l'extrémité la plus nouvelle, mettant ainsi entre les deux échantillons tout le temps qui s'est écoulé entre le commencement et la fin de cet édifice construit par les eaux.

Nous reproduisons ici l'analyse du fragment le plus ancien :

Eau	0,800
Carbonate de chaux	40,224
— de magnésie	26,860
— de strontiane	0,043
Peroxyde de fer	6,200
Sulfate de chaux	5,382
Sous-phosphate d'alumine	4,096
Phosphate manganeux	0,400
Crénate et apocrénate de fer	5,000
Matière organique non azotée	1,200
Silice	9,780
Perte	0,015
	100,000

Le second fragment, le plus moderne, n'a donné que

des traces de carbonate de strontiane, 32 pour cent de carbonate de chaux, et 9 pour cent de sulfate de chaux.

« Comme on le voit, l'ancien dépôt des eaux de Saint-Alyre diffère notablement par les quantités de quelques-uns de ses principes constituants, du travertin moderne, puisque, dans le premier, il y a une bien plus grande proportion de silice et de carbonate calcaire et beaucoup moins de peroxyde de fer. »

« Nous devons en conclure que la composition des eaux de cette fontaine n'a pas toujours été la même; qu'à l'époque où elles avaient une propriété incrustante si prononcée, elles étaient beaucoup plus riches en sels calcaires et en silice, et qu'à mesure que cette propriété s'est affaiblie, elles ont perdu peu à peu de ces principes en même temps qu'elles s'enrichissaient en peroxyde de fer. » (Girardin, *Ann. de l'Auvergne*, t. 10, 1837, p. 150.)

Nous devons faire remarquer que les analyses de M. Girardin portent bien sur deux échantillons du grand pont, mais que l'eau analysée par ce chimiste est celle de la grande source incrustante et non celle de la rue des Chats qui a donné naissance au grand pont.

M. Lamotte, dans un mémoire lu à l'Académie de Clermont, sur la recherche de l'arsenic dans les dépôts d'eaux minérales, signale ce corps dans les travertins de Saint-Alyre, de Chatelguyon, d'Enval, de Saint-Mart, de Saint-Nectaire, de Rouzat, de la source Lardy à Vichy, et conclut de ses recherches que cet élément se trouve dans les eaux et dans leurs dépôts à l'état d'arséniate de fer.

Nous reproduisons ici le tableau comparatif des incrustations de Saint-Alyre et de plusieurs autres sources que nous devons encore à M. Lefort.

	Incrustation de St-Alyre.	Incrustation de St-Nectaire.	Incrustation de Gimeaux.
Carbonate de chaux.............	88,76	87,54	89,93
— de magnésie............	00,17	00,42	00,16
— de strontiane...........	00,08	00,01	00,05
Sulfate de chaux.................	00,10	00,13	00,08
Oxyde de fer....................	00,09	00,06	00,02
Silice, alumine..................	traces.	traces.	traces.
Chlorure de magnésium...........	traces.	traces.	traces.
Eau et matière organique..........	10,80	11,84	00,78
	100,00	100,00	100,00

Des fragments du fameux pont de pierre analysés par Berzelius lui ont donné du carbonate et du silicate de chaux, et de plus, des phosphates de chaux, de fer, de manganèse et d'alumine, sans traces ni d'acide fluorique ni de strontiane. (*Ann. de Chimie et de Physique*, t. 21, p. 249.)

Tels sont les principaux phénomènes que nous présentent les eaux de Saint-Alyre. Tels sont ceux qui se passaient autrefois sur une plus grande échelle à la base de la grande falaise de granite qui s'élève à l'ouest de Clermont.

Cette propriété incrustante existera-t-elle toujours, ou bien finira-t-elle par disparaître entièrement comme cela est arrivé à un grand nombre de sources de l'Auvergne ? La génération future pourra facilement résoudre cette question, car elle aura pour points de départ des analyses exactes qui lui permettront des comparaisons que nous ne pouvons pas faire encore d'une manière certaine.

Source de Ternant ou de Chanat.

En allant de Durtol à Chanat, on monte par une vallée granitique au fond de laquelle coule un ruisseau qui prend naissance dans le cirque de Ternant.

Sur la rive droite de ce ruisseau, à environ un kilomètre de l'ouverture de la vallée, il existe une petite source acidule qui a déposé un massif de travertin. Elle sort du granite et se trouve sensiblement sur la ligne de fracture du bord de la Limagne.

Sources d'Enval.

Deux petites fontaines minérales sortent du granite sur la rive droite du ruisseau d'Embène qui descend de Saint-Jean-d'en-Haut, et qui passe à Enval après avoir traversé une pittoresque vallée.

La source la plus élevée a une température de 13,5. Elle reçoit peut-être un peu d'eau ordinaire. La source inférieure est abondante et limpide, peu saline, mais très-ferrugineuse; aussi dépose-t-elle une lisière orangée tout autour de son bassin. Sa température est de 18° (le 20 juin 1841).

D'après le docteur Nivet, un litre d'eau de cette source contient les principes suivants :

ANALYSE TROUVÉE.	GRAMMES.	ANALYSE CALCULÉE.	GRAMMES.
Carbonate de soude.....	0,0488	Bicarbonate de soude....	0,06[illegible]2
Sulfate de soude.......	0,0782	Sulfate de soude.......	0,0782
Chlorure de sodium.....	0,0900	Chlorure de sodium....	0,0900
Carbonate de magnésie..	0,1800	Bicarbonate de magnésie.	0,2730
— de fer.......	0,0250	— de fer......	0,0346
— de chaux....	0,5100	— de chaux....	0,7329
Silice..............	0,0550	Silice..............	0,0550
Matière organique......	traces.	Matière organique......	traces.
Perte...............	0,0550	Perte...............	0,0550
TOTAL des sels par litre d'eau...........	1,0400	TOTAL des sels par litre d'eau...........	1,3849

Source de Volvic.

On remarque près de Volvic, immédiatement en dessous

de Tournoël, un petit plateau entièrement formé de travertins dont les couches sont presque partout horizontales. Ce travertin, jaunâtre, empâte une grande quantité de fragments de lave et de scories, des pouzzolanes, etc., ce qui prouve évidemment qu'il est postérieur au volcan de Bannière qui a fourni tous ces débris.

On rencontre aussi dans ce calcaire des coquilles et des ossements d'animaux contemporains. Sur quelques points, ce travertin devient tellement siliceux qu'il ressemble à un véritable silex.

Il existe bien, à la partie supérieure de ce plateau, une source qui alimente des fossés où l'on fait rouir le chanvre, mais l'eau de cette source ne présente pas les caractères d'une eau minérale.

Toutefois, derrière le colombier bâti sur ce travertin et près d'un très-petit ruisseau, on aperçoit quelques suintements d'eau ferrugineuse, lesquels sortent des sables ou des grès tendres adossés au sol primordial.

M. le docteur Chaput, de Volvic, à qui ce terrain appartient, nous a dit qu'il avait fait fouiller quelques parties stériles de ce petit plateau et qu'il avait obtenu des émissions abondantes d'acide carbonique. Ainsi nul doute qu'une source minérale puissante ne se soit montrée dans cet endroit, et peut-être n'est-elle disparue que par la pression qu'a exercée sur elle cette masse énorme de dépôts calcaires et siliceux.

Il a donc existé à Volvic une source minérale postérieure aux éruptions volcaniques, et qui se liait d'une manière remarquable à la série des sources de Saint-Mart, d'Enval, de Gimeaux, de Rouzat, etc.

Sources de Châtelguyon.

Ces sources très-nombreuses sont situées comme celles d'Enval sur le bord occidental de la Limagne et des deux côtés du ruisseau de Sardou. Il est remarquable que toutes ces sources dont l'apparition a été déterminée par la rupture de terrain primitif, suivent de petites cassures transversales et se trouvent précisément à l'ouverture de ces petites vallées, sur le bord de la Limagne. Celles de Châtelguyon sortent précisément au point de jonction des terrains tertiaires et des terrains primitifs, et semblent aussi se rattacher à une émission de porphyre quartzifère qui s'est fait jour dans cette vallée. Nous pouvons donc considérer ces eaux comme sortant des terrains primitifs.

Il serait impossible d'énumérer tous les filets d'eau qui s'échappent de la roche sur les bords du ruisseau, tous les petits dégagements d'acide carbonique qui amènent leurs bulles à la surface de l'eau.

Nous nous contenterons de signaler les sources suivantes :

1. *Source Deval.* — Elle alimente un des puits de l'établissement situé sur la rive droite du ruisseau.

2. *Source du Chaume.* — Très-rapprochée de la précédente, sur la petite place de l'établissement thermal.

3, 4 et 5. Ces sources sont aussi très-rapprochées des autres, mais sur la rive gauche du ruisseau.

6 et 7. *Source du Sopinet.* — Elles émergent sur la rive gauche et sont traversées comme les autres par des bulles d'acide carbonique.

8. *La source d'Azan ou du Gargouilloux* est encore

sur la rive gauche, mais plus éloignée sur le bord du chemin des bains à Châtelguyon.

8 *bis*. Tout près de là est une faible source qui n'est peut-être qu'une dépendance de la précédente et qui sort dans l'angle d'un petit bâtiment.

9. *Source du Rocher*, située au sud des précédentes. — Elle jaillit, selon le docteur Nivet, par trois ouvertures différentes ; des dégagements considérables d'acide carbonique la font bouillonner.

10. La *Source du Sardou*, située dans le lit du ruisseau près de l'établissement de Barse, est une des plu considérables.

11. Tout à côté, sur la rive droite, est la *source des Vernes* qui n'est pour ainsi dire qu'un suintement.

12. La *source des bains de la Vernière* fait partie du même groupe, et existe sur la rive droite du ruisseau, dans un angle de l'établissement Barse. Dans tout l'espace situé entre ces sources, dit le docteur Nivet, le ruisseau coule presque partout entre deux rangées d'arbres. Il est couvert, lorsque les eaux sont basses, d'une couche épaisse de matière organique verte, mêlée de carbonate de fer et de chaux. « En résumé, dit M. Nivet, nous comptons dans les deux vallées au moins dix sources plus ou moins abondantes; mais si l'on voulait tenir compte de tous les filets et suintements que cachent les travertins ou les eaux du Sardou, il faudrait beaucoup augmenter ce chiffre. » (*Dict.*, page 58.)

En effet, nous venons d'indiquer douze à treize sources probablement distinctes, et de plus deux autres sources, et de nombreux suintements existent encore dans les porphyres d'une vallée voisine; elles m'ont été signalées par M. le docteur Aguilhon, et M. Brosson, l'un des propriétaires du bel établissement de Châtelguyon, a bien voulu m'y conduire.

Il faut prendre le chemin tracé sur des argiles sableuses qui va de Châtelguyon au village des Grosliers. Ce chemin, avant d'arriver aux Grosliers, et tout de suite après avoir passé la chapelle de St-Coust, coupe un ruisseau dans lequel le porphyre débarrassé par des lavages des argiles sableuses, se trouve à nu. C'est en remontant ce ruisseau dans cette petite vallée, que l'on rencontre les deux cavités creusées dans le porphyre d'où sortent les deux sources minérales. L'une est sur la rive droite, l'autre sur la rive gauche du ruisseau. Leur température est de 16°; leur volume est peu considérable. Cette eau est acidule, très-gazeuse, et laisse déposer une grande quantité d'oxyde de fer. Son dépôt ne peut s'accumuler, il est souvent entraîné par le ruisseau, car les sources sont situées presque exactement dans son lit.

Une foule de suintements et de petits dégagements de gaz se montrent dans toute la partie basse de cette vallée.

Volume. — Le volume de toutes ces eaux réunies est assez considérable, comme on peut le voir par le tableau suivant :

	Débit.	Température.
1. Source Deval...........	63	29,5
2. — du Chaume.......		31,5
3. — de la Planche.....	4	24
4. — du Réservoir......	7	32
5. — *idem*...........	2	31
6 et 7. Source du Sopinet....	77	33
	153	

	Débit.	Température.
Report.........	153	
8. Source du Gargouilloux...	13	23,5
8 *bis*..................	19	32,5
9. Source du Rocher........	3	24
10. — du Sardon........	83	35
11. — des Vernes.......	1	16
12. — de la Vernière.....	7	27,5
13. Buvette de la Vernière....	2	
	281	

Ces divers jaugeages ont été exécutés par M. l'ingénieur Tournaire qui me les a communiqués avec son obligeance ordinaire.

Ils ne représentent toutefois qu'un minimum, car une foule de sources laissent échapper leurs eaux dans le lit du ruisseau, et d'autres, sans doute, tout à fait inconnues, se perdent dans l'intérieur du sol. Nous devons d'ailleurs considérer la plupart des jaugeages exécutés sur les sources minérales comme exprimant des quantités bien inférieures à leur débit réel.

Cet état de choses tient à ce que les sources étant captées avec plus ou moins d'exactitude, ont leurs eaux soumises à une pression qui peut être considérable ; on a presque toujours besoin d'élever leur niveau pour le service des établissements, et leur volume est ordinairement l'inverse de la pression exercée sur elle.

C'est ainsi que M. Tournaire a observé à Châtelguyon que le débit des sources, 1, 2 et 3 réunies, est seulement de 66 litres par minute, et que ce débit s'élève à 166 quand le jaugeage est exécuté à l'issue du canal de décharge des puits.

La source n° 4 qui produit 7 litres en donne 16 par une bouche de décharge inférieure. Nous ne pouvons donc avoir par les jaugeages ordinaires que des quantités bien inférieures à celles qui sortent réellement du sol.

Température. — Le tableau précédent indique les températures observées par M. Tournaire lors de ses jaugeages en février 1863.

Composition. — Nous avons plusieurs analyses des sources de Châtelguyon. Nous pouvons citer d'abord celle de M. Nivet, relative aux eaux de la Vernière et de la Planche (rive droite); les résultats, dit l'auteur de ces analyses, ont été à peu près les mêmes, et il les a consignés dans le tableau suivant :

ANALYSE TROUVÉE.	GRAMMES.	ANALYSE CALCULÉE.	GRAMMES.
Carbonate de soude.....	traces	Bicarbonate de soude...	traces.
Sulfate de soude........	0,5850	Sulfate de soude.......	0,5850
Chlorure de sodium.....	2,4000	Chlorure de sodium.....	2,4000
Carbonate de magnésie..	0,1660	Bicarbonate de magnésie.	0,2460
Chlorure de magnesium..	0,6250	Chlorure de magnesium..	0,6230
Carbonate de fer.......	0,1680	Bicarbonate de fer......	0,2228
Apocrénate de fer......	traces.	Apocrénate de fer.......	traces.
Carbonate de chaux.....	1,2550	Bicarbonate de chaux...	1,8027
Sulfate de chaux.......	0,0800	Sulfate de chaux.......	0,0800
Alumine..............	0,0200	Alumine..............	0,0200
Sulfate d'alumine.......	traces.	Sulfate d'alumine.......	traces.
Matière organique......	traces.	Matière organique......	traces.
Perte..............	0,1530	Perte..............	0,1550
TOTAL des sels par litre d'eau...........	5,4500	TOTAL des sels par litre d'eau...........	6,1525

« La quantité d'acide carbonique libre, dissous dans chaque litre d'eau, est, d'après M. Barse, de 755 millilitres.

» Nous devons ajouter que Duclos, en 1675, a obtenu, en évaporant un litre d'eau de Châtelguyon, 5 grammes

81 centigrammes de résidu (1), et M. Barse, en 1840, 5 grammes 16 centigrammes.

» Nous avons encore d'autres variations à enregistrer. En analysant des eaux de Châtelguyon, puisées à des époques diverses, nous n'avons pas toujours obtenu les mêmes quantités de sulfates de chaux et de soude et de carbonate de chaux. Cependant la quantité de sulfate de soude n'a jamais dépassé 0,62 centigram. » (Nivet.)

M. Jules Barse a publié en 1840 une analyse de ces eaux dont voici le résultat :

Acide carbonique	0lit,755
Sulfate de soude	1r·,700
Hydrochlorate de soude	1 ,330
— de magnésie	0 ,500
Sulfate d'alumine	0 ,090
Matière organique	0 ,007
Carbonate de magnésie	0 ,170
— de chaux	0 ,880
— de fer	0 ,340
Sulfate de chaux	0 ,074
Silice	0 ,067
Alumine	0 ,004
	5 ,162

Une autre analyse a été publiée par M. Chevalier, en 1859, dans le *Journal de Chimie médicale*. Nous supposons que c'est l'eau des sources de l'établissement Brosson qui a servi de base à cette opération.

(1) Duclos dit qu'il a retiré 1/172 du poids de l'eau.

Voici, d'après M. Chevalier, la composition d'un litre :

Chlorure d'aluminium............	1 030
— de magnésium...........	0,034
— de calcium..............	0,120
— de sodium..............	3,100
Sulfate de chaux................	0,277
— de magnésie..............	0,093
— de soude.................	0,093
— de potasse...............	0,111
Carbonate de fer................	0,350
— de chaux.............	0,514
— de magnésie..........	0,825
Alumine.......................	0,080
Arsenic, matières organiques et perte..	0,273
	6,000

M. Chevalier a inutilement recherché dans ces eaux la présence du brôme et de l'iode, mais il a constaté celle de l'arsenic.

M. E. Gonod, dans un travail publié aussi en 1859, indique et dose même l'iode dans la source Brosson, et il y signale aussi le brôme et l'arsenic.

Voici l'analyse de M. Gonod :

Analyse trouvée.

Densité	1,0034
Résidu sec....................	5g642
Chlore........................	1,951
Iode	0,0015
	8,5945

Report..........	8,5945
Brôme........................	non dosé
Acide carbonique...............	2,981
— sulfurique...............	0,344
Potasse	0,101
Soude	1,258
Chaux........................	0,753
Magnésie.....................	0,607
Strontiane	traces
Alumine et silice...............	0,166
Protoxyde de fer...............	0,022
— de manganèse.........	indices
Arsenic......................	quant. notable
Matière organique.............	très-abondante
	8,1845

Analyse calculée.

	gr.		lit.
Acide carbonique libre........	1,550	ou	0,782
Chlorure de sodium..........	1,874		
— de potassium........	0,160		
— de magnésium.......	0,989		
Iodure et bromure de sodium...	0,002		
Bicarbonate de chaux et de stront..	1,937		
— de magnésie	0,345		
— de protoxyde de fer.. } — de manganèse..... }	0,0489		
Sulfate de soude............	0,610		
Arséniate de fer.............	traces		
Silice et alumine............	0,166		
Matière organique...........	???		
	7,6819		

Toutes ces analyses donnent des poids différents pour les résidus salins, et ne s'appliquent pas du reste aux mêmes griffons.

Dépôts. — Les eaux actuelles de Châtelguyon déposent encore des travertins, mais leur puissance créatrice était bien plus active autrefois. A peine entre-t-on dans la vallée, que l'on trouve d'abondants travertins, tantôt blancs, tantôt ferrugineux, le plus ordinairement calcaires et quelquefois siliceux ; mais un peu plus loin le terrain primitif est à nu, et l'on voit à des hauteurs diverses de petites parcelles d'argiles sableuses, qui sont restées suspendues.

Elles ont été cimentées par des eaux calcarifères et l'on retrouve même, un peu plus loin, près d'un moulin, en se dirigeant vers Saint-Bonnet, de grandes masses d'arkose inclinées du côté de la Limagne, et dont le ciment provient aussi de sources minérales, car ces masses sont recouvertes d'un Lichen (le *Squammaria crassa*) qui affectionne les travertins d'une manière toute particulière.

Il est évident pour nous que les argiles sableuses comblaient en grande partie la vallée de Châtelguyon, et que les eaux minérales, avant de sortir du terrain primitif aujourd'hui mis à nu, ont imprégné ces argiles.

C'est probablement pendant que la vallée était encore comblée que les eaux ont déposé sur les plateaux voisins des quartz résinites bruns, quelquefois caverneux, qui gisent sur le sol. Serait-ce aussi à des eaux siliceuses qu'il faudrait rapporter un long et puissant filon de quartz qui se montre à droite en remontant et se trouve presque parallèle à la vallée? Ce filon est composé de quartz blanc en petites veines dans du quartz gris, presque cloisonné, dont les fragments sont dispersés dans tous les environs.

Les sources actuelles déposent tout autour d'elles de l'oxyde de fer et du carbonate de chaux. Cette dernière substance est peu abondante à Châtelguyon, et l'on n'y remarque pas, comme autour de la plupart des sources minérales, de grands amas de travertin ; ce sont partout des grès toujours assez élevés, et, près des sources seulement, des concrétions très-modernes, ferrugineuses, et présentant souvent des formes coralloïdes ou une structure cellulaire qui les rapproche un peu de certains calcaires à phryganes des environs de Chaptuzat près Aigueperse. Le produit principal de ces eaux paraît avoir été l'arragonite fibreuse. On en trouve des plaques souvent très-étendues dans toutes les fissures du porphyre des environs, et elles acquièrent même quelquefois beaucoup d'épaisseur. En 1831, j'en vis un bloc assez large pour former la pierre principale d'un lavoir situé près d'une maison. Cette pierre, polie par un long usage, présentait plusieurs couches superposées du plus beau blanc. En faisant des fouilles pour capter la principale source, on a retiré des quantités considérables de ces belles arragonites fibreuses. J'ai trouvé aussi quelques masses de calcaire oolithique à grains fins et très-blancs.

Lorsque l'on continue à remonter le ruisseau de Sardou, on voit que des eaux minérales s'échappent de toutes les fissures du porphyre et que l'on est dans une fracture du terrain primitif. Ces eaux sont toujours accompagnées d'acide carbonique, et leur action dissolvante est telle, qu'elles ont creusé le porphyre et se sont formé ainsi de petits bassins irréguliers, qu'elles tapissent encore de fer hydroxydé. Il n'existe dans la roche aucune fente qui ne soit entièrement comblée par l'arragonite, et la teinte rougeâtre que le porphyre offre sur certains points paraît dû aussi à l'action prolongée de ces eaux ferrugineuses. Le granite lui-même est un peu altéré au contact des arragonites.

Ce minéral se forme encore de nos jours, et l'eau qui s'écoule à l'abri du contact de l'air en dépose sur les parois des roches, ainsi que de la matière organique qui sort avec elle du sein de la terre.

Le 19 octobre 1861, j'étais allé faire une course à Châtelguyon. On creusait très-près de l'établissement thermal les fondations de deux hôtels, et ces fouilles me laissaient l'espoir d'étudier avec soin la formation des arragonites.

Le terrain porphyrique était pénétré de cette substance qui y formait des veines et de petits filons ayant jusqu'à deux décimètres de puissance.

L'eau minérale, obstruée par ses propres dépôts, avait cherché à se faire jour et avait pénétré dans les moindres fissures du terrain primitif en y déposant de l'arragonite. Dans plusieurs endroits, des zones noires et blanches, toujours parallèles, mais suivant ensemble les ondulations des parois, tapissaient les cavités ou les remplissaient en entier. C'étaient toujours des arragonites dont certaines zones étaient colorées par le sulfure de fer.

Des travertins calcaires et ferrugineux cachent dans la vallée de Châtelguyon les sources nombreuses qui souvent font des efforts inutiles pour s'échapper.

Il suffit d'appliquer l'oreille sur le sol pour reconnaître quelquefois le passage des filets d'eau minérale accompagnés de leurs bulles bouillonnantes d'acide carbonique.

J'entendais distinctement ce bruissement souterrain sur des travertins près desquels un ouvrier creusait les fondations d'un des hôtels. En travaillant dans cette direction, il mit à jour une de ces poches dans lesquelles l'eau minérale dépose surtout les arragonites.

Cette cavité était entièrement tapissée de cristaux encore chauds et les prismes aciculaires de l'arragonite nouvellement formée se divisaient facilement sous les doigts. La loupe laissait voir de petits amas d'hydroxyde ou de carbonate de fer qui tendaient à se grouper sur les pointements de l'arragonite.

En plongeant la main dans cette cavité close dans laquelle l'air n'avait jamais pu pénétrer, je fus surpris de sentir une matière douce et onctueuse qui tapissait toute la surface des arragonites. C'était de la matière organique condensée, déjà solidifiée et nécessairement amenée de l'intérieur du globe par les eaux minérales.

Cette matière était parfaitement transparente mais salie par du fer.

Les morceaux d'arragonite qui en étaient recouverts, détachés et exposés à l'air, se desséchèrent bientôt et la matière organique semblable à une couche mince de gélatine se laissa enlever comme une légère pellicule.

Vue au microscope elle présentait l'aspect de la gélatine, ne s'écrasant pas, se divisant très-difficilement et n'offrant aux plus forts grossissements du microscope que des granulations presque imperceptibles. Elle rappelait tout à fait la matière organique qui s'échappe avec l'eau de Néris et qui s'organise si promptement quand elle a le contact de l'air et de la lumière.

Toutefois, je n'ai pu reconnaître dans cette matière ni dans l'eau distillée où j'en avais laissé des fragments pendant douze heures, aucune trace d'infusoires ni d'êtres organisés.

Elle m'a paru inaltérable dans l'eau froide, et une ébullition de quelques minutes dans l'eau ne lui a fait subir non plus aucune altération.

Source de Prompsat.

Nous plaçons près des sources de Gimeaux une petite fontaine que l'on rencontre en sortant du village de Prompsat sur le bord du chemin de Gimeaux, au pied d'une croix sur la rive droite du ruisseau. Cette source laisse dégager beaucoup de bulles d'acide carbonique, son eau est très-sapide et recouverte d'une pelliculle irisée ou de matière organique filamenteuse et jaunâtre. Nous avons trouvé sa température de 24° (le 15 mai 1842.)

Sources de Gimeaux.

Il nous serait impossible de compter tous les filets d'eau qui s'échappent du sol à Gimeaux. Toutes les sources sortent au point de contact des calcaires et du terrain primitif, mais les griffons sont masqués par des masses assez considérables de travertins impurs. Nous admettons avec M. Lefort seulement cinq sources à Gimeaux.

1°. La plus abondante est située derrière l'église, sur un monticule de travertin dont elle occupait à peu près le sommet. Avant qu'on ne l'ait utilisée on voyait au fond de son bassin sous forme de petites cavités les orifices qui laissaient sortir en abondance des bulles d'acide carbonique. Ces dégagements étaient périodiques ; ils cessaient, puis se renouvelaient à des intervalles inégaux pour chacun des trous.

Aujourd'hui cette source est emprisonnée et conduite

par une galerie de 300 mètres de longueur, dans un grand bâtiment où elle est employée à faire des incrustations.

2°. Près de là est une petite source non utilisée.

3°. La troisième source sort du même monticule et vient aussi recouvrir les moules de ses incrustations après un trajet de 38 mètres.

4°. La quatrième source existe sur la rive gauche du ruisseau, très-près des limites des communes de Gimeaux et de Prompsat.

5. La cinquième est plus élevée. Elle est sur le chemin de Gimeaux à Rouzat. Elle est utilisée après un parcours assez long pour la fabrique des incrustations. Elle était dirigée par M. Serres, dont nous avons parlé en étudiant la station de Saint-Nectaire, et elle donnait sous son habile direction de magnifiques produits.

Température. — Plusieurs sources de Gimeaux sont presque froides.

M. Lefort indique pour la grande source 24 à 25 degrés. Le 15 mai 1842 nous avons trouvé 28°, et le 13 juillet 1848, 24°; le 12 février 1843, 26°.

Volume. — On ne connaît pas bien le volume de ces sources. On évalue le débit de la grande source à 288,000 litres par 24 heures. La troisième débite 6,912 dans le même espace de temps. La cinquième 6,480 litres, ce qui fait pour ces trois sources et en 24 heures, un total d'environ 300,000 litres par jour.

Composition. — Nous ne connaissons que l'analyse de la grande source. Elle a été faite autrefois par Mossier, et reprise en 1859 par M. Lefort. C'est celle de ce dernier chimiste que nous allons rapporter.

Principes élémentaires.

Oxygène et azote..............	$4^{c.c.}$
	grammes.
Acide carbonique libre et combiné..	2,338
— chlorhydrique.............	0,665
— sulfurique...............	0,428
— phosphorique.............	0,009
— silicique................	0,095
— arsénique...............	traces
— iodhydrique..............	traces
Soude......................	0,999
Potasse.....................	0,025
Chaux......................	0,465
Magnésie....................	0,207
Strontiane...................	0,012
Oxyde de fer.................	0,007
Alumine.....................	traces
Matière organique.............	traces
	5,260
Poids du résidu salin obtenu à 180°.	3,072

Composition hypothétique.

Température..................	24 à 25°.
Densité.....................	1,0028
Oxygène et azote..............	$4^{c.c.}$
	grammes.
Acide carbonique libre...........	0,839
Bicarbonate de soude............	traces

Report..........	0,839
Bicarbonae de chaux............	1,090
— de magnésie.........	0,741
— de protoxyde de fer....	0,036
Sulfate de soude...............	0,304
— de strontiane............	0,024
Chlorure de sodium.............	0,894
— de potassium...........	0,138
— de magnésium..........	0,029
Iodure de sodium..............	traces
Phosphate de soude.............	0,017
Arséniate de soude.............	traces
Silice.........................	0,095
Alumine et matière organique......	traces
	4,207

Dépôts. — Les eaux de Gimeaux ont joui autrefois d'une grande activité. Elles ont formé le monticule tout entier dont elles sortent encore. Elles ont singulièrement modifié le dépôt des couches de grès qui avait lieu sur ce point comme sur tous les bords du grand lac de la Limagne. Tantôt ces grès sont très-durs et cimentés par des calcaires, tantôt ils sont friables et contiennent des cristaux d'arragonite bleue ou violacée, lesquelles forment quelquefois des masses tout hérissées de pointements au milieu de grains de sable peu cohérents. Ailleurs l'arragonite presque friable s'est déposé en couches horizontales dans ces mêmes sables, et ses masses fibreuses ont conservé beaucoup d'éclat.

On voit encore ce même minéral former de petites veines dans des grès ferrugineux qui lui doivent leur ciment.

Le carbonate de chaux s'est déposé autour de ces sources sous toutes les formes.

Il est compacte ou caverneux, concrétionné ou presque spongieux. Toutes les formes des calcaires à phryganes des environs s'y retrouvent.

On voit aussi des travertins en grosses masses qui s'avancent sur le chemin de Prompsat. Il y a sur ce monticule un mélange inextricable de roches de toutes natures.

Gimeaux est entièrement bâti sur des travertins feuilletés et ferrugineux qui se prolongent jusqu'au bord du ruisseau.

Le fer a joué un grand rôle dans ces dépôts ; il remplit les cavités des travertins par des nodules ocreux, jaunes ou verdâtres ; mais on voit aussi des travertins colorés en vert et qui doivent leur couleur à de la matière organique ou à des végétaux.

Avant la clôture de la source, l'eau incrustait des Conferves, des Chara et formait de jolis groupes ferrugineux. Elle déposait aussi sur le sol une matière blanche qui était peut-être de la Silice et que nous regrettons de n'avoir pas examinée. Elle était probablement composée des carapaces des infusoires qui vivent encore dans ces eaux.

Indépendamment des stalactites et de toutes ces concrétions, les eaux ont formé surtout d'énormes stalagmites, dans les endroits où tombaient de petites cascades. On y trouve la structure à bandes parallèles de l'albâtre oriental, et les intervalles de ces stalagmites sont remplis par des dépôts ocreux.

Il est assez difficile maintenant de retrouver toutes ces formes du calcaire, de l'arragonite et du fer que ces eaux ont si abondamment créées. Le terrain a été bouleversé, mais pendant les fouilles nécessitées par les travaux de captage, nous avons pu étudier facilement toutes les variétés que recélait ce sol concrétionné.

M. Lefort a fait aussi l'analyse des concrétions de Gimeaux, c'est-à-dire des dépôts épurés par un long trajet. Ils renferment en moyenne pour 100 parties :

Carbonate de chaux	89,93
— de magnésie	00,16
— de strontiane	00,30
Sulfate de chaux	00,08
Oxyde de fer	00,02
Silice, chlore, alumine	traces
Eau	09,78
	100,00

En face de Chirat, de l'autre côté du ruisseau, on remarque un monticule en partie couvert de vignes dont le sol ferrugineux indique l'action éloignée d'une source minérale. Cette source a formé des grès très-curieux et singulièrement contournés, en cimentant des grains de feldspath. On les trouve sur le sol en fragments erratiques avec des masses de calcaire friable et siliceux. Ce monticule offre aussi des travertins analogues à ceux de Davayat et parsemés de cailloux roulés de granite, de gneiss et de quartz blanc transparent.

Nous ajouterons à la station de Gimeaux une autre source ferrugineuse située près de Chirat, entre ce village et le Colombier de Chantel qui touche presque le ruisseau des Fourneaux. On ne voit cependant pas de véritable travertin en ce lieu, mais des couches d'un sable très-ferrugineux agglutiné, recouvertes de quelques cailloux roulés et de fer hydroxydé brun.

Sources de Rouzat.

En allant de Gimeaux à Combronde, on peut visiter les sources de Rouzat qui appartiennent à la commune de Beauregard-Vandon, canton de Combronde. Il y a deux sources qui toutes deux sortent des travertins. Ces derniers reposent sur des gneiss micacés au voisinage de porphyres dont l'éruption n'a pas dû être sans influence sur l'issue de ces deux sources. Nous les regardons cependant comme appartenant à la cassure occidentale de la Limagne.

La première de ces sources est froide et peu importante. Elle existe au milieu des vignes, à droite du chemin conduisant au château de Rouzat.

La seconde qui est aujourd'hui captée sort des travertins avec une température de 30 à 31° et avec un débit de 300,000 litres par 24 heures. Elle est violemment agitée par le dégagement de l'acide carbonique.

Son analyse faite d'abord par M. Nivet, puis reprise par M. Lefort, a donné à ce dernier les résultats suivants pour un litre :

Principes élémentaires.

Oxygène et azote	3c.c.
	grammes.
Acide carbonique libre et combiné	2,030
— chlorhydrique	0,645
— sulfurique	0,171
— phosphorique	0,010
— silicique	0,106
	2,962

Report	2,962
Acide arsénique	traces
— iodhydrique	traces
Soude	0,619
Potasse	0,088
Chaux	0,427
Magnésie	0,249
Strontiane	0,003
Oxyde de fer (FeO)	0,016
Alumine	traces
Matière organique	traces
	4,364
Poids du résidu salin obtenu à la température de 180 degrés	3,008

Composition hypothétique.

Température	30 à 31°
Densité	1,0024
Oxygène et azote	3c.c.
	grammes.
Acide carbonique libre	0,728
Bicarbonate de soude	0,109
— de chaux	1,098
— de magnésie	0,756
— de protoxyde de fer	0,036
Sulfate de soude	0,303
— de strontiane	0,006
Chlorure de sodium	0,887
— de potassium	0,179
	4,102

Report	4,102
Iodure de sodium	traces
Phosphate de soude	0,019
Arséniate de soude	traces
Silice	0,106
Alumine	traces
Matière organique	traces
	4,227

Dépôts. — La découverte de Stromeyer, que l'arragonite contient toujours un peu de strontiane, engagea Berzelius à chercher cette terre dans les dépôts des eaux de Carlsbad, et en effet il la trouva aussi, mais en très-petites quantités dans les arragonites déposées par ces eaux. (*Ann. de chimie et de physique*, t. 21, p. 247.)

Dans les eaux de Rouzat l'analyse indique une quantité très-sensible de sulfate de strontiane, et les arragonites y abondent et s'y forment encore.

Les travertins sont très-abondants, d'un gris bleuâtre pâle et contiennent de grandes quantités d'arragonite rayonnée. On en voit sur quelques points d'énormes masses qui se décomposent et laissent voir leurs aiguilles divergentes.

Ailleurs les travertins sont tellement ferrugineux qu'ils ressemblent à des minerais de fer. Certaines masses sont d'ailleurs très-modernes, car elles empâtent des coquilles assez nombreuses, telles que *Helix ericetorum*, *Cyclostoma elegans*, *etc.* Ailleurs ces travertins paraissent composés de petits fragments calcaires et ferrugineux. Ce sont des espèces de brèches-très curieuses. Un peu plus bas, nous trouvâmes des masses de graviers cimentés contenant de petites coquilles et des racines bulbeuses analogues à celles que l'on trouve dans les travertins de Saint-Nectaire. Ces bulbes passées à l'état siliceux appartiennent à une Cypéracée que nous ne connaissons pas en Auvergne.

Aujourd'hui ces eaux déposent encore une grande quantité d'oxyde de fer et engorgent promptement leurs tuyaux. Quelques masses d'arragonite nous ont offert à leur surface des cristaux de chaux carbonatée lenticulaire. On voit, par ce dernier fait, comment les dissolutions par suite d'un léger changement peuvent modifier les formes sous lesquelles les cristaux se présentent.

Les eaux de Rouzat ne sont plus aussi que les restes de sources plus abondantes. Elles ont laissé d'énormes dépôts de travertins et d'arragonite. La petite plaine de Davayat elle-même est couverte de concrétions calcaires dont on fait de la chaux.

On retrouve d'autres concrétions au-dessus des sources. Celles-ci ont percé partout. Elles ont modifié, altéré le porphyre sur lequel le château de Rouzat est bâti.

Nous avons rencontré derrière ce château, un énorme morceau de calcaire siliceux contenant des nodules abondants, concrétionnés, assez fragiles mais fortement enchâssés dans le calcaire et la silice. Il suffit aussi de jeter les yeux sur les collines situées entre Teilhède, Banson, Combronde et Rouzat, pour y reconnaître les dépôts considérables d'anciennes sources minérales analogues à celles de Rouzat et de Gimeaux.

On rencontre à Davayat de grandes masses de travertin qui sont exploitées pour faire de la chaux. Peut-être cette roche provient-elle de Gimeaux, ou de Rouzat, ou d'autres sources minérales qui n'existent plus à l'époque actuelle et dont les eaux ont pu former autrefois un lac dans le lieu même où ces travertins existent aujourd'hui. Peut-être même y avait-il communication entre ce lac et la source minérale de Saint-Myon.

Sources de Combronde.

Il existe deux sources minérales aux environs de Combronde.

1°. La première se trouve dans la commune du Montcel, au milieu du communal de Laschamps. On y voit un dégagement d'acide carbonique. « L'eau de cette source est limpide, mais sa surface est couverte d'une pellicule mince et blanchâtre. On ne voit autour du bassin aucun dépôt calcaire ni ferrugineux. »

» Elle contient, par litre d'eau, trois grammes de sels composés principalement de bicarbonate de soude, d'un peu de bicarbonate de chaux, d'une quantité minime de sulfate de soude, de bicarbonate de magnésie et de silice. » (Nivet d'après Mosnier.)

Il existe encore des suintements auprès du pont, pas très loin de l'autre source.

2°. Une source à peu près semblable à la première existe sur la rive droite de la Morge en dessous du domaine de Ville-Morge. Elle sort du porphyre. Elle est peu abondante.

Source de Saint-Myon.

Le village de St-Myon est situé à 4 kilomètres de Combronde, et dans ce même canton; la rivière de Morge passe au pied de ce village, et c'est sur sa rive droite que se trouve la source minérale de St-Myon. Elle est très-près du bord de l'eau. Elle sort du granite. Sa température est de 14 degrés seulement, et son débit est très-faible.

Ces eaux sont traversées par des bulles nombreuses d'acide carbonique. Leur analyse faite par M. Lefort présente les résultats suivants :

Principes élémentaires pour un litre.

Oxygène et azote	11$^{c.c.}$
	grammes.
Acide carbonique libre et combiné	2,892
— sulfurique	0,198
— chlorhydrique	0,263
— phosphorique	0,007
— silicique	0,096
— arsénique	traces
— iodhydrique	traces sensibles
Soude	1,113
Potasse	0,088
Chaux	0,356
Magnésie	0,093
Strontiane	0,003
Oxyde de fer (FeO)	0,010
Alumine	traces
Matière organique	traces
	5,119
Résidu salin obtenu à 180°	3,232

Ces substances, converties par le calcul en combinaisons salines anhydres, peuvent être représentées de la manière suivante :

Température	14°
Densité	1,0027
Oxygène et azote	11$^{c.c.}$

	grammes.
Acide carbonique libre	0,942
Bicarbonate de soude	1,914
— de potasse	0,170
— de chaux	0,915
— de magnésie	0,291
— de protoxyde de fer	0,022
Sulfate de soude	0,355
— de strontiane	0,006
Chlorure de sodium	0,423
Iodure de sodium	traces très-sensib.
Phosphate de soude	traces
Arséniate de soude	traces
Silice	0,096
Alumine	traces
Matière organique	traces
	5,134

Dépôts. — Indépendamment de la source dont nous venons de parler, on voit plusieurs filets qui coulent dans la Morge ou sur ses bords, et dont plusieurs décèlent leur présence par des traces ferrugineuses.

La source elle-même n'abandonne guère que ce fer hydraté, mais autrefois elle a formé des travertins calcaires. Ces derniers qui ont arrêté et englobé des cailloux roulés, se prolongent jusqu'à l'issue de la source. Ce travertin forme une couche sur le terrain primitif qui l'environne de tous côtés.

Les environs de St-Myon semblent avoir été autrefois le centre d'émissions bien plus considérables. On voit près de la Morge une espèce de porphyre rougeâtre avec des veines de quartz d'un beau blanc, et des fissures tapissées de fer oxydé rouge. Près de là et à peu de distance d'une croix, au milieu d'un champ, on voit à la surface du sol primitif, une couche de grès dont le ciment ferrugineux provient certainement d'une source minérale.

Des eaux aujourd'hui taries doivent avoir contribué à créer les calcaires concrétionnés qui abondent à une petite distance de St-Myon.

Sources d'Aigueperse.

Les environs d'Aigueperse ne possèdent plus que des suintements d'eau minérale, mais nous devons supposer que les terrains et surtout les coteaux qui avoisinent cette ville, doivent en partie leur origine à des sources calcarifères. On voit près de la ville, sur les pentes du coteau de la Bosse, des suintements qui s'échappent des travertins et incrustent encore des roseaux. Les rochers qui supportent le château de la Roche, sont de véritables travertins plus ou moins poreux.

On voit encore, selon le docteur Panchaud, près de l'église de Chaptuzat, au-dessus du domaine de St-Mayard, deux minces filets d'eau minérale, calcaire et martiale.

Ne seraient-ils pas les dernières traces de ces eaux abondantes qui ont incrusté les phryganes qui ont donné naissance aux puissantes assises concrétionnées de Chaptuzat et des environs. Les eaux qui sortent à Artonne de plusieurs points de la partie supérieure de la ville et qui alimentent les lavoirs, n'auraient-elles pas eu aussi à une époque éloignée le pouvoir de créer les monticules calcaires qui dominent la ville?

A Aigueperse même, quelques puits creusés dans le faubourg de Gannat, se sont remplis d'eau minérale, acidule, impure.

Tous les terrains situés entre Aigueperse et Gannat, entre Gannat et Vichy, etc., sont parsemés de petites masses calcaires, quelquefois enterrées dans un sol ferrugineux, qui annoncent la présence d'anciennes sources.

C'est encore à une source en partie éteinte qu'est dû un dégagement considérable d'acide carbonique qui a lieu très-près d'Aigueperse, dans un champ de la commune de Montpensier. Quand nous avons vu cette localité pour la première fois, en 1827, nous avons trouvé une dépression ovale et en partie gazonnée, dans le fond de laquelle il existait deux trous en partie remplis d'eau bourbeuse. Ces deux cavités et surtout celle qui est située le plus à l'est, et où l'eau fangeuse ne s'évapore jamais, laissent dégager un grand courant d'acide carbonique pur. C'est à peine s'il sort du gaz de la cavité placée le plus à l'ouest.

Nous avons trouvé plusieurs fois dans la dépression des oiseaux morts, ainsi que de petits quadrupèdes asphyxiés par le gaz.

D'Arcet père, qui visita ce lieu en 1828, publia une notice dans laquelle il engageait le propriétaire à surmonter cette cavité d'une grotte artificielle pour y offrir aux curieux la répétition du phénomène de la grotte du Chien, près de Pouzzole en Italie. Il conseillait aussi d'utiliser le gaz pour saturer des sous-carbonates de soude.

En 1830, la source de gaz fut achetée par Bardonnet qui fit construire la grotte, puis par Brosson, pour y saturer le sel de soude destiné aux pastilles de Vichy. Le tout est abandonné aujourd'hui (1863).

CHAPITRE IV.

Sources des bords de la Sioule.

Sources de Pontgibaud.

1. En descendant le cours de la Sioule, on rencontre à une petite distance de Pontgibaud, sur le bord d'un ruisseau, dans la prairie d'Anchald, une source désignée sous le nom d'Eau de Javel.

Sa température est de 13° et son volume assez considérable. Elle a été fouillée avec précaution par les soins du docteur Bécourt. Elle est maintenant très-pure et sort du micaschiste. Voici son analyse, faite par MM. Blondeau et Henry. Elle contient par litre :

ANALYSE TROUVÉE.	GRAMMES.	ANALYSE CALCULÉE.	GRAMMES.
Carbonate de soude.....	0,6146	Bicarbonate de soude...	0,8790
Sulfate de soude.......	0,1520	Sulfate de soude.......	0,1520
Chlorure de sodium.....	0,1200	Chlorure de sodium.....	0,1200
— de potassium..	traces.	— de potassium..	traces.
Carbonate de magnésie..	0,1114	Bicarbonate de magnésie.	0,1690
— de fer.......	traces.	— de fer.......	traces.
— de chaux.....	0,3118	— de chaux.....	0,4490
Silice................	0,0850	Silice................	0,0850
Matière organique......	0,1050	Matière organique......	0,1050
TOTAL des sels par litre d'eau...........	1,4795	TOTAL des sels par litre d'eau...........	1,9590
		Acide carbonique......	0,2550

2. Un peu plus loin, mais sur la rive droite de la

Sioule, entre Peschadoire et Barbecot, une petite source sort du terrain primitif. C'est la source de Châteaufort qui appartient à la commune de Chapdes-de-Beaufort. Cette eau a été analysée aussi par MM. Blondeau et Henry. Ils ont trouvé pour un litre :

ANALYSE TROUVÉE.	GRAMMES.	ANALYSE CALCULÉE.	GRAMMES.
Carbonate de soude.....	0,3995	Bicarbonate de soude...	0,3710
Sulfate de soude...	0,2040	Sulfate de soude.......	0,2040
Chlorure de sodium.....	0,1380	Chlorure de sodium....	0,1380
— de potassium...	traces.	— de potassium..	traces.
Carbonate de magnésie...	0,3394	Bicarbon^te de magnésie.	0,5460
— de fer........	traces.	— de fer......	traces.
— de chaux.....	0,5101	— de chaux...	0,7330
Silice................	0,0600	Silice...............	0,0600
Matière organique......	traces.	Matière organique.....	traces.
TOTAL des sels par litre d'eau..........	1,6910	TOTAL des sels par litre d'eau...........	2,2720
Acide carbonique.......	»	Acide carbonique......	0,4110

Cette source a également été creusée par les soins de M. le docteur Bécourt. On voit sur son parcours un dépôt ocracé rougeâtre, de la matière verte qui s'organise et un peu de calcaire. Mais la source est trop rapprochée de la Sioule pour que les dépôts aient le temps de se former et surtout de s'accumuler.

3. *Source de Barbecot.* — Cette source est placée au milieu de la galerie principale de cette localité (mine de plomb). L'eau qu'elle fournit est acidule et un peu saline, calcaire et ferrugineuse. Elle contient de la matière organique. Sa température est de 10° (Fournet).

4. « Parmi les autres sources minérales moins importantes, de Barbecot, nous devons signaler celle de la galerie placée à côté de la cabane du père Chopine, un peu au-

dessus des Bocards, sur la rive gauche de la Sioule. Elle avoisine un filon de plomb sulfuré argentifère et donne la colique à ceux qui en boivent (Fournet). »

Il est bien certain que les sources que nous venons de citer, distribuées sur les deux rives de la Sioule, ont été mises au jour par suite du creusement de cette vallée par la rivière, et de plus quelques-unes semblent coïncider avec l'apparition des filons métallifères que l'on voit aussi des deux côtés de la vallée.

Il est douteux pour nous que cette coïncidence soit fortuite, et nous rattacherions volontiers les sources minérales aux filons, sans pourtant oser prétendre que ces sources soient les restes de sources métallifères.

Mais que l'on rattache ou non les deux phénomènes, ce point de la vallée de la Sioule est remarquable par ses dégagements d'acide carbonique.

Les terrains primitifs et métallifères de Pontgibaud sont, selon M. Fournet, tout imprégnés d'acide carbonique. On entend ce gaz siffler dans toutes les galeries des mines ; on l'entend se dégager avec intermittences, quelquefois régulières et très-remarquables, et toujours plus abondamment par les vents d'ouest et surtout dans les temps orageux, soit que l'atmosphère dans le premier cas le comprime moins puisqu'elle est plus légère, soit que dans le second l'électricité atmosphérique influe sur son dégagement.

Toutes les coupures faites dans le terrain sur lequel est bâti l'atelier de Barbecot, donnent constamment ce gaz, et au village même de Barbecot, situé à une grande hauteur au-dessus de la Sioule, on l'a rencontré en creusant un puits destiné à fournir l'eau pour les usages ordinaires.

Cet acide a réagi sur ce filon de Barbecot en dissolvant les substances minérales attaquables et laissant intacts les quartz, la baryte, la serpentine, le talc, la galène, la pyrite, la blende.

C'est surtout aux mines de Pranal que le dégagement de cet acide devient considérable. Là un puits a été creusé dans le terrain primitif pour l'extraction du minerai de plomb, et se trouve à une petite distance du cône volcanique moderne qui a fourni la coulée de Pranal. « Pendant certaines journées, dit M. Fournet, on s'aperçoit à peine de la présence de l'acide carbonique dans l'intérieur des mines de Pranal et de Barbecot. En d'autres temps, les jets s'effectuent avec une force prodigieuse, avec le bruit du tonnerre. Dans un puits de Pranal, approfondi jusqu'à 90 mètres, actuellement abandonné et complétement rempli d'eau, il arrivait presque tous les mois qu'une agitation commençait à se manifester dans la colonne liquide. D'abord animée d'un mouvement presque insensible, ensuite frémissante, et devenant mousseuse au bout de quelques heures, elle était lancée par explosion comme le vin de Champagne hors d'une bouteille, et le puits se trouvait débarrassé de son contenu. La projection atteignit même un jour à un degré de violence tel, que la toiture du puits fut enlevée; des torrents de gaz se répandirent dans la vallée, asphyxiant un cheval dans son écurie et les oies qui nageaient sur la rivière; le maître mineur, averti par l'odeur, eut à peine le temps de s'enfuir de son habitation et d'échapper au danger en grimpant sur la berge voisine. » (*Détails au sujet de la formation des Oolithes calcaires*, p. 34.)

Plus tard, M. Pallu, qui a succédé à M. Fournet comme directeur des mines de Pontgibaud, a donné de nouveaux détails sur ce dégagement de gaz, dans une lettre dont M. Dumas a donné lecture à l'Institut.

« Nous avons creusé, dit M. Pallu, à la mine de Pranal, jusqu'à la profondeur de 90 mètres, un grand puits d'extraction; mais les eaux étant arrivées avec plus d'abondance que ne pouvait en enlever la faible machine d'épuisement dont nous pouvions disposer, nous avons été obligés d'interrompre notre travail pour créer de nouvelles machines. Cette interruption ayant permis aux eaux de remplir le puits jusqu'à son orifice, cette circonstance a donné lieu à un phénomène périodique qui me paraît digne d'attention. Tous les mois environ, on voit l'eau contenue dans le puits éprouver un léger frémissement qui se témoigne au bout de quelques heures par une très-forte et très-bruyante agitation de toute la masse; le gaz acide carbonique commence à se dégager en très-grande abondance, puis vient ensuite une éruption d'eau considérable, qui ne cesse que quand le puits s'est vidé jusqu'à une profondeur de 10 à 15 mètres. Ce puits a de section 3^{m} 66 sur 2^{m} 33. La masse de gaz est assez considérable pour combler pendant quelques instants une portion de la petite vallée; mais un fait remarquable, c'est que l'eau ne jaillit pas par l'orifice du puits dès le début : elle prend d'abord son issue par le tuyau du ventilateur qui a 0^{m} 33 de section et qui descend jusqu'au fond du puits. Le coude qui joint ce tuyau ou ventilateur a été brisé, et l'eau par cette issue forme un jet qui n'a pas moins de 35 à 40 pieds d'élévation. Le phénomène dure de 15 à 20 minutes, avec des intermittences répétées de quelques secondes. Les trappes qui couvrent une partie du puits sont agitées violemment, puis tout rentre en repos pour recommencer le mois suivant. Cette éruption de gaz n'a rien de bien inquiétant pour nous, dit M. Pallu, car un seul de nos ventilateurs absorberait en moins de dix heures toute la masse accumulée pendant un mois. (*Acad. des sciences*, 15 juillet.)

Source de Saint-Ours ou de la Fronde.

« La source de la Fronde est située à environ un kilomètre à l'ouest de Saint-Ours, à la partie inférieure du bois de la Fronde. Elle est sur le bord d'un petit ruisseau qui se réunit à la Sioule, immédiatement au-dessous du village de Peschadoire. Une excavation du roc entourée de gazon reçoit ses eaux, et un taillis fort épais rend sa recherche très-difficile quand on ne connaît pas les lieux. Elle est abondante et laisse déposer sur son trajet des carbonates de fer et de chaux. Après trois à quatre mètres de parcours, elle arrose un massif de travertin qui surplombe le ruisseau le plus voisin. Cette eau minérale est limpide, incolore, abondante ; sa saveur est aigrelette, peu saline et légèrement ferrugineuse ; elle présente, en un mot, les caractères physiques des eaux de Châteaufort. Un dégagement d'acide carbonique la traverse et sa température est de 10°,5. » (Nivet, *Dict.*, p. 255.) Cette source sort du micaschiste.

Source de Pulverière.

Dans le canton de Pontgibaud et dans la commune de Chapdes-Beaufort, se trouve la source de Pulverière ou de Vareille. Elle sort du terrain primitif, au nord d'un monticule à trois pointes basalmiques. Elle est sur le bord d'un ruisseau omis sur ma carte.

Son eau est froide, abondante, et marque 11°,7 (le 18 eptembre 1849) ; elle est acidule et ferrugineuse.

s

Elle paraît avoir des rapports avec l'eau des Roches, près Clermont.

Cette eau a déposé tout autour de sa source une grande quantité de fer hydroxydé et du travertin calcaire très-ferrugineux. En creusant son bassin on obtiendrait certainement une très-belle source analogue aux fontaines froides de Châteauneuf.

Source de Chalusset.

La source de Fontfreide est située dans la vallée sauvage de la Sioule, près des produits volcaniques de Chalusset. Ses eaux peu abondantes ont donné à M. Bouillet une température de 20°, et à M. Fournet, à une autre époque, à un thermomètre soigneusement vérifié 20,2. Ces eaux déposent d'abord un peu d'ocre près de leur bassin, puis elles s'écoulent en perdant leur acide carbonique et abandonnent du carbonate de chaux. La masse de ce dernier se présente sous la forme d'une culée appuyée sur un des bords de la vallée, et si ses eaux étaient plus abondantes, elles finiraient par jeter sur la Sioule un gigantesque arceau, offrant sur de grandes proportions ce que Saint-Alyre nous montre en petit sur le ruisseau de Tiretaine.

Des observations très-curieuses de M. Fournet sur les pisolithes de cette source, tendraient à faire croire que la composition de ses eaux est sujette à des variations ou à des intermittences comme les dégagements de gaz du puits de Pranal. Dans ses diverses visites à cette source, le professeur Fournet a remarqué des pisolithes très-différentes ; les unes vésiculeuses et formées seulement d'une mince pellicule d'hydroxyde de fer ; les autres plus solides, contenant des noyaux de fer hématite, offrant des taches vertes dues à des matières organiques et démontrant que des matières différentes ont réagi dans la formation de ces petites masses, soit à l'extérieur lors du dépôt des matières, soit à l'intérieur par suite d'actions moléculaires.

M. Fournet après avoir rappelé les curieuses observations d'Ehrenberg, sur l'aptitude dont jouissent certains animalcules infusoires des sources thermales, à se composer des carapaces, tantôt de silice, tantôt d'hydroxyde de fer, en vient à considérer chaque pisolithe comme un tout indépendant.

« Voilà donc, dit-il, un petit globe, dont les petites po-
» pulations animées, végétantes, rivalisent d'énergie avec
» les affinités chimiques, agissant dans le calme du sanc-
» tuaire intérieur pour concrétionner, et dans le tumulte des
» filets d'eau tombante pour concréfier. » (*Détails au sujet de la formation des oolithes calcaires.*)

Source de Montfermy.

Une petite source acidule et ferrugineuse dite source de Trimoulet sort du gneiss et se trouve sur la rive droite d'un petit ruisseau qui passe à l'est de Trimoulet pour se rendre à la Sioule.

Sources de Châteauneuf.

De toutes les sources qui s'échappent le long de la grande fracture de la Sioule, celles de Châteauneuf sont les plus importantes et les plus nombreuses. L'apparition des porphyres qui forment la rive droite de la Sioule, en traçant le chemin de la rivière, a brisé ses granites qui s'étendent sur l'autre rive et frayé le passage aux eaux minérales.

On les voit paraître entre ces deux roches sur une étendue de trois kilomètres. Leur nombre est de 14, selon M. Lefort ; ce sont celles qui sont captées et séparées plus ou moins des eaux de la rivière. M. Nivet en compte 17. Ce chiffre est certainement dépassé, car bon nombre de filets d'eau sortent dans le lit de la rivière où l'on voit partout des bulles de gaz arriver à la surface.

Sur ces 17 sources, deux seulement se trouvent sur la rive droite, c'est-à-dire du côté des porphyres. Ce sont les sources de Chambon-Lacroix et de Chambon-Lagarenne.

Nous allons désigner ces 14 sources, en suivant l'ordre indiqué par M. Lefort, dans son grand travail sur les eaux de Châteauneuf (1855).

Première série. — Sources froides.

1. *Source Désaix.* — Elle est située près du hameau du Coin, et jaillit du pied de la montagne qui forme l'encaissement de la rivière. Cette source n'est que le principal griffon d'eaux plus abondantes qui cherchent dans tous les environs à se frayer une issue.

2. *Source de la Pyramide.* — Placée à 150 mètres du grand bain, et à quelques mètres seulement de la rivière, « elle dépose, dit M. Lefort, sur les parois du réservoir, une matière organique verdâtre, molle, onctueuse, comme glaireuse, fuyant à la pression des doigts, dont les aréoles sont remplies de gaz acide carbonique et de gaz azote, et imprégnée d'une notable quantité d'oxyde de fer. »

3. *Fontaine ou buvette du grand bain chaud.* — Cette fontaine est adossée au grand bain. Elle contient des traces d'acide sulfhydrique qui la rendent désagréable à boire. M. Lefort pense qu'elle doit peut-être sa mauvaise odeur à

la décomposition des sulfates par des débris de végétaux enfouis dans le sol.

4. *Source du petit Moulin.* — On la nomme aussi Source Birard. On la trouve en remontant le cours de la Sioule, entre la rivière et le chemin, en se rendant au hameau des Bordats.

5. *Source du Pavillon ou de Champfleuret.* — « Cette source, dit M. Lefort, peut être considérée comme une des plus intéressantes de Châteauneuf. »

« Découverte depuis le mois de janvier 1854, cette eau minérale possède avec celle du Chambon, mais en quantité encore plus grande, une proportion de bicarbonate de magnésie qui la rend précieuse pour certaine affection des voies digestives. »

« Elle se trouve dans un pâturage appelé Champfleuret, à 600 mètres de l'établissement principal, et à 100 mètres environ de la rivière. Elle jaillit des fissures des rochers qui bordent à droite le chemin conduisant au hameau des Bordats. L'eau paraît très-abondante dans cet endroit, car de toutes parts on voit le gaz acide carbonique se faire jour sur le sol. »

6. *Source du Petit-Rocher.* — « La source du Petit-Rocher est située à un kilom. environ de l'établissement des grands bains chauds, à 300 mètres de la Sioule, à une très-petite distance du ruisseau le Cube. »

« L'eau jaillit au pied et des interstices du rocher sur lequel est bâti l'hôtel du Petit-Rocher. Le filet d'eau qui s'écoule n'est pas très-considérable, et au dire de quelques personnes qui fréquentent depuis un certain nombre d'années les eaux de Châteauneuf, l'écoulement tendrait à diminuer de jour en jour ; mais il suffit d'examiner les lieux pour se convaincre qu'au moyen de quelques travaux, il serait facile de lui rendre le débit qu'elle a perdu. Il s'agirait pour cela de capter plusieurs autres filets qui sourdent tout autour du griffon. » (Lefort.)

7. *Source de Chevarier.* — Cette source sort du même rocher que la précédente, et sur les bords du ruisseau le Cube. Elle est peu abondante, et, quoique sa température soit de 30°, on présume qu'elle s'est affaiblie. «Nous sommes d'autant plus porté, dit M. Lefort, à faire cette supposition, que la composition chimique a changé d'une manière notable. Aussi, tandis qu'un litre d'eau contenait, d'après Vallet, 3,378 de principes fixes, la même quantité de liquide n'a plus donné que 1,588. » Cette eau fournit un léger dépôt ferrugineux.

8. *Sources de Chambon-Lacroix.* — Elle jaillit en bouillonnant de la base d'un rocher élevé sur la rive droite de la Sioule. Elle abandonne un dépôt ocracé sur les parois de son réservoir.

9. *Source de Chambon-la-Garenne.* — Elle est placée à côté de la précédente en remontant un peu le cours de la Sioule. Elle est rapprochée de la rivière, et située dans un pâturage.

Seconde série. — Eaux thermales.

10. *Source du Grand-Bain-Chaud.* — Cette source abondante s'échappe du rocher par plusieurs fissures. Elle est située sur le bord même de la rivière, et quelquefois pendant les crues, elle est complétement submergée.

11. *Source du Bain-Auguste.* — Celle-ci est très-rapprochée de la précédente, ainsi que du Bain-Julie et de la buvette du Bain-Chaud. Ce sont sans doute les mêmes

eaux qui sortent de plusieurs griffons avec des températures un peu différentes.

12. *Source du Bain-Julie.* — Il existe une connexion entre cette source et le Bain-Chaud qui en est très-rapproché.

13. *Source du Bain-Tempéré.* — C'est encore une annexe du Bain-Chaud et surtout du Bain-Julie dont elle n'est séparée que par une distance de 10 à 12 mètres. « Cependant, dit M. Lefort, elle paraît en être tout à fait distincte. Aussi la vidange de la piscine Julie ne fait subir aucun changement dans le volume de celle du Bain-Tempéré. »

14. *Source thermale du Petit-Rocher.* — Il est toujours remarquable de voir une source chaude sortir à côté d'une source froide. Et ici ces deux sources sont très-rapprochées et ne doivent peut-être leur différence de température qu'à une inégalité de débit. La source chaude est au hameau des Bordats, sur la rive gauche du ruisseau le Cube.

15. *Source thermale de la Rotonde.* — Elle sort aussi du granite, au hameau des Bordats, sur la rive droite du ruisseau le Cube, sur la rive gauche et à 150 mètres environ de la Sioule, et à quelques mètres seulement des sources minérales de Chevarier et du Petit-Rocher.

Température. — La chaleur des eaux de Châteauneuf varie suivant les sources de 15,75 à 37°, selon M. Lefort. Ce dernier chiffre est pris au griffon du Bain-Chaud et un peu plus élevé que le degré de chaleur de l'eau de la piscine. Nous avons pris très-exactement et avec le même thermomètre la température du Bain-Chaud pendant plusieurs jours à trois heures du matin. Voici les résultats :

7 août 1852..............	36,4
10 — —	35
11 — —	36
12 — —	36,2
13 — —	36
14 — —	35
15 — —	36

Ces différences tiennent surtout à quelques infiltrations d'eau froide. La hauteur de la rivière a la plus grande influence. Les baigneurs s'aperçoivent très-facilement d'un demi degré en plus ou en moins dans la température du bain.

Nous avons pris le 4 août 1852 la température de la source Désaix et nous n'avons trouvé que 14°,8.

Volume. — Nous ne connaissons pas le débit des sources froides qui est d'ailleurs peu considérable. Quant aux sources chaudes, nous trouvons les chiffres suivants dans le travail de M. Lefort :

Grand-Bain-Chaud...........	160 litres.
Source-Julie................	20
Bain-Tempéré..............	100
Petit-Rocher................	75
La Rotonde................	80
TOTAL..........	435

Nous pensons qu'en ajoutant le débit des dix sources qui ne sont pas indiquées et celui des émissions qui ont lieu dans le lit de la rivière, on peut porter à 500 litres par minute le débit de toutes ces sources.

Composition. — Quoique l'eau de la plupart de ces sources ait été analysée plusieurs fois par différents chimistes et par nous-même, nous rapporterons seulement les analyses de M. Lefort telles qu'elles sont consignées dans les deux tableaux de son grand travail sur les eaux de Châteauneuf. Nous regardons ces analyses comme plus exactes que toutes les précédentes.

TABLEAU *synoptique de la densité, de la température et des substances contenues dans un litre d'eau des différentes sources minérales et thermales de Châteauneuf.*

NOMS DES SOURCES.	Fontaine Désaix.	Fontaine de la Pyramide	Buvette du Grand-Bain chaud.	Grand-Bain chaud.	Bain Auguste.	Bain Julie.	Bain tempéré.	Fontaine du Petit-Moulin.	Fontaine du Pavillon ou de Champfleuret.	Bain du Petit-Rocher.	Fontaine du Petit-Rocher.	Fontaine de Chevarier	Bain de la Rotonde.	Fontaine de Chambon-Lacroix
Densité	1,0017	1,0029	1,0018	1,0018	1,0027	1,0027	1,0020	1,0016	1,0035	1,0016	1,0016	1,0014	1,0016	1,0015
Température	16° 5	25° c.	35° 5c.	37° c.	32° c.	32° c.	35° c.	15°75 c.	16° c.	25° c.	21° 5 c.	30° c.	29° c.	19° 5 c.
Azote	5cc 3	7cc	6cc	5cc 8	4cc 2	4cc 1	2cc 9	3cc 5	2cc 3	3cc 5	4cc 1	4cc 9	4cc 5	9cc 4
Oxygène	1cc	0cc 3	1cc	1cc 3	1cc 1	0cc 7	0cc 6	0cc 5	0cc 5	0cc 2	0cc 8	0cc 4	1cc 2	2cc 7
Chlore	0,244	0,274	0,221	0,225	0,265	0,241	0,267	0,180	0,223	0,205	0,154	0,101	0,222	0,103
Acide carbonique	3,509	3,189	2,198	2,666	2,549	3,574	2,746	2,794	4,327	2,350	3,030	2,399	3,033	3,097
— sulfurique	0,141	0,272	0,275	0,267	0,241	0,249	0,265	0,132	0,220	0,179	0,153	0,105	0,167	0,071
— sulfydrique	"	indices	indices	"	"	"	"	"	"	indices	"	indices	"	"
— crénique	traces	traces	traces	traces	traces	traces	traces	traces	traces	traces	traces	traces	traces	traces
Potasse	0,268	0,377	0,321	0,279	0,259	0,299	0,285	0,271	0,461	0,222	0,296	0,220	0,343	0,196
Soude	0,879	1,021	0,892	0,900	0,971	0,920	0,922	0,633	0,995	0,704	0,463	0,471	0,782	0,566
Chaux	0,200	0,249	0,148	0,122	0,174	0,152	0.156	0,184	0,292	0,158	0,212	0,088	0,101	0,274
Magnésie	0,038	0,075	0,068	0.065	0,066	0,061	0,067	0,079	0,139	0,055	0,040	0,032	0,046	0,113
Alumine	traces	traces	traces	traces	traces	traces	traces	traces	traces	traces	traces	traces	traces	traces
Silice	0,103	0,109	0,115	0,101	0,122	0,126	0,121	0,085	0,092	0,095	0,100	0,078	0,095	0,010
Lithine	traces	traces	traces	traces	traces	traces	traces	traces	traces	traces	traces	traces	traces	traces
Protoxyde de fer	0,008	0,019	0,001	0,027	0,014	0,016	0,012	0,027	0,072	0,010	0,018	0,045	0,012	0,022
Arsenic	indices	indices	indices	indices	indices	indices	indices	indices	indices	indices	indices	indices	indices	indices
Matière organique	traces	traces	traces	traces	traces	traces	traces	traces	traces	traces	traces	traces	traces	traces
TOTAUX	5,390	5,588	4,236	4,660	4,661	5,638	4,841	4,385	6,821	3,974	4,468	3,539	4,801	4,452

TABLEAU *synoptique des diverses combinaisons salines anhydres attribuées hypothétiquement à 1 litre de chacune des eaux minérales et thermales de Châteauneuf.*

NOMS DES SOURCES.	Fontaine Désaix.	Fontaine de la Pyramide	Buvette du Grand-Bain chaud.	Grand-Bain chaud.	Bain Auguste.	Bain Julie.	Bain tempéré.	Fontaine du petit Moulin.	Fontaine du Pavillon ou de Champ-Fleuret.	Bain du Petit Rocher.	Fontaine du Petit Rocher.	Fontaine de Chevarier	Bain de la Rotonde.	Fontaine de Chambon Lacroix.
	Grammes.													
Acide carbonique........	1,835	1,521	0,752	1,195	1,019	1,457	1,318	1,467	1,986	1,135	2,024	1,512	1,750	1,881
Acide sulfhydrique.......	"	traces	traces	"	"	"	"	"	"	traces	"	traces	"	"
Bicarb^{te} de soude........	1,612	1,580	1,279	1,296	1,454	1,552	1,288	0,984	1,620	0,915	0,528	0,772	1,209	0,737
— de potasse.......	0,519	0,750	0,621	0,540	0,498	0,575	0,551	0,525	1,089	0,450	0,559	0,426	0,664	0,579
— de chaux........	0,516	0,642	0,580	0,514	0,448	0,591	0,401	0,475	0,750	0,408	0,545	0,228	0,257	0,706
— de magnésie......	0,121	0,237	0,215	0,204	0,209	0,191	0,212	0,248	0,455	0,175	0,126	0,101	0,145	0,536
— de protoxyde de fer.	0,018	0,042	0,022	0,034	0,052	0,056	0,027	0,062	0,016	0,022	0,042	0,010	0,028	0,050
Sulfate de soude.........	0,250	0,485	0,485	0,470	0,428	0,442	0,470	0,234	0,391	0,428	0,271	0,186	0,296	0,126
Chlorure de sodium......	0,415	0,433	0,374	0,595	0,449	0,411	0,451	0,304	0,577	0,340	0,285	0,175	0,575	0,175
Arséniate de soude.......	traces	traces	traces	traces	traces	traces	traces	traces	traces	traces	traces	traces	traces	traces
Crénate de fer...........	indices	indices	indices	indices	indices	indices	indices	indices	indices	indices	indices	indices	indices	indices
Silice...................	0,105	0,109	0,115	0,101	0,122	0,126	0,121	0,0-5	0,092	0,095	0,100	0,078	0,095	0,010
Alumine................	traces	traces	traces	traces	traces	traces	traces	traces	traces	traces	traces	traces	traces	traces
Lithine................	traces	traces	traces	traces	traces	traces	traces	traces	traces	traces	traces	traces	traces	traces
Matière organique.......	indices	indices	indices	indices	indices	indices	indices	indices	indices	indices	indices	indices	indices	indices
Poids des combinaisons salines anhydres. Les sels étant à l'état de bicarbonates..	5,387	5,579	4,259	4,549	4,659	4,981	4,839	4.584	6,756	5,968	4,458	5,487	4,799	4,440
Poids des combinaisons salines anhydres trouvé par l'expérience. Les sels étant à l'état de bicarbonates neutres..............	2,848	3,216	3,071	3,082	3,154	2,996	3,080	2,288	3,480	2.564	2,540	1,580	2,500	2,008

Dépôts. — C'est à peine si les sources de Châteauneuf marquent leur arrivée et leur passage par quelques dépôts ocracés et ferrugineux. Constamment lavés par les eaux de la Sioule, leurs produits sont immédiatement entraînés.

En admettant seulement une moyenne de 4 grammes par litre de résidu salin, et en acceptant le débit de 800 litres par minute, on obtient 3,200 grammes ou 192 kilogrammes par heure. Tous ces sels sont entraînés par la Sioule. Sans cette circonstance, ces eaux minérales auraient certainement constitué des lambeaux de terrains sur les bords de cette rivière.

On ne voit de véritable dépôt calcaire que près de la source Désaix. Elle n'a qu'un mince filet d'eau, mais sa température 14°,8 (le 4 août 1852) lui permet de dissoudre beaucoup d'acide carbonique, aussi est-elle très-piquante. D'autres filets sortent à côté et entretiennent l'humidité d'un peu de vase sur laquelle croît abondamment le *Glaux maritima*. Il est curieux de voir cette plante, échappée des bords de la mer, se montrer ici très-vigoureuse sur un espace de quelques mètres seulement. Le *Triglochin palustre* qui recherche aussi les eaux salées y végète également.

Tout à côté de cette source existe un petit dépôt calcaire que l'eau ne peut puiser ni dans le granite, ni dans le porphyre qu'elle traverse.

Il est probable que toutes les eaux de Châteauneuf donneraient naissance à des incrustations, si elles pouvaient, avant de se répandre dans la Sioule, suivre au grand air un plus long trajet.

CHAPITRE V.

Sources des rives de la Dore et du bord oriental de la Limagne.

Sources de Dore-l'Eglise.

Entre une des branches de la Dore et le Montel, canton d'Arlanc, on remarque plusieurs sources minérales peu abondantes et sortant du gneiss.

1. La première, dans un petit mur sur le bord d'un chemin, est mêlée à de l'eau ordinaire. Le thermomètre indique 11°,5.

2. La seconde est en face, de l'autre côté du ruisseau, au-dessus de son niveau, bien à l'abri des eaux douces et marque 13°. C'est une eau saline, ferrugineuse et très-gazeuse, réunissant toutes les qualités d'une excellente eau minérale. Son débit, très-faible, gagnerait certainement à des fouilles bien dirigées.

3. La troisième est dans un pré où elle a peu d'écoulement. Elle n'est pas très-éloignée des autres. Sa température est de 11°,5.

4. Il existait dans ce même pré, à une petite distance, une quatrième source qui était plus abondante et qui laissait dégager de l'acide carbonique en assez grande quantité pour asphyxier les oiseaux qui venaient sur les bords. Elle a été comblée lors du défrichement du pré.

5. Une cinquième se trouve au Montel même, près d'une

maison, à droite, en sortant du village. Elle est mêlée d'eau ordinaire et marque 12°.

Toutes ces eaux minérales contiennent des vers et des limaçons morts que l'on ne trouve pas habituellement dans les eaux ordinaires.

6. Nous avons cité au-dessus de Besset, près d'un coude que fait la route de Craponne, canton d'Arlanc, un gisement de gneiss dont les fissures sont tapissées de soufre. Ce dernier peut être le produit d'une eau minérale et ressemble beaucoup au soufre contemporain que les eaux du puy de la Poix déposent encore.

Non loin de là, à gauche dans un pré, on remarque une petite fontaine protégée par des pierres. C'est encore une source minérale, très-mal aménagée, et qui marquait 11°,5 le 19 octobre 1856. Rien n'indique dans cette eau la présence du soufre.

C'est encore dans le même canton et un peu au nord de la source dont nous venons de parler, que se trouvent celles du Barsac qui sont au nombre de quatre.

7. Une d'elles sort au bas d'un pré, dans une maison neuve. Elle est froide, saline, ferrugineuse, et marquait 10° le 19 octobre 1856. On paye 50 c. pour en boire à discrétion pendant 8 à 10 jours.

8. Une foule de filets d'eau sortent dans les prairies ou le long du ruisseau. Un de ces filets s'échappe près d'une maison tout à côté de la source que nous avons citée en premier lieu; elle marquait 11°.

9. Une troisième, située dans le pré voisin, était entièrement mélangée avec l'eau d'irrigation de la prairie.

10. Une quatrième, placée sur le bord de l'eau, était de même nature que les précédentes et marquait 11°,6.

Source d'Arlanc.

Elle est située à peu près à un kilomètre au nord du vieux bourg d'Arlanc, sur le bord de la grande route et à une très-petite distance de la Dolore. L'eau sort des argiles, mais le terrain primitif se trouve à peine recouvert dans cette localité.

Son eau est froide, assez abondante ; elle abandonne un léger dépôt ferrugineux. L'analyse faite par Barruel a donné les résultats suivants :

ANALYSE TROUVÉE.	GRAMMES.	ANALYSE CALCULÉE.	GRAMMES.
Carbonate de soude.....	0,2720	Bicarbonate de soude...	1,5840
Chlorure de sodium.....	0,0440	Chlorure de sodium.....	0,0440
Carbonate de magnésie..	0,1250	Bicarbonate de magnésie.	0,1860
— de fer.......	0,0550	— de fer......	0,0750
— de chaux.....	0,1460	— de chaux...	0,0290
Silice.................	0,2500	Silice.................	0,2500
Matière organique......	traces.	Matière organique......	traces.
TOTAL des sels par litre d'eau...........	0,8920	TOTAL des sels par litre d'eau...........	1,1480

Cette eau est donc seulement ferrugineuse et gazeuse et un peu saline. Il est à remarquer que sa composition se rapproche de celle de Roddes qui est probablement située sur la même faille.

Source de la Robertie.

A la Robertie, près d'Arlanc, on rencontre une source minérale. Elle est recueillie dans une espèce de puisard. Elle nous a présenté les caractères des eaux minérales des environs d'Arlanc. Elle est très-sapide, piquante sans dégagement visible de gaz. Elle marquait 12° (le 21 octobre 1856). Elle sort des argiles sableuses.

Source de Lachons.

La petite source de Lachons vient sourdre à un kilomètre de la ville d'Ambert, entre la route de Clermont et la rivière de la Dore. Elle sort des argiles. (Nivet, *Dict.*, p. 14.)

Source de Talaru.

« La papeterie de Talaru, dit le docteur Nivet, est placée dans la vallée de Valeyre, sur le revers occidental des montagnes du Forez, et près de la commune de Saint-Martin des Olmes. On y trouve une fontaine acidule et ferrugineuse. Elle ressemble, dit-on, à celle de Grandrif. Elle sort du granite. »

Source de la Gerle.

« Cette source appartient à la commune d'Ambert, est enfermée dans une maisonnette et placée au milieu des prairies, sur la rive droite d'un ruisseau, à l'est et à une petite distance de la ville d'Ambert. Le bassin qui la reçoit a la forme d'un carré long. Des bulles d'acide carbonique le traversent ; elles sont rares et partent de plusieurs fentes isolées. L'eau sort des argiles sableuses. » (Nivet, *Dict.*, p. 13.)

Source de la Rodde.

Cette source est située près d'Ambert, sur la rive gauche de la Dore et très-près d'une des falaises du bassin du Livradois. Elle sort du porphyre quartzifère au point où cette roche touche les argiles sableuses. Elle est peu abondante. Sa température, selon M. Nivet, est de 11 à 12°. D'après M. Brassac, pharmacien à Ambert, elle serait seulement de 8,75.

Elle dépose sur le terrain granitique et ferrugineux en décomposition, sur lequel elle coule, un dépôt de couleur fauve, assez abondant, de carbonate de protoxyde de fer impur, c'est-à-dire mélangé aux mêmes substances qu'indique l'analyse chimique de l'eau. Ce dépôt était tenu en dissolution par l'excès d'acide carbonique qui se dégage à la source.

Un litre de cette eau filtrée et évaporée à siccité donne un résidu composé ainsi qu'il suit :

Carbonate de protoxyde de fer......	$0^{g},130^{millig.}$
Bicarbonate de chaux.............	0 ,025
Chlorures de magnésium et de sodium.	0 ,035
Silice, alumine et perte...........	0 ,025
	$0^{g},215^{millig.}$

(Analyse faite par M. Brassac en janvier 1853.)

L'eau de la Rodde contient par litre selon M. Baudin :

Acide carbonique libre............	0,853
Silice, alumine..................	0,165
Bicarbonate alcalin, sodique........	0,041
Chlorure de sodium..............	0,001
Sulfate de soude................	traces
Bicarbonate de chaux............	0,023
— de magnésie..........	0,011
— de protoxyde de fer.....	0,050
	1,134

(*Ann. des Mines*, 5e série, t. 17.)

Sources de Job et de la Bécherie.

A Job, dans le magnifique enclos de M. Chatelus, il y a deux sources ferrugineuses et piquantes qui marquaient 12°,6 (le 7 septembre 1856) ; on voit autour d'elles des bulles d'acide carbonique qui se dégagent. Elles sortent du granite.

Tout le terrain environnant consiste en un pré dont la tourbe un peu ferrugineuse semble imprégnée d'eau minérale.

Au nord de Job, à environ un kilomètre du village, un chemin rapide conduit à la Bêcherie, et là, dans un pré, entre ce village et Espinasse, nous vîmes une source ferrugineuse assez abondante abandonnant beaucoup de gaz et marquant 12°,6 (le 7 septembre 1856.)

Un peu plus loin, au delà du village, dans une autre prairie, et le long d'un ruisseau, nous vîmes une autre source presque semblable, également ferrugineuse, donnant 12°,1 au thermomètre, mais en partie mêlée à l'eau du ruisseau.

Ces deux sources qui sortent du granite sont à l'extrémité nord-ouest d'un beau filon de quartz, et l'on se rappelle que plusieurs sources du département du Puy-de-Dôme sont aussi en relation avec des filons de cette nature.

M. Nivet signale une autre source dans la commune de Job, celle de la Souche, à une petite distance du hameau du même nom.

Source d'Olliergues ou de Marat.

Les sources de la commune de Marat, canton d'Olliergues, sont peu importantes, peu abondantes et sortent directement du granite. Ce sont des eaux acidules ferrugineuses.

1. La première ou *source du Got*, se trouve sur la rive gauche du ruisseau dont elle porte le nom et très-près de la Dore sur sa rive gauche.

2. La seconde est située entre les villages de Badeau et

de Sauvadie, à l'est d'Olliergues, sur la rive droite du ruisseau de Goise.

3. Une troisième source, que nous n'avons pas vue, existe, selon M. Nivet, qui en a reçu l'indication du docteur Coiffier, près du hameau de Gripil ou Gripeil.

Sources de Sallet.

Cinq sources minérales existent à Sallet, dans le canton de Courpière. Elles sont situées sur le bord du ruisseau, une seule est sur la rive droite et sort des cailloux roulés. Elle est souvent mêlée d'eau du ruisseau. Elle marquait 17° le 23 septembre 1853.

Sur la rive gauche, la plus rapprochée de Sallet est ferrugineuse, très-gazeuse, et marquait seulement 15°. Elle sort du granite ainsi que les autres. Ces dernières sont un peu plus éloignées. Un petit sentier y conduit.

La troisième, presque enterrée dans le sable, donnait 22° au thermomètre. La quatrième et la cinquième 15° et 16°. Mais ces températures sont variables à cause de mélanges avec l'eau du ruisseau.

Ces sources, très-rapprochées, n'ont été mises à jour que par suite des lavages qui ont emporté les argiles et mis le granite à découvert. Si l'on fouillait le long de ce ruisseau, on mettrait certainement à jour un plus grand nombre de griffons.

Le docteur Nivet, qui a visité ces eaux le 3 juin 1844, leur a trouvé une température de 13°,5 à 14°. Il y avait sans doute mélange des eaux de la rivière.

« Les caractères physiques et chimiques de ces eaux sont absolument les mêmes, dit le docteur Nivet. Toutes sont traversées par des courants d'acide carbonique abondants; toutes laissent déposer un sédiment ocracé et de la matière organique. »

L'analyse suivante, qui indique la composition de ces eaux, a été faite en 1844 par le docteur Nivet.

ANALYSE TROUVÉE.	GRAMMES.	ANALYSE CALCULÉE.	GRAMMES.
Carbonate de soude.....	1,8410	Bicarbonate de soude....	2,6154
Sulfate de soude........	0,0594	Sulfate de soude........	0,0594
Chlorure de sodium.....	0,0572	Chlorure de sodium.....	0,0572
Carbonate de magnésie..	0,4600	Bicarbonate de magnésie.	0,6977
— de fer.......	0,0300	— de fer......	0,0415
— de chaux.....	0,5000	— de chaux....	0,7185
Silice................	0,0750	Silice................	0,0750
Apocrénate de fer......	traces.	Apocrénate de fer......	traces.
Matière organique......	traces.	Matière organique......	traces.
Perte................	0,1774	Perte................	0,1774
TOTAL des sels par litre d'eau...........	3,1000	TOTAL des sels par litre d'eau...........	4,4421

Source du Breuil, près Thiers.

Cette source, peu minérale, sort des alluvions anciennes que la Durole a accumulées sur ses rives. Elle est située près du hameau du Breuil. Son eau est froide, acidule et ferrugineuse. Elle a souvent l'odeur de l'hydrogène sulfuré, ce qui est dû peut-être à son mélange avec des eaux douces mêlées de débris organiques. Elle laisse déposer un peu de vase ocracée.

« Si l'on évapore un litre de cette eau, dit M. Nivet, on obtient un résidu pesant 0g 16 ; il se compose presque en totalité de carbonate de fer et de matière organique. Il est probable qu'une partie de cette matière organique est combinée à une quantité minime de fer. Cette eau contient en outre des traces de carbonates de soude et de chaux. » (Nivet, *Dict.*, p. 260.)

A une petite distance de Thiers, à la base de la falaise primitive qui borde la Limagne, une petite source sort du terrain de transport, au hameau du Breuil. C'est un simple filet sortant d'une petite cavité et marquant 15°,1 (le 27 septembre 1853). Cette source ne donne lieu à aucun dégagement de gaz; elle est située très-près d'un ruisseau et abandonne un sédiment ferrugineux. Des fouilles augmenteraient très-certainement son débit.

Sources de Châteldon.

La petite ville de Châteldon est située à 4 ou 5 kilomètres de l'Allier, sur les deux rives d'une petite rivière que l'on appelle le Vauzirou.

La ville est placée sur le terrain tertiaire, au pied de la falaise primitive qui constitue le bord oriental de la Limagne. Tout ce terrain primitif est formé par des porphyres dans lesquels de profondes cassures ont frayé le passage des ruisseaux, et c'est dans une de ces cassures, sur les bords du Vauzirou, que se trouvent les sources de Châteldon. Elles sont au nombre de six, divisées en deux groupes de trois.

Le premier groupe qui alimente l'établissement, se trouve environ à 300 mètres de la ville, sur la rive droite du ruisseau. Les trois sources portent les noms de puits Carré, petit puits Rond et Sainte-Eugénie. On les désigne aussi sous le nom de *sources des Vignes*.

Le second groupe est situé à 600 mètres environ au-dessus du premier, sur la rive gauche du Vauzirou. Ce sont les *sources de la Montagne* ou *du Mont-Carmel*. Elles sortent du porphyre comme les autres, sur le bord du bois appelé de *Goutte-Salade*.

Ces dernières sont groupées sur un espace de quelques mètres seulement, mais on aperçoit dans les environs des suintements qui indiquent de petites émissions que l'on pourrait augmenter par des fouilles.

Ces trois sources portent les noms de *source Andral*, formée des deux premières réunies et de *source du Mont-Carmel*.

Température et volume. — La plus ancienne, découverte par le docteur Desbrest, porte le nom de *Puits Carré*. — Sa température est de 12° centig. (Nivet dit 13°). — Son volume 4,000 litres par jour.

La seconde qui vient paraître à quelques mètres de la première, est renfermée dans un bassin de forme ronde, c'est le *petit puits Rond*. — Sa température est 11°, son volume 5,000 litres. La troisième qui n'a été découverte qu'au mois d'avril 1853 par M. le docteur Desbrest, inspecteur actuel, porte le nom de *source Sainte-Eugénie*. — Sa température est 11°, son volume de 6,000 litres par jour.

On voit au fond et sur les parois des bassins ainsi que dans les canaux qui servent à l'écoulement des sources un dépôt ocracé formé par du sous-carbonate de fer. (Desbrest, *Nouvelles recherches sur les propriétés des eaux de Châteldon*, 1857.)

Quant aux sources de la Montagne, M. E. Gonod a trouvé à la source Andral, 9°,50, et à celle du Mont-Carmel, 10°. Il a omis de constater leur débit.

Composition. — Les anciennes sources de Châteldon ont été soumises à plusieurs analyses par Desbrest, Beudant, M. Chevallier, M. Bouquet.

Nous rapporterons seulement les analyses de ce dernier chimiste. Elles s'appppliquent au puits Carré et au puits Rond. Voici l'analyse d'un litre d'eau.

	Puits Carré.	Puits Rond.
Acide carbonique.........	3g327	3g863
— sulfurique..........	0,020	0,020
— phosphorique.......	0,153	0,064
— arsénique..........	traces.	traces.
— borique...........	?	?
— chlorhydrique	0,005	0,010
Silice.................	0,062	0,100
Protoxyde de fer.........	0,012	0,017
— de manganèse...	?	?
Chaux	0,355	0,555
Strontiane.............	?	?
Magnésie	0,079	0,117
Potasse...............	0,025	0,048
Soude.................	0,242	0,334
Matière organique........	traces.	traces.
	4,280	5,128
Poids des résidus.........	1,315	1,992
Poids des sels neutres calculés.	1,392	2,036
Rapport centésimaux ...	106,31	102,20

La formule théorique donnerait, selon M. Bouquet, les résultats suivants :

	Puits Carré.	Puits Rond.
Acide carbonique libre.....	2g429	2g308
Bicarbonate de soude......	0,232	0,629
— de potasse.....	0,048	0,092
— de magnésie ...	0,247	0,367
	2,956	3,396

Report.......	2,956	3,396
Bicarbocate de strontiane...	?	?
— de chaux......	0,912	1,427
— de prot. de fer..	0,026	0,037
— de prot. de mang.	?	?
Sulfate de soude.........	0,035	0,035
Phosphate de soude.......	0,281	0,117
Arséniate de soude.......	traces.	traces.
Borate de soude.........	?	?
Chlorure de sodium.......	0,008	0,016
Silice.................	0,062	0,100
Matière organique........	traces.	traces.
	4,280	5,128

Les deux sources de Châteldon contiennent des traces d'arsenic. Elles renferment seulement 3gr327 et 3,863 d'acide carbonique par litre, et leur résidu évaporé, bien loin d'être aussi considérable qu'à Vichy, n'est que de 1,315 pour le puits Carré, et de 1,992 pour le puits Rond.

Les sources de la Montagne ont été analysées par MM. Henry père et fils, et M. E. Gonod. Voici le résultat obtenu par ces chimistes, pour un litre d'eau :

	Source Andral.	S. du M.-Carmel.
Acide carbonique libre....	2,178	1,885
Bicarbonate de chaux.....	0,516	0,666
— de magnésie...	0,268	0,198
— de soude.....	0,381	0,424
— de potasse....	0,003	0,005
— de prot. de fer..	0,035	0,030
Sulfate de soude et de chaux	0,050	0,090
Chlorure de sodium......	0,030	0,025
	3,461	3,323

	Source Andral.	S. du M.-Carmel.
Report........	3,461	3,323
Iodure et bromure alcalins.	non douteux.	non douteux.
Silice, alumine, phosphates terreux, principe arsénical sans doute uni au fer ou à la soude, matière organique..............	0,110	0,101
	3,571	3,424

En défalquant dans chacune des sources la quantité d'acide carbonique libre, on trouve pour 1,000 gr. d'eau :

	S. Andral.	S. du M.-Carmel.
Principes fixes............	1gr.,393	1gr,539

Si l'on divise le poids d'acide carbonique libre trouvé par le poids d'un litre de ce même gaz, on trouve pour chacune des deux sources et par litre d'eau le volume d'acide carbonique, c'est-à-dire :

Source Andral.	Source du Mont-Carmel.
1lit.,107	0lit.,959

Si maintenant l'on désunit les proportions respectives de chaque acide et de chaque base, on obtient pour un litre de chaque source les éléments suivants :

	S. Andral.	S. du M.-Carmel.
Acide carbonique libre et combiné.	2,9090	2,6915
Acide sulfurique..............	0,0280	0,0505
— phosphorique évalué......	0,0150	0,0150
Chlore.....................	0,0195	0,0162
Iode et brôme..............	indiqués.	indiqués.
Chaux.....................	0,2200	0,2620
	3,1915	3,0352

	S. Andral.	S. du M. Carmel.
Report	3,1915	3,0352
Magnésie	0,0870	0,0640
Soude	0,1958	0,2234
Potasse	0,0060	0,0028
Sesquioxyde de fer	0,0173	0,0148
Arsenic	indiqué.	indiqué.
Silice et alumine	0,1000	0,0900
Matière organique	traces.	traces.
	3,5976	3,4302

Dépôts. — Les eaux de Châteldon déposent peu de matière. Une des sources de la montagne sort d'une très-petite grotte couverte d'incrustations calcaires (Nivet).

Quant aux anciennes sources, leur dépôt est très-différent de celui des sources de Cusset et des Célestins. Il est à peine arsénical, bien que très-chargé de sesquioxyde de fer (34 pour 100); il paraît plus riche en phosphate, et enfin il contient une proportion de silice gélatineuse très-grande (16 pour 100) (Bouquet).

Voici du reste l'analyse exacte de ce dépôt que nous devons à M. Bouquet.

Carbonate de chaux	11,78
— de magnésie	4,13
— de manganèse	» »
Acide arsénique	0,28
— phosphorique	1,90
Sesquioxyde de fer	34,40
Silice gélatineuse	16,20
Eau et matière organique	31,09
	99,78

CHAPITRE VI.

Sources des bords de la Couse d'Ardes.

—

Sources des environs d'Ardes.

En remontant le cours de la Couse, au-dessus d'Ardes, on rencontre un assez grand nombre de sources et de suintements d'eaux minérales qu'il serait difficile d'indiquer avec une grande précision. Trois de ces petites sources sont situées les unes à côté des autres, au-dessus d'Ardes, près de Grand-Prat, sur la lave du grand volcan de Mazoires. Elles sortent de la lave même sur le bord d'un petit ruisseau.

Un peu plus haut, près du hameau des Granges, on remarque encore, et cette fois sortant du granite, une autre source qui a déposé des masses d'hydroxyde de fer.

Il existe encore beaucoup de suintements dans cette profonde cassure où coule la Couse au-dessus d'Ardes. Une source un peu plus abondante marque 11,6. Une d'elles a déposé des travertins calcaires et cimenté des fragments de basalte, mais la plupart ne déposent plus que du fer hydroxydé.

Ces eaux toutes semblables, ayant toutes à peu près la même température, existent depuis le moulin Bessoux, en dessous d'Auzolles, dans toute la vallée granitique jusqu'à Madriat. Leur nombre, dans tout cet espace, s'élève à plus de vingt.

La présence de toutes ces sources prouve que la Couse d'Ardes coule dans une faille, et qu'elle n'a pas creusé elle-même son lit dans les roches si dures au milieu desquelles elle roule ou précipite ses eaux.

Sources de Barèges et de Chabetout.

Si étant à Ardes on descend la Couse au lieu de la remonter, on voit sur le bord de l'eau qui prend le nom de rivière l'Evêque, plusieurs sources minérales ferrugineuses qui sortent du micaschiste. Quelques-unes d'entr'elles ont été creusées et on les désigne sous le nom général de sources de Chabetout. On compte trois sources principales qui donnent ensemble et en 24 heures, un volume de 60 à 90,000 litres, et cela indépendamment des suintements qui pourraient augmenter beaucoup leur volume.

La température du principal bouillon que nous avons prise en septembre était de 14,2.

L'eau de cette source a été analysée par MM. O. Henry et Ernest Barruel, et nous reproduisons ci-dessous le résultat de ces analyses :

Résultats analytiques de l'eau de Chabetout, par M. Ernest Barruel.

Pour un litre :

	grammes.
Acide carbonique : en volume, 0$^{lit.}$,848$^{millilit.}$; en poids	1,3270
Sulfate de soude	0,0373
Chlorure de sodium	0,5543
	1,9186

Report............	1,9186
Silice à l'état de silicates solubles...........	0,0120
Silice à l'état de silicate de chaux et d'alumine.	0,0825
Magnésie (à l'état de carbonate)............	0,0075
Potasse à l'état de carbonate..............	0,2653
Soude à l'état de carbonate...............	0,4338
Acide phosphorique (à l'état de carbonate).....	0,0397
Alumine à l'état de phosphate..............	0,0075
Oxyde de fer à l'état de carbonate, phosphate et aponécrate.........................	0,0471
Chaux à l'état de carbonate...............	0,1660
Acide carbonique combiné à la soude et à la potasse.	0,8634
Acide carbonique combiné à la chaux........	0,1305
Acide carbonique combiné à la magnésie......	0,0080
Des traces d'iode, de brôme et d'arsenic......	»
Des traces d'acide borique, d'acide apocrénique.	»
Lithine à l'état de carbonate..............	0,0300
	2,6849

M. Barruel avait trouvé que le résidu salin d'un litre d'eau de Chabetout était, en moyenne de trois analyses, du poids de 2gr.,250milligr.

Analyse de l'eau de Chabetout, par M. Ossian HENRY *père.*

Pour un litre :

	grammes.
Bicarbonate de soude.....................	1,886
Bicarbonate de potasse...................	0,096
Bicarbonate de protoxyde de fer avec crénate et silicate.............................	0,047
De manganèse, sensible..................	»
Bicarbonate de chaux....................	0,278

Bicarbonate de magnésie..................	0,180
Lithine carbonatée et silicatée, sensible........	»
Chlorure de sodium......................	0,225
Chlorure de potassium....................	0,093
Sulfates de soude } supposés anhydres.	»
— de chaux } supposés anhydres.	0,055
Acide silicique et silicates.................	0,197
Alumine. / Phosphate. / Borate. / Iodure. / Matière organique de l'humus, principe arsénical uni au fer sans doute..................	0,048
Acide carbonique libre....................	litre. 0,889

Très-près de Chabetout et sur le bord de la route, sort une petite source désignée sous le nom de Barrèges. Elle est peu abondante, ferrugineuse et gazeuse. Elle sort d'un granite porphyroïde. Sa température est de 14,5 sensiblement la même que celle de l'eau de Chabetout.

Cette eau analysée par le docteur Nivet, lui a donné pour un litre, les proportions suivantes :

ANALYSE TROUVÉE.	GRAMMES.	ANALYSE CALCULÉE.	GRAMMES.
Carbonate de soude.....	0,9350	Bicarbonate de soude....	1.3314
Sulfate de soude.......	0,0920	Sulfate de soude.......	0,0920
Chlorure de sodium....	0,6630	Chlorure de sodium.....	0,6630
Carbonate de magnésie...	0,1700	Bicarbonate de magnésie.	0,2578
— de fer......	0,0300	— de fer......	0,0415
— de chaux.....	0,3800	— de chaux...	0,3460
Silice.................	0,2000	Silice................	0,2000
Matière organique......	traces	Matière organique......	traces
Perte..................	0,0300	Perte................	0,0300
Total des sels par litre d'eau............	2,5000	Total des sels par litre d'eau.	3,6117

Toutes ces eaux appartiennent à la commune d'Augnat.

En suivant le cours de l'eau dans la vallée, nous vîmes des petites masses de travertin ferrugineux. Il existe encore plusieurs autres sources un peu plus bas et un grand nombre de suintements sur le bord de l'eau et dans le lit même de la rivière jusqu'à Madriat.

Sont-ce les restes de ces anciennes sources si abondantes qui fournissaient autrefois tant de fer aux argiles, et qui ont produit aussi ces lignes de calcaire concrétionné que l'on voit au milieu de ces argiles?

MM. Ossian Henry et Ernest Barruel, qui ont publié une notice sur les eaux de Chabetout, signalent dans la roche d'où elles émergent de petits cristaux de pyrites ferrugineuses renfermant des traces infinitésimales d'arsenio-sulfure de fer, et partageant une erreur commune à un grand nombre de chimistes, ils ne manquent pas d'avancer que « c'est à ces » pyrites que l'on doit la présence dans l'eau de Chabetout » d'une quantité très-notable de sels de fer et de produits » arsénicaux. » Il est d'abord difficile d'admettre que des traces infinitésimales d'arsenio-sulfure de fer lavées depuis des siècles par de l'eau minérale puisse donner des quantités *très-notables* d'arsenic, mais beaucoup de personnes croient encore que les eaux minérales puisent leurs éléments chimiques dans les terrains qu'elles traversent au lieu de penser que ce sont les eaux elles-mêmes qui les y déposent.

CHAPITRE VII.

Sources éparses dans le département du Puy-de-Dôme.

Source de Grandrif.

Dans la commune de ce nom et sur le bord d'un ruisseau qui lui-même a donné son nom à la commune, s'échappe, des fissures du gneiss, la source minérale dont nous allons parler.

Elle est froide et limpide, n'ayant que 10° de température.

Sa saveur aigrelette, due à de l'acide carbonique pur dont elle est chargée, la rend très-agréable à boire.

Son analyse faite par M. Baudin, ingénieur en chef des mines, a donné les résultats suivants pour un litre :

ANALYSE TROUVÉE.	GRAMMES.	ANALYSE CALCULÉE.	GRAMMES.
Carbonate de soude.	0,0702	Bicarbonate de soude. . .	0,0993
Sulfate de soude.	0 0031	Sulfate de soude.	0.0051
Chlorure de sodium.	0,0038	Chlorure de sodium. . . .	0.0038
Carbonate de magnésie. .	0,0662	Bicarbonate de magnésie. .	0.1005
— de fer (1). . . .	0.0081	— de fer.	0.0012
— de chaux. . . .	0.2308	— de chaux. . . .	0.5316
Silice.	0,0455	Silice.	0,0455
Total des sels par litre d'eau.	0,4297	Total des sels par litre d'eau.	0,5870
Acide carbonique.	1 vol.		

(1) Dans les analyses publiées par MM. Lecoq et Baudin, on suppose que le fer est à l'état d'oxyde. La quantité de cet oxyde est de 0,0050.

Source de Saint-Amant-Roche-Savine.

Les environs de Saint-Amant, entièrement granitiques, présentent quatre sources d'eaux minérales.

1. La première s'échappe au sud-ouest de Saint-Amant, entre cette petite ville et le hameau de Louchaux, dans un pré marécageux ; elle est froide, 6,5 (le 1er juin 1844), un peu acidule, et abandonne sur son trajet une petite quantité de carbonate de fer.

2. La seconde est la *Source de Chenailles.* Elle sort aussi dans un pré. Elle est très-abondante, très-limpide. Elle a peu de saveur, et l'on voit des bulles d'acide carbonique qui s'en dégagent. Elle contient de la matière organique, et de belles Conferves qui s'y développent rapidement sont en oscillation continuelle par suite du mouvement de la source.

3. La *Source de la Fayole* est au sud-ouest des deux précédentes, en sorte que ces trois sources sont parfaitement alignées, dans la même direction qu'une partie des filons de quartz de l'Auvergne. Elle est située dans un pré marécageux et chargée d'acide carbonique qui s'échappe en bouillonnant. On remarque dans ses environs de nombreux dégagements d'acide carbonique à travers l'eau stagnante. Elle est peu abondante, mais elle le deviendrait probablement si l'on pratiquait quelques fouilles. Sa température est de 9° (le 1er juin 1844). M. Nivet indique 8°. Elle offre un petit sédiment ocracé sur ses bords.

4. La quatrième, située aux Escures, m'a été indiquée par M. le curé Vasson. Elle est sur le bord d'un petit étang. Elle est ferrugineuse et ne laisse pas dégager de gaz. Elle marquait 10° (le 8 juillet 1855).

Sources de Tours.

Trois sources minérales se trouvent dans un petit ravin de la commune de Tours, canton de Cunlhat. Elles sont très-rapprochées et constituent sans doute les orifices distincts d'une seule source. Deux d'entre elles marquaient 11°,2 et l'autre 12° le 9 juillet 1855, pendant une chaleur accablante.

Ce sont des eaux gazeuses, non ferrugineuses, un peu salées. Tout à côté passe un filet d'eau ordinaire, lequel doit souvent se mélanger à l'eau minérale.

Ces sources sont placées très-près du filon de quartz le plus curieux de toute l'Auvergne. Nous l'avons décrit en parlant des terrains primitifs des cantons de Cunlhat et de Saint-Amant-Roche-Savine.

Placé comme les sources dans le terrain primitif, ce filon offre à la fois des quartz hyalins et des silex meuliers. Il offre tous les caractères d'un dépôt d'eaux minérales siliceuses. Tantôt il est cristallin, tantôt concrétionné ou même carié, présentant à la fois les caractères des quartz des terrains primitifs et de ceux des terrains tertiaires. Existerait-il encore quelques relations intimes entre ces sources et ce curieux filon ?

Source de Sauxillanges.

A l'est du hameau de Seix, commune et canton de Sauxillanges, au bas d'une petite côte de micaschiste et près de la limite des argiles sableuses, sort une petite source minérale. On y a pratiqué deux fontaines, mais la supérieure ne coule plus, et la seconde, située un peu au-dessous, donne un filet d'eau peu considérable.

Tout autour, on voit des suintements, ainsi que dans le pré tourbeux qui est au-dessous. L'eau est acidule, un peu ferrugineuse. Elle dépose du fer ocreux et ne laisse pas dégager d'acide carbonique. Il est vrai que l'on ne voit pas le griffon de la source et qu'elle est amenée par un conduit. Des fouilles amélioreraient sans doute cette eau minérale dont la température était de 13°,4, le 11 octobre 1853.

Elle est connue sous le nom de *Source de la Reveille.* M. Nivet en a analysé, en 1845, une très-petite quantité, et donne pour un litre les résultats *approximatifs* ci-dessous :

ANALYSE TROUVÉE.	GRAMMES.	ANALYSE CALCULÉE.	GRAMMES.
Carbonate de soude.....	1,4550	Bicarbonate de soude...	2,0577
Sulfate de soude........	0,0200	Sulfate de soude.......	0,0200
Chlorure de sodium....	0,0600	Chlorure de sodium....	0,0600
Carbonate de magnésie..	0,0600	Bicarbonate de magnésie.	0,0910
— de fer.......	traces	— de fer......	traces
— de chaux....	0,2400	— de chaux....	0,3448
Silice................	0,0350	Silice................	0,0350
Perte................	0,1500	Perte................	0,1300
TOTAL des sels par litre d'eau............	2,0000	TOTAL des sels par litre d'eau..............	2,7585

Source de Bard.

On trouve, près du hameau de Bard, commune de Boudes, une source minérale assez abondante. Elle sort du terrain primitif, et se trouve immédiatement placée sur la limite de ce terrain et des dépôts d'argiles rouges très-ferrugineuses.

La température de cette source est de 16°. Nous l'avons trouvée seulement de 15°,3, le 26 juin 1853, tandis que celle d'une source ordinaire, au village de Bard, était de 12°,9.

L'analyse faite par M. Nivet a offert les proportions suivantes :

ANALYSE TROUVÉE.	GRAMMES.	ANALYSE CALCULÉE.	GRAMMES.
Carbonate de soude.....	1,7500	Bicarbonate de soude....	2,4548
Sulfate de soude........	0,0800	Sulfate de soude.......	0.0800
Chlorure de sodium.....	0.9510	Chlorure de sodium.....	0.9510
Sels de potasse........	traces.	Sels de potasse........	traces.
Carbonate de magnésie...	0,1500	Bicarbonate de magnésie.	0.2275
— de fer.......	0.0300	— de fer......	0.0415
— de chaux.....	0,0800	— de chaux....	0,9772
Silice...............	0,1100	Silice............	0.1100
Matière organique......	traces.	Matière organique......	traces.
Perte...............	3,1090	Perte...............	0,1090
Total des sels par litre d'eau.........	3,8600	Total des sels par litre d'eau...........	4,9510

Dépôts. — Ces eaux assez abondantes déposent du fer oxydé et laissent dégager de l'acide carbonique. Elles ont abandonné à des distances quelquefois assez grandes des masses de travertin qui prouvent qu'elles ont été plus abondantes autrefois. On y remarque aussi des efflorescences de carbonate de soude, et le *Glaux maritima* et le *Triglochin palustre* croissent sur leurs bords.

Ce sont sans doute d'anciennes sources ferrugineuses qui ont formé toutes ces pisolithes de fer que l'on trouve aux environs de Bard, mais ces sources étaient bien différentes de celle qui existe maintenant, laquelle n'abandonne plus que des travertins blancs. Ceux-ci, il est vrai, se sont mêlés sur plusieurs points à des masses d'argile rouge et ont formé des brèches de travertins dont on trouve de gros fragments au village même. On y voit des coquilles empâtées qui appartiennent à l'époque actuelle.

Les argiles qui avoisinent la source et qui sont répandues

tout autour de Bard, doivent leur couleur rouge à de l'oxyde de fer déposé par des eaux minérales. Elles offrent même en quelques endroits une pâte de fer oxydé rouge, qui contient une quantité plus ou moins grande de fer hydroxydé granuliforme. On y remarque assez souvent de petites cavités qui sont quelquefois remplies par des cristaux de baryte sulfatée.

Il existe encore sur le chemin de Boudes à Bard un filet d'eau minérale qui a incrusté les argiles, et l'on voit près de là une grande table de grès qui pourrait bien aussi avoir été cimentée par des dépôts calcaires ou ferrugineux.

Sources de Ternant.

En dessous du village de Ternant, dans le canton de Saint-Germain-Lembron, les argiles sableuses ont été emportées par lavages et le gneiss est mis à découvert. On remarque sur le bord même du ruisseau, et principalement sur sa rive gauche, de petites sources minérales dont il existe trois filets principaux.

M. Nivet, qui a analysé ces eaux en 1845, leur a trouvé la composition *approximative* ci-dessous indiquée :

ANALYSE TROUVÉE.	GRAMMES.	ANALYSE CALCULÉE.	GRAMMES.
Carbonate de soude.....	1,0600	Bicarbonate de soude...	1,4990
Sulfate de soude........	0,0600	Sulfate de soude........	0,0600
Chlorure de sodium.....	0,7560	Chlorure de sodium.. ..	0.7560
Carbonate de magnésie.	0,2000	Bicarbonate de magnésie.	0,3035
— de fer.......	0,0340	— de fer.....	0,0471
— de chaux.....	0,4616	— de chaux...	0,6632
Silice..................	0,0900	Silice..................	0,0900
Perte..................	0,1184	Perte..................	0,1184
TOTAL des sels par litre d'eau............	2,7800	TOTAL des sels par litre d'eau............	3,5372

Source de Bourg-Lastic.

Après Artiges, à une petite distance de Bourg-Lastic, sur le bord du ruisseau, une source d'eau minérale, peu abondante, sort du micaschiste. Elle est située au bas du village de Corne.

Cette eau est froide, saline, acidule, et laisse dégager quelques bulles de gaz.

Sources de Saint-Priest ou de Buffevant.

Près du hameau de Buffevant (commune de Saint-Priest-des-Champs, canton de Saint-Gervais), on remarque un ravin dirigé du nord au sud. Après avoir traversé le ruisseau, on suit un petit sentier qui fait le tour d'un dôme de granite dont les flancs sont un peu escarpés. Au bout de ce sentier, sur le bord d'un petit pré, on voit trois sources minérales.

1. Une d'elles verse ses eaux dans un petit bassin carré en maçonnerie et les laisse écouler par un tuyau de fer. Cette eau n'est pas abondante; elle ne paraît pas ferrugineuse, et semble avoir beaucoup de rapport avec la petite source froide du Mont-Dore. Elle marquait 11°,1 le 24 juin 1856.

2. La seconde forme un dépôt ferrugineux très-abondant et laisse dégager des bulles de gaz. Elle est dans une petite niche de pierre au niveau du sol et fermée par une grille en fer. C'est, dit-on, celle qui a le plus de vertus. Sa température était aussi de 11°,1. On la vend 5 centimes la bouteille; mais si des buveurs veulent s'installer à Buffevant pendant toute la saison, ils peuvent boire pendant toute l'année pour une somme de 60 c. une fois payée.

3. La troisième source, très-voisine de la seconde, coule aussi dans une petite niche de pierre. Elle est ouverte à tout le monde, dépose beaucoup de fer et marquait 10°,5.

Un peu plus loin, sur le bord du chemin, dans de petites cavités creusées dans le granite, on voit encore deux sources ferrugineuses avec dégagement de gaz et marquant 11°,1.

M. Touraud, pharmacien à Clermont, a donné une analyse qualitative d'une des sources de Saint-Priest, située au pont de Sauvané, au bord d'un limpide ruisseau. Nous ignorons si c'est une de celles que nous avons indiquées.

« Il ressort de l'analyse de M. Touraud, que cette eau est très-riche en acide carbonique, qu'elle contient d'une manière très-appréciable des bicarbonates, des carbonates, des per-sels de fer, des sels magnésiens, des sels de manganèse et des sels de potasse. »

La présence du manganèse, si elle était confirmée, constituerait un fait assez curieux, car cet élément est assez rare dans les eaux minérales.

Source de Ceyssat.

« Dans le village de Ceyssat, près du four banal, on rencontre une petite source froide, légèrement chargée d'acide carbonique et qui n'abandonne aucun dépôt ferrugineux ou calcaire. » (Nivet, *d'après les renseignements fournis par le docteur Mercier, de Rochefort.*)

Existerait-il ou aurait-il existé quelques relations anciennes entre cette source qui aurait pu être silicifère et ce dépôt de silice blanche, formé par les carapaces siliceuses d'une multitude d'infusoires, dépôt dont nous avons déjà parlé ?

Un litre d'eau de Ceyssat contient, d'après M. Baudin :

Acide carbonique libre......	1,785
Bicarbonate de chaux......	1,122
— de magnésie....	0,470
Sulfate de magnésie.......	0,539
Chlorures alcalins.........	0,364
Silice, alumine...........	0,055
	4,335

(*Ann. des Mines*, 5e série, t. 17.)

Source des Cornets.

Elle appartient à la commune de Glaine-Montaigut, canton de Billom ; elle est située à l'est du village des Cornets, sur la rive gauche du ruisseau de Borneuves. Elle sort des argiles sableuses. C'est une eau froide, très-agréable à boire, parce qu'elle contient peu de sels et beaucoup d'acide carbonique.

« Le résidu obtenu par le docteur Nivet, en évaporant un litre de cette eau, a été de 46 centigrammes. Les sels solubles se composaient de carbonate, sulfate et hydrochlorate de soude (20 centigrammes) ; les sels insolubles de carbonate de chaux, mêlé d'un peu de silice, de carbonate de magnésie et de fer (26 centigrammes). » (Nivet, *Dict.*, p. 114.)

On indique une autre source sur le territoire de Glaine-Montaigut. Elle serait désignée sous le nom de Fontsalade. Nous ne la connaissons pas.

Source de St-Georges-de-Mons.

« M. Raynard, médecin à Pontgibaud, a vu, près de

St-Georges-de-Mons, une source minérale acidule, légèrement saline et ferrugineuse qui porte le nom de Fontaine de Bourdelles. Elle est au sud-sud-est et non loin du chef-lieu de la commune. »

« Une source semblable à la précédente vient sourdre, à ce qu'il paraît, très-près du village de Champelbost. » (Nivet, *Dict.*, p. 227.) — Ces eaux ne peuvent sortir que du terrain primitif.

Source du puy de la Poix.

On voit à 5 kilomètres de Clermont, sur la gauche de la route de Lyon, un monticule de pépérite basaltique d'où s'échappe une source sulfureuse et bitumineuse. On le désigne sous le nom de *puy de la Poix* ou *Puy-de-la-Pège*.

Il paraît qu'autrefois il existait deux sources dont l'une a disparu par suite de fouilles exécutées près de la première. L'eau, peu abondante et froide, sort de la pépérite ou wackite. Elle est accompagnée de bitume et d'hydrogène sulfuré.

Presque toujours cette eau est mêlée d'eau pluviale et sa composition varie pour cette raison.

Composition. — M. Nivet rapporte les quantités de sels trouvés à différentes époques dans un litre de cette eau, et celles qu'il a trouvées lui-même.

	Grammes.
1°. En 1718, Caldaguès, quand le bassin est presque vide, trouve par litre d'eau	77,50
2°. Lorsque le bassin est plein, le résidu est de.	45,84
3°. Delarbre retire de la même quantité de liquide, sels âcres	100,00
4°. L'évaporation faite au mois de septembre 1831, nous a fourni....................	90,07

5°. Au mois de septembre 1844, nous avons retiré. 70,00

6°. Enfin au mois d'août 1844, chaque litre a laissé un résidu de. 82,67

« C'est sur cette dernière quantité que nous avons opéré. »

Voici les proportions de substances gazeuses et des sels contenus dans un litre d'eau du puy de la Poix.

	En grammes.	En litres.
Acide carbonique.	1,5140	0,7648
— sulfhydrique	0,0166	0,0107
Azote et oxygène.	?	0,0500

ANALYSE TROUVÉE.	GRAMMES.	ANALYSE RECTIFIÉE.	GRAMMES.
Carbonate de soude.	traces.	Bicarbonate de soude. . .	traces.
Sulfate de soude.	7,9481	Sulfate de soude.	7,9481
Chlorure de sodium.	70,9170	Chlorure de sodium	70,9170
Sulfure de sodium (1). . .	0,3869	Sulfure de sodium.	0,3869
Chlorure de potassium. .	traces.	Chlorure de potassium . .	traces.
Carbonate de magnésie. .	0,1550	Bicarbonate de magnésie. .	0,2350
Chlorure de magnésium. .	0,3713	Chlorure de magnésium.	0,3713
Carbonate de fer.	0,1300	Bicarbonate de fer.	0,1800
Carbonate de chaux.	2,0400	Bicarbonate de chaux. . .	2,8899
Soufre et silice.	traces.	Soufre et silice.	traces.
Bitume et matière organique.	0.1520	Bitume et matière organique.	0,1520
Perte.	0,2597	Perte.	0,2597
Total des sels par litre d'eau.	82,5600	Total des sels par litre d'eau.	83,5599

Dépôts. — Le phénomène le plus remarquable que présente cette source est l'association du bitume, du sel marin et de l'hydrogène sulfuré.

(1) La source de la grotte inférieure (Bagnères de Luchon), qui est la plus sulfureuse des eaux des Pyrénées, ne contient par litre que 0g0868 de sulfure de sodium. (Patissier et Boutron-Chalard, page 102.)

La quantité de bitume est assez considérable, mais elle est plus forte en été qu'en hiver, ce bitume étant liquéfié par la chaleur. Delarbre a trouvé en juillet que la quantité sortie en 8 jours était de 3 kilogrammes; au mois d'août elle s'est élevée dans le même temps à 4 kilogrammes, ce qui fait pour la première expérience 367 grammes, et pour la seconde 489 grammes en 24 heures. M. Ledru assure, dit M. Nivet, que la fontaine qui existe aujourd'hui donne encore 500 à 750 grammes de bitume par jour pendant les chaleurs de l'été.

On recueille maintenant ce bitume, mais autrefois il coulait sur les flancs du monticule à l'état demi-liquide de pissasphalte, et il durcissait au soleil pour se transformer en asphalte. Or, la quantité de bitume répandu chaque année, devait s'élever au moins à 150 kilogrammes, et l'on conçoit que ce bitume accumulé ait pu former ou du moins recouvrir autrefois tout un monticule. Nous croyons utile de rapporter ici la description du puy de la Poix, avant les fouilles qui ont détruit sa configuration première. Nous trouvons cette description faite par Guettard, dans les Mémoires de l'Académie des sciences, pour 1759, page 552.

« Les monticules de cette province les plus connus pour donner du bitume, sont ceux de Crouelle et du Puy-de-la-Pège, celui-ci est séparé en deux têtes, dont la plus haute peut avoir douze à quinze pieds, et l'autre un peu moins; le plus petit fournit plus de bitume que l'autre; deux ou trois endroits le donnent en liquide; ce monticule regarde le nord; il est composé d'une pierre plus ou moins tendre, bleuâtre, parsemée de taches noires, qui sont de bitume; le tour de ces taches est blanc ou jaunâtre; quelques-unes de ces pierres sont noirâtres sans taches; d'autres ne sont qu'en partie tavelées et en partie noirâtres; il y a des morceaux d'un brun roussâtre avec des taches circulaires gris de fer foncé; des morceaux sont incrustés de bitume dur et brillant; d'autres le sont d'une matière jaunâtre, spatheuse et presque cristallisée, plusieurs sont parsemés de points pyriteux, d'un jaune particulier aux pyrites. A côté de ce monticule, il y a une petite élévation d'environ trois pieds de hauteur sur 15 de diamètre; il paraît, selon M. Ozy, que cette élévation n'est formée que du bitume qui se dessèche à mesure qu'il sort de la terre; la source est au milieu de cette élévation; si l'on creuse en différents endroits, autour et en dessous de cette masse de bitume, autant qu'il est possible, on ne trouve aucune apparence de rocher. »

Aujourd'hui on le voit sortir avec l'eau des fentes de la wackite; il est chassé surtout par le gaz hydrogène sulfuré qui s'accumule dans le bitume et forme des bulles qui, après être restées longtemps captives, s'échappent en brisant les parois amincies du pissasphalte. « Le bitume qui produit de pareils effets, dit Jean Banc, produit une horrible puanteur. »

L'eau est donc toujours recouverte, en grande partie du moins, par une couche de bitume ou par une croûte blanche que nous avions prise d'abord pour de la silice, mais qui est, d'après M. Nivet, du carbonate de chaux avec des cristaux de sel marin.

« Lorsqu'il n'existait pas encore de bassin, dit M. Nivet, on pouvait suivre de l'œil la sortie de l'eau, du gaz et du pissasphalte. On voyait alors s'échapper de temps en temps des séries de bulles d'hydrogène sulfuré, mêlé d'acide carbonique, chassant devant elles de petits amas de bitume qui s'étalaient en s'entourant d'une auréole irisée. Parfois cette matière gluante obstruait la fente du rocher ; l'eau et les gaz s'accumulaient au-dessous d'elle, et, après quelques instants, ils projetaient au loin l'obstacle qui les avait un instant arrêtés. »

La pellicule irisée que l'on remarque assez souvent sur l'eau, n'est autre chose qu'un peu d'huile de naphte qui se sépare du pissasphalte.

Nous sommes surpris de l'absence presque totale de la silice dans l'eau du puy de la Poix. Nous devons supposer que la nature des eaux a changé depuis l'époque basaltique, car nous avons vu dans les fissures de la roche et à une petite distance de la source, de beaux orbicules de calcédoine guttulaire colorés par le bitume. Al. Brongniart a signalé depuis longtemps cette tendance de la silice à se convertir en orbicules à anneaux et recouvrements.

C'est dans un terrain tout à fait semblable à celui du puy de la Poix, que l'on rencontre au Pont-du-Château, ces jolies rosaces de quartz recouvertes d'un vernis bleuâtre d'opale, et ces demi-globes de calcédoine collés sur la wackite par du bitume.

Il faut admettre au Pont-du-Château comme au puy de la Poix, des sources de bitume et d'eau silicifère. Il existe encore en Islande des sources qui, sans donner sensiblement de bitume, produisent des dépôts siliceux. « Ces sources sont surtout remarquables, dit M. Robert (*Voy. en Islande*, 1re partie, p. 34), par la silice qu'elles déposent à l'état gélatineux. Immédiatement après être sortie de l'eau, cette substance se durcit, et de pâle qu'elle est d'abord, elle prend en se desséchant une teinte bleuâtre, couleur qu'on retrouve dans les agathes et les calcédoines. Cette silice acquiert d'autant plus de consistance, et sa teinte devient d'autant plus foncée qu'elle a fait un plus long séjour à l'air ou dans les collections. La nature, dans cette circonstance, prise sur le fait, ne semble-t-elle pas confirmer la théorie de M. Al. Brongniart, qui explique si bien la formation des agathes, calcédoines, silex pyromaques, corps organisés silicifiés, etc., par un état probablement gélatiniforme? »

La présence du bitume dans les wackes est un fait très-commun en Auvergne, comme nous l'avons déjà dit. Il semble que ces wackites, en brisant la croûte de la Limagne, aient amené avec elles les sources bitumineuses. Ces sources, il est vrai, sont depuis longtemps taries, mais le bitume est resté. On peut se convaincre de la présence de ce combustible au puy de Crouel en face du puy de la Poix, au Calvaire de Clermont, au puy d'Auzel, au puy de Cornonet, à Malintrat, à Cœur, Lussat, etc.

Tout nous porte à croire que l'association du sel marin avait lieu aussi dans ces diverses localités, car à Malintrat nous voyons encore les suintements d'eau salée.

Les dégagements d'acide sulfhydrique accompagnent aussi très-souvent le bitume, et au Puy de la Poix, ce gaz décomposé dans les conduits qui l'amènent les tapisse quelquefois de petites croûtes blanchâtres ou de véritables cristaux microscopiques de soufre pur. Nous en avons des échantillons recueillis au Puy de la Poix.

Il nous paraît bien certain que ces principales matières qui existent à la source du Puy de la Poix, sortent toutes formées de l'intérieur du globe, et ne sont pas, comme l'ont pensé quelques naturalistes, les produits de la distillation d'une énorme masse de houille qui existerait au fond de la Limagne, sous les terrains tertiaires, et qui aurait été traversée par des dykes basaltiques brûlants.

Il y a longtemps que le refroidissement aurait arrêté cette distillation *per ascensum* qui n'aurait plus trouvé d'aliments, et d'ailleurs des sources analogues à celle du Puy de la Poix existent dans des contrées très-différentes et très-éloignées. Nous n'en citerons qu'un exemple pris loin des lieux où l'on pourrait soupçonner des mines de houille, en Russie, près du village de Baituganbasch; c'est Pallas qui le rapporte. (*Journal de physique*, t. 21, suppl., p. 381.)

« L'eau se couvre, dit-il, dans le petit bassin dont nous avons parlé d'un asphalte noir très-tenace, très-gluant, qui a la couleur et la consistance d'un goudron épais, et qui, toutes les fois qu'on l'enlève, se forme de nouveau en peu de jours. Quoiqu'il n'y en eût que quinze environ que tout l'asphalte eût été enlevé du bassin lorsque Pallas s'y rendit, il put néanmoins en faire prendre environ six livres, sans compter tout ce qui, vu sa ténacité, s'en était attaché à différents corps étrangers. Il y en avait au delà d'un doigt d'épaisseur attenant à la montagne; mais cette épaisseur allait toujours en diminuant jusque vers l'écoulement du bassin, ce qui prouverait que l'eau en entraîne toujours une partie en s'écoulant. Toute la cavité de la source est tapissée de cet asphalte, et le lit de terre dans lequel cette cavité se trouve, et qui s'étend vraisemblablement bien avant dans la montagne, en est entièrement pénétré. Après qu'on a tout fait enlever l'asphalte de dessus la surface de l'eau, on la voit se couvrir encore d'une huile de pétrole singulièrement fine, très-forte et très-pénétrante qui, quoiqu'en petite quantité, s'enflammerait très-facilement sur la surface de l'eau qu'on tirerait du bassin avec cette huile. »

CHAPITRE VIII.

Sources minérales du département de la Loire.

—

Les eaux thermales y sont rares, et l'on y trouve un certain nombre de sources ferrugineuses.

A Sail-sous-Château, au pied des basses montagnes du côté du Bourbonnais, on trouve trois sources d'eaux thermales dans le voisinage de Games. Elles marquent 23° Réaumur.

Près de celles-ci on en trouve une quatrième froide et ferrugineuse.

A Saint-Alban, commune de Saint-André d'Apchon, sur la croupe d'un vallon escarpé, on trouve quatre sources dont les eaux sont usitées depuis longtemps; elles bouillonnent toutes et déposent beaucoup d'oxyde de fer, à mesure que l'acide carbonique s'en dégage. Les environs de ces fontaines ne montrent pas, comme bien d'autres, des masses de glaire jaune.

A Perreux, sur les bords de la petite rivière de Rodon, qui coule au bas du bourg, on voit sortir de terre des sources qui déposent de l'oxyde de fer. Elles ont une saveur piquante et se couvrent d'une légère pellicule bitumineuse.

A Crémeaux, au territoire du Bois Duivon, il existe une source qui sort à gros bouillon dans un pré. L'eau en est piquante, mais elle se mêle bientôt à des eaux douces.

A Feurs, on voit près de la ville l'eau des *Quatre*. Elle est stiptique.

A Sail-en-Donzy, près Feurs, il y a aussi une source qui marque 18° Réaumur et qui sort dans la cour d'un cultivateur.

A Sail-sous-Couzan, une source bouillonne et s'élance en petits jets à un décimètre de hauteur. Elle marque 10° Réaumur et a couvert son bassin d'oxyde de fer.

A Montbrison, en remontant la rivière de Vézigé, on trouve sur le bord même de la rivière, une source d'eau minérale assez abondante. Elle paraît sortir des argiles rouges. Cette source est très-rapprochée de la butte volcanique de Montbrison.

A Moingt se trouve la fontaine de l'Hôpital ou des Ladres. Ses eaux un peu louches sont bouillonnantes et déposent du carbonate de chaux.

A Saint-Galmier, on rencontre au bas d'un faubourg et très-près de la petite rivière de Coase, une fontaine minérale déjà célèbre. Elle laisse dégager de grosses bulles de gaz, et l'on voit également dans la rivière plusieurs dégagements de ce même gaz. Il paraît qu'elle ne contient pas de fer.

A Saint-Pal-en-Chalençon, au point où commencent les montagnes du Velay, au territoire de Brandibras, il existe encore une source d'eau minérale ferrugineuse.

A Bar-en-Basset, sur le bord de la Loire et rapproché aussi des volcans du Velay, une source minérale ferrugineuse sort d'un volcan par trois ouvertures. (Passinges, *Mémoire sur la Loire*, *Annales d'Auvergne*, t. 13, 1840.)

La situation de ces sources est en rapport avec le soulèvement des porphyres et des roches primitives qui forment la chaîne du Forez, ou avec les éruptions des pics basaltiques disséminés dans la plaine.

Ici comme dans les départements suivants, nous suivrons l'ordre alphabétique, faute de renseignements suffisants sur la situation géographique des sources.

Sources de Montbrison (Loire.)

Il existe près de Montbrison trois sources différentes : la Romaine, celle de l'Hôpital ou des Ladres et celle de la Rivière. M. Denis, pharmacien à Montbrison, a analysé ces eaux qui contiennent beaucoup d'acide carbonique, et par litre 3,462, 3,660 et 2,870 de matières fixes. C'est le bicarbonate de soude qui domine, puis le bicarbonate de chaux et celui de magnésie.

Ces sources comme celle de Moingt située à deux kilomètres de Montbrison, sortent de la base des granites et porphyres de la chaîne du Forez.

L'eau de Moingt contient, d'après l'analyse de M. Grüner, 3g,629 de matières fixes, dans lesquelles domine comme dans l'eau des sources de Montbrison, le bicarbonate de soude.

Source de la Renaison (Loire.)

Le bourg de la Renaison, situé dans le bassin houiller de la Loire, à 10 à 12 kilomètres de Saint-Alban et de Saint-Galmier, possède une source acidule gazeuse et froide comparable à celle des deux localités que nous venons de citer. Elle contient par litre, d'après M. O. Henry, 1g,541 de principes fixes, parmi lesquels dominent les bicarbonates de chaux d'abord, puis ceux de soude, de magnésie et de potasse. (*Annuaire des eaux de la France*, t. 1, p. 428.)

Sources de Sail-lez-Châteaumorand.

Elles sont situées dans une jolie vallée, à 16 kilomètres de Roanne et à 9 kilomètres de Lapalisse. Il existe cinq sources thermales et une sixième froide, tout à fait distincte et de nature ferrugineuse. Ce que nous allons en dire est extrait de l'*Annuaire des Eaux de la France*, t. 1, p. 620. Voici d'abord la désignation des sources :

Source Duhamel ou du Saule. — C'est la plus importante. Elle a une odeur aromatique qui se rapproche de celle du bitume. Son énorme bouillon alimente une grande piscine.

Source d'Urfé. — Elle se trouve dans un jardin, tout près de la maison d'habitation. Aucun gaz ne s'en dégage.

Source des Romains. — Elle est à l'entrée et à l'intérieur de l'établissement. L'eau s'élève à un mètre au-dessus du sol par sa seule force ascensionnelle.

Sources sulfureuses. — Elles sont au nombre de deux et situées dans l'intérieur de l'établissement. L'une porte le nom de *Source sulfureuse*, l'autre de *Source ferro-sulfureuse.*

Source ferrugineuse froide. — Elle existe à l'extrémité du parc, à peu de distance d'un petit ruisseau qui sort de la montagne voisine et dans un endroit marécageux. Elle se couvre à l'air d'une pellicule irisée.

	Température.
Source Duhamel ou du Saule.	34
— d'Urfé.	26,5
— des Romains.	27,0
— sulfureuse.	23,0
— ferro-sulfureuse.	26,4
— ferrugineuse ou Bellety.	10 à 11

Volume. — Nous connaissons le volume de la source Duhamel seulement. Il est considérable. La source ne consistait qu'en un petit filet d'eau qui, bientôt, par suite de fouilles opérées dans le roc vif, augmenta au point de fournir 800 litres par minute.

Composition. — Les gaz de la source Duhamel sont composés de

Acide carbonique.	2 à 3 centièmes.
Oxygène.	1 à 1 1/2
Azote.........	97

Les gaz des sources sulfureuses contiennent de l'acide sulfhydrique.

M. Henry a fait l'analyse de ces sources et donne les proportions suivantes pour un litre d'eau :

	Source Duhamel.	Source Durté	Source des Bains.	Source sulfureuse.	Source ferro-sulfur.
Bicarbonate de soude.... — de potasse...	0,0482	0,1357	0,0490	0,0560	0,0550
— de chaux.... — de magnésie.	0,1122	0,0700	0,1830	0,1880	0,1260
Sulfate de soude........	0,0800	0,1440	0,0460	0,1280	0,0940
Chlorure de sodium..... — de magnésium..	0,0903	0,0400	0,0720	0,0950	0,1200
Iodure alcalin..........	0,0030	sensible	fort sensible	0,0020	sensible
Silicate de soude........ — de potasse........	0,1032	0,1001	0,0816	0,0830	0,0890
— de lithine....... — d'alumine.......	0,0100	0,0300	0,0300	0,0250	0,0250
Azotate, oxyde de fer....	»	»	»	»	0,0150
Matière organique azotée..	0,0070	»	»	»	»
	0,4539	0,5198	0,4606	0,5570	0,5040

Dépôts. — Ces eaux, comme on le voit, sont peu chargées de principes fixes ; en moyenne, un demi-gramme ;

de telle sorte que la plus abondante ne peut fournir, avec son débit de 800 litres, que 400 grammes par minute ou 24 kilogrammes par heure, pour l'ensemble des sels. L'*Annuaire* dit que l'eau de la source ferro-sulfureuse laisse déposer à l'air un sédiment ocracé, et qu'il en est de même de la source ferrugineuse froide ou de la source Bellety.

Sources de Sail-sous-Couzan.

Sail-sous-Couzan est un village du canton de Saint-Georges, et de l'arrondissement de Montbrison, où l'on voit jaillir six jets d'eau minérale, très-abondants et qui déposent un sédiment jaunâtre. L'analyse faite par M. O. Henry a indiqué 2,159 de matières fixes par litre. Ce sont les bicarbonates qui dominent et particulièrement ceux de soude et de chaux qui s'y trouvent en égale proportion.

Sources de Saint-Alban.

Le village de Saint-Alban, près de Roanne, sur la rive gauche de la Loire, offre trois sources minérales.

Source principale. — Située à 100 mètres au sud de l'établissement des bains. Sa surface est agitée, dit M. Rotureau par des bulles petites et nombreuses de gaz qui viennent s'y épanouir et produire l'image fidèle d'une pluie fine et abondante, les grosses bulles étant arrêtées par une cloche destinée à recueillir le gaz.

Source de la Pompe. — Elle est distante d'un mètre de la source principale et placée entre cette dernière et la source du Mur.

Source du Mur. — Elle est située au sud-ouest contre le mur du pavillon. Son eau est presque complétement trouble.

Température. — L'eau du puits principal et celle du puits de la Pompe marquent 17°,2. Celle de la source du Mur, 16°,1.

Volume. — Nous ne connaissons pas le débit de ces sources. M. Rotureau dit que les deux premières viennent évidemment de la même nappe souterraine, que leur débit est solidaire, et que leur niveau oscille dans les mêmes proportions.

M. le docteur Goin estime que le volume de gaz libre qui s'échappe des trois fontaines, dans l'espace de douze heures, est de 30 mètres cubes.

Composition. — L'analyse d'Orfila, Barruel et Soubeiran, indique dans ces eaux la proportion de 2g,600 par litre. Les principes dominants sont : les bicarbonates de soude, de chaux, de magnésie et de fer.

On doit à M. Lefort l'analyse des deux principales sources de Saint-Alban. Il a trouvé par litre :

Bicarbonate de soude....	0,8508	0,8561
— de potasse...	0,0838	0,0834
— de chaux....	0,9542	0,9382
— de magnésie.	0,4443	0,4577
— de prot. de fer.	0,0231	0,0233
Chlorure de sodium.....	0,0318	0,0301
Silice...............	0,0443	0,0451
Iodure de sodium.......	traces.	traces.
Arséniate de soude.....	traces.	traces.
Matière organique......	traces.	traces.
TOTAL des matières fixes.	2,4323	2,4339
Gaz acide carbonique libre.	1,9400	1,9499

Dépôts. — Nous ignorons si ces eaux, assez riches en carbonate de chaux, abandonnent quelque dépôt. « L'eau de la source principale, dit M. Rotureau, très-claire et très-limpide, laisse déposer cependant une couche assez épaisse d'un enduit jaune-rougeâtre sur les parois du puits et tache les verres dont elle altère la transparence au bout de quelques jours seulement. Un cordon de Conferves vertes entoure la surface de l'eau. »

Sources de Saint-Galmier.

Saint-Galmier est à 12 kilomètres de Saint-Etienne ; ses sources sont sur le bord de la Coise, petite rivière tributaire de la Loire. La plus ancienne est celle de *Fontfort,* froide et limpide, dont l'analyse est due à M. O. Henry. Chaque litre contient :

	lit.
Acide carbonique libre	1,20
Bicarbonate de chaux	1,037
— de magnésie	
— de soude	0,238
— de strontiane	0,007
— de fer	0,009
— de manganèse	
Sulfate de soude	0,079
— de chaux	0,180
Azotate de magnésie	0,060
Chlorure de sodium	0,216
Phosphate soluble	traces
Matière organique non azotée	0,024
Acide silicique et alumine	0,036
	1,886

Deux autres sources ont été découvertes près de l'ancienne fontaine de Fontfort ; elles portent les noms de leurs propriétaires, MM. André et Badoit.

Leur analyse faite par M. Henry a indiqué une composition presque semblable à celle de l'eau de Fontfort ; mais elles contiennent une plus grande proportion de principes fixes. La source André donne par litre un résidu de 2g,1113, et la source Badoit 2,8890.

Toutes ces eaux contiennent plus que leur volume (1 vol. 1/2 ou 1 vol. 1/4) de gaz formé d'acide carbonique et d'air atmosphérique riche en oxygène.

CHAPITRE IX.

Sources minérales du département du Cantal.

—

Les recherches du docteur Nivet sur les eaux minérales du Cantal lui ont fait connaître dans ce département 103 sources, plus une cinquantaine de fontaines acidules qui viennent sourdre entre la Saigne et la Bastide, et environ quarante filets d'eau minérale qui jaillissent dans les environs de Tremiseau, et un grand nombre de petites sources qui s'échappent à Chaudesaigues dans le ruisseau de Remontalou. On peut donc estimer à deux cents le nombre d'ouvertures par lesquelles les eaux minérales du Cantal arrivent à la surface du sol.

Les 103 sources minérales bien déterminées de ce département sont ainsi réparties relativement aux terrains dont elles s'échappent :

83 sortent des roches primitives, 16 des roches volcaniques ; 2 des terrains argileux ou calcaires, et 2 des terrains d'alluvion (Nivet).

Dans le Cantal, comme sur tout le plateau central, ces eaux sont généralement placées sur le bord des cours d'eau, dans les cassures du sol. Elles occupent, par conséquent, presque toujours de profondes vallées.

Les éruptions porphyriques et, plus tard, celles des trachytes et des basaltes ont déterminé la sortie de ces sources.

Quelques-unes d'entr'elles ont conservé une température élevée, mais la plupart ne sont que de simples filets refroidis d'où s'échappe encore une eau plus ou moins saline, presque toujours gazeuse et ferrugineuse.

Ce que nous avons dit en parlant des eaux minérales en général peut s'appliquer à celles du Cantal. Elles ont aussi déposé quelques travertins, elles ont laissé des traces ferrugineuses, mais nous devons dire qu'elles ont été à peine étudiées au point de vue géologique.

Le seul travail important et général qui ait eu lieu sur ces eaux est le Mémoire de statistique et d'érudition publié par M. le docteur Nivet, auquel les eaux minérales du Puy-de-Dôme doivent aussi une partie de leur célébrité.

Quoique nous ayons visité un certain nombre de sources de ce curieux département, ce que nous pourrions en dire ne serait que la reproduction des articles que M. Nivet a réunis en une brochure sous le titre d'*Eaux minérales du Cantal*, et qui ont été insérés aussi dans le grand Dictionnaire de Statistique de Deribier.

Nous devons toutefois dire quelques mots des stations les plus importantes, et particulièrement de celle de Chaudesaigues et de celle de Vic en Carladès.

En reproduisant le tableau général de ces sources, tel que M. Nivet l'a publié dans le grand Dictionnaire de statistique, nous donnerons une idée suffisante de la multitude des émissions thermo-minérales de ce curieux département.

BASSINS SECONDAIRES.	NOMS DES COMMUNES.	NOMS DES SOURCES.	Nombre des sources	TERRAINS d'où elles sortent
1°. SOURCES MINÉRALES DU BASSIN DE LA DORDOGNE.				
Ruisseau de Lanobre..	Lanobre........	Cheylade.......	1	cristallisé
Bassin de la Rue.....	Dienne.........	Rocher de Laqu[lle].	1	volcanique
	Marcenat..	Batifoil	1	argileux
	Condat.........	Saute-Veau.....	1	cristallisé
		Trémiseau......	2	cristallisé
	St-Amandin.....	Chassany......	1	cristallisé
	Champs........	Fontaneire... ..	1	cristallisé
	Apchon........	Apchon........	1	cristallisé
	Cheylade......	Fonilhoux	1	volcanique
Ruisseau de Madic....	Madic..........	La Baraquette...	5	cristallisé
Ruisseau de Champagnac.	Champagnac. ...	Savergnoles.....	1	cristallisé
Ruisseau de Veyrières..	Veyrières.......	Veyrières.......	1	cristallisé
Bassin de la Sumène...	Menet.........	La Clidelle......	2	cristallisé
		La Revaute.....	1	cristallisé
		Pontchouly......	1	cristallisé
	Saignes	Saignes	1	cristallisé
	Ydes..........	Déribier........	1	cristallisé
	Trizac....	Les Bessonies...	1	cristallisé
	Sauvat........	Ardit..........	1	cristallisé
	Anglards.......	Coutix.........	1	volcanique
	Jalleyrac.	Jalleyrac.......	1	cristallisé
Bassin de l'Auze.....	Vigean.........	Chambres.	1	alluvions
	Drugeac........	Apcher.........	1	alluvions
	Ally.....	St-Geraud......	1	cristallisé
	Chalvignac......	La Vergne......	1	cristallisé
	Chaussenac.	Bois d'Ostenac...	1	cristallisé
Bassins de la Maronne et de la Bertrande...	St-Paul-de-Salers.	Chaumeil.......	2	volcanique
		Rieu...........	1	volcanique
	Fontanges	La Bastide......	1	volcanique
		La Saigne.......	1	volcanique
	St-Martin-Valmer.	St-Martin-Valm..	2	cristallisé
	St-Christophe....	Longouiroux....	1	cristallisé
	St-Martin-Cantalès	St-Martin-Cant. .	1	cristallisé
	St-Cernin.......	St-Cernin.......	1	cristallisé
Bassin de la Jordane...	Mandailles......	Liadouze.......	1	volcanique
	Saint-Cirgues....	Perruchès......	1	volcanique
	Aurillac........	Pradet.........	1	calcaire
		Patey..........	1	volcanique
Bassin de la Cère.....	St-Jacq.-des-Blasts	Pas-de-Compains.	1	volcanique
	Thiézac........	Thiézac........	1	volcanique
	Vic-sur-Cère....	Vic-sur Cère. ...	4	cristallisé
	La Cap.-en-Vézie.	La Capelle......	1	cristallisé
	Prunet.........	Prunet.........	1	cristallisé
		Le Bousquet	1	cristallisé
	Glenat.........	Glenat.........	1	cristallisé

BASSINS SECONDAIRES.	NOMS DES COMMUNES.	NOMS DES SOURCES.	Nombre des sources	TERRAINS d'où elles sortent
2°. SOURCES MINÉRALES DU BASSIN DU LOT.				
Bassin du Goul......	Jou-sous-Monjou.	Jou-s.-Monjou...	1	cristallisé
	Raulhac........	Cropières......	1	cristallisé
	Teissières-les-Boul.	Teissières......	1	cristallisé
		Canines........	1	cristallisé
	Carlat..........	Calvet	1	cristallisé
Bassin de la Truyère...	Corens.........	Corens.........	1	cristallisé
	Ste-Marie.......	Ste-Marie.......	1	cristallisé
	Paulhenc.......	Fontanes.......	1	cristallisé
	Chaliers........	Clavières-d'Outre.	1	cristallisé
		Terreau........	2	cristallisé
	Faverolles......	Montchanson....	1	cristallisé
	Saint-Remy.....	Longevialle.....	1	cristallisé
	Magnac........	Magnac........	1	cristallisé
	Chaudesaigues...	Chaudesaigues...	25	cristallisé
		Condamines.....	1	cristallisé
3°. SOURCES MINÉRALES DU BASSIN DE L'ALLIER.				
Bassin de l'Allagnon...	Chastel-sur-Murat	Brujallène......	1	volcanique
	Murat.........	Murat.........	1	volcanique
	Bredon.......	Stalapos.......	1	volcanique
	La Chapelle-Allag.	La Chapelle-All..	1	cristallisé
	Valjouse.......	Le Bon-Dieu....	1	cristallisé
	Chanet.........	La Pyronée.....	1	cristallisé
	Molèdes.......	Conches........	1	cristallisé
	St-Victor.......	Ouche.........	1	cristallisé
	Leyvaux.......	Leyvaux.......	1	cristallisé

Sources de Chaudesaigues.

C'est au fond d'une vallée pittoresque et sauvage que sortent les sources de Chaudesaigues. D'anciennes émissions de granite et de porphyres à travers les gneiss, leur ont peut-être donné naissance, et une ancienne fracture dans ces roches primitives sert de lit au ruisseau de Remontalou.

Tout près de ce ruisseau, et dans le lit même qu'il parcourt, s'échappent les eaux minérales par un grand nombre de fissures. Elles se rendent toutes dans le ruisseau dont la température en aval est notablement augmentée, et le Remontalou les conduit dans la Truyère dont il est un des affluents.

Les plus importantes de ces sources naissent au pied de la montagne de La Jarrige.

Voici du reste l'énumération de ces sources dont nous allons en même temps donner, autant que possible, la température et le débit. Nous suivrons l'ordre indiqué par M. le docteur Nivet.

A. *Sources naissant au pied de la montagne de La Jarrige.*

1. *Source du Par.* — C'est la plus considérable de Chaudesaigues. Elle est située dans le haut de la ville et s'échappe d'une fente du terrain primitif. Berthier, en jaugeant la source en 1810, a trouvé 200,000 litres par 24 heures. Plus tard, en 1828, M. Chevalier estima le débit à 230,400 litres, ou 160 litres par minute. Après la réunion de quelques filets à la source principale, Ledru, architecte de la ville de Clermont, effectua un jaugeage qui lui donna 252 litres par minute.

La température de cette source paraît avoir varié un peu comme on peut le voir dans le tableau suivant :

Observateurs.	Thermom. centigrade.	Années.
Bosc d'Antic.........	75°	1771
De La Brageresse......	77	1778
Berthier..............	80	1810
Grassal...............	80	1822
Chevalier.............	81	1828

Berthier, dans le *Journal des mines*, attribue 88 degrés

à la source du Par, et 200 mètres cubes de débit en 24 heures (en 1809).

2. *Source Felgère.* — L'hôtel Felgère possède quatre sources :

La première marque...........	70°
La seconde..................	62
La troisième.................	57
La quatrième................	31

Ces températures sont données par M. Dufreisse de Chassaigne.

La quantité d'eau fournie par ces sources est de 19 litres par minute.

3. *Sources des maisons particulières.* — M. Nivet les réunit dans le tableau suivant ; elles sont au nombre de 13.

	Température.	Débit.
Source Laprade...........	59	30 litres.
— Podevigne..........	60	
— Ganivet............	60	
— Teisset.............	59	
— Abriet.............	57	
— Bedenel............	69	
— Fayet..............	67	
— Chareire............	59	
— Passenault..........	72	
— Arlhac.............	54	
— Barlier du Fargot.....	71	
— Breschet...........	49	11 litres.
— Verdier............	61	

B. *Sources naissant des roches qui bordent le ruisseau dans la partie haute de la ville.*

Sources du moulin du Ban, de la Bonde et de l'Hospice. — Celle du Moulin sort près d'un filon de quartz; elle marque 62° et produit 32 litres par minute. Celle de la Bonde a une température de 73° et un débit de 15 litres.

La source de l'Hospice marque 70° et débite 18 litres.

Source de la grotte du Moulin. — « A trente pas au-dessus de la grotte du Moulin du Ban, dit M. Nivet, il existe une grotte faisant partie d'une maison habitée. Elle renferme un bassin carré contenant environ un mètre cube d'eau minérale. La source qui jaillit dans ce bassin marque 62° comme celle du Moulin du Ban, et quand, par hasard, la température de cette dernière fontaine varie, on observe les mêmes changements dans celle de la Grotte. Cette cavité est une véritable étuve qui peut devenir dangereuse à cause de la grande quantité d'acide carbonique qui s'y accumule. »

Sources du Ruisseau. — Il est difficile d'en déterminer le nombre; elles sont dispersées dans le lit du Remontalou dont elles échauffent les eaux. Quelques-unes ont reçu des noms. M. Verdier cite deux sources de Lestende dont l'une fait monter le thermomètre à 35° et l'autre à 53°. Quelques filets nés dans le ruisseau, atteignent, selon M. Nivet, une température de 72°.

Quand nous avons visité Chaudesaigues, on nous a fait plonger la main dans quelques parties du ruisseau dont l'eau était fraîche; mais aussitôt que nous touchions le sable au fond de l'eau courante, le sol était brûlant.

C. *Sources près du Pont.*

Les sources Clavières dont la température est de 37°,5 donnent 16 litres à la minute.

Les sources du Gravier bas marquent 65°,5 et débitent 36 litres.

Volume général. — En réunissant les eaux de toutes les sources dont le débit a été mesuré, on trouve le chiffre de 414 litres par minute, et si nous ajoutons approximativement le chiffre des sources dont le débit est inconnu et celui des filets assez nombreux qui coulent dans le Remontalou, nous pourrons atteindre au moins 500 litres par minute. Cette quantité donne 30,000 litres par heure, ou 30 mètres cubes, ce qui fait 720,000 litres ou 720 mètres cubes par 24 heures.

Température. — Nous avons cité des faits qui semblent indiquer des variations de température dans les eaux de ces fontaines. Mais il paraîtrait que la source du Par aurait de la tendance à devenir plus chaude, puisque la première observation qui date de 1771 a donné 75°, et la dernière en 1828 81°. Différence, 6° en 57 ans.

Il paraît aussi que l'une des sources Felgère varie entre 60°,05 et 68°, et que la température du réservoir de la Grotte a présenté tous les degrés entre 58° et 63°.

Nous pouvons supposer pour l'ensemble des eaux de Chaudesaigues une température moyenne de 60°, laquelle ramenée à 10°, température moyenne de l'air, permet de disposer de 50°. Or, si nous adoptons le chiffre de 720,000 litres ou kilogrammes par 24 heures, nous obtiendrons le chiffre de 36,000,000 calories (une calorie =

quantité de chaleur capable d'élever d'un degré, un kilogramme d'eau) ou une quantité de chaleur suffisante pour élever de 10 à 60° 720,000 litres d'eau.

Les habitants de Chaudesaigues peuvent donc disposer chaque jour de cette grande quantité de chaleur, et ils en usent largement.

Indépendamment des bains d'eau chaude et de vapeur on s'en sert pour le foulage des draps, le désuintage de la laine, le lavage du linge et des vêtements ; pour cuire les œufs et les faire éclore, faire la soupe et laver la vaisselle, pour épiler les porcs et laver les débris des animaux. Enfin, on les utilise surtout pour le chauffage des maisons. Presque toute la ville est chauffée de cette manière, et chaque ménage a sa part de cette chaleur naturelle. Des conduits en bois transportent l'eau chaude de l'autre côté du ruisseau, où elle est de nouveau divisée et justement répartie chez chaque propriétaire. Elle passe sous le carrelage de chaque maison, et les bassins qui la reçoivent sont recouverts par de larges dalles de gneiss qui s'échauffent lentement, mais qu conservent longtemps la chaleur ; c'est la source du Par qui sert à cet usage ; l'été elle va directement tiédir les eaux du Remontalou.

Il résulte de cette multitude de canaux naturels et pleins d'eau chaude qui circulent sous Chaudesaigues, que dans la majeure partie de la ville, la neige fond aussitôt qu'elle tombe. Le sol est constamment échauffé, au point que plusieurs caves sont trop chaudes pour qu'on puisse y conserver du vin, et l'on sent la chaleur traverser les chaussures et arriver à la plante des pieds.

Dès l'année 1836, comme aujourd'hui (1863), il était question d'utiliser la haute température de ces eaux et de créer à Chaudesaigues un vaste établissement thermal, et en effet il existe bien peu de sources en France qui puissent présenter autant d'avantages. Nous reproduirons ici ce que nous disions alors sur l'emploi de la température des sources.

Comme eaux médicinales, elles ne contiennent pas une grande proportion de matières salines, environ un gramme par litre ; tandis que plusieurs eaux minérales de l'Auvergne en renferment au moins six grammes ; mais il serait facile, si on voulait varier leurs propriétés, d'y ajouter soit des matières salines, soit de l'hydrogène sulfuré ou des solutions sulfureuses. On pourrait également y dissoudre des préparations d'iode, et dans tous les cas modérer leur action par l'addition d'amidon, de fécule, de gélatine ou de diverses substances végétales ou animales. Leur composition connue par les analyses de Berthier et de M. Chevalier, permettrait d'y joindre différentes substances en proportions exactes, et de réunir dans cette seule localité les bains minéraux du monde entier. On pourrait en modifier la chaleur à volonté, et obtenir ainsi des résultats dont on ne peut calculer les avantages.

On pourrait également charger la vapeur d'eau qui s'échappe en abondance de la source, de diverses matières médicamenteuses, la rendre plus active ou modifier son action ; enfin, joindre aux propriétés naturelles des eaux thermales tous les effets que l'on obtient artificiellement en cherchant à imiter la nature.

Il est encore un autre genre de médication que l'on pourrait sans doute employer avec bien du succès à Chaudesaigues, c'est l'emploi direct des médicaments sur les poumons.

Personne n'ignore que dans toutes les maladies de poitrine, les médicaments que l'on prend à l'intérieur vont directement dans l'estomac, et ne peuvent agir que très-indirectement sur les poumons par voie d'absorption, c'est-à-dire, au moyen des communications imperceptibles qui ont lieu entre la plupart des organes. Il y a certainement de grands résultats à obtenir, de beaux succès à espérer, de l'emploi direct de plusieurs substances dissoutes dans l'air qu'on respire, et pouvant ainsi arriver dans les poumons au moyen des bronches, et pénétrer jusque dans le tissu spongieux dont les organes de la respiration sont composés. Or, il serait facile à Chaudesaigues d'essayer ce nouveau moyen thérapeuthique. Il serait facile d'augmenter à volonté l'humidité et la température de l'air dans des cabinets où ces deux effets seraient appréciés par un thermomètre et un hygromètre. On pourrait dissoudre dans la vapeur d'eau les substances que l'on voudrait répandre dans l'air, ou entretenir, au moyen de vases plus ou moins chauffés par elle, la volatilisation graduée des matières dont on voudrait essayer l'emploi.

Des essais de ce genre, faits par un médecin habile, amèneraient sans doute à des conséquences très-remarquables, et donneraient à l'établissement de Chaudesaigues une réputation spéciale qu'aucun autre ne pourrait lui disputer. Les dispositions à prendre pour cet objet compliqueraient un peu le plan de l'établissement, mais elles contribueraient sans doute à son succès. On pourrait encore joindre à l'établissement qui nous occupe l'agrément de jardins échauffés par des conduits d'eau sortant des baignoires ou venant directement de la source, selon la saison ou le besoin qu'on aurait des eaux. Toute espèce de primeurs viendrait avec facilité en employant ce moyen, et une végétation vigoureuse contribuerait bientôt à l'embellissement de ces lieux. Il serait facile d'échauffer de la même manière une vaste serre où les plantes des régions équinoxiales se développeraient en pleine terre, et rappelleraient ces temps reculés où la végétation des tropiques couvrait l'Auvergne de ses vastes forêts qu'habitaient alors ces animaux singuliers dont l'existence précéda l'apparition des hommes.

Cette serre où régnerait constamment une douce température et une humidité dont on pourrait varier à volonté l'intensité, servirait de promenade pendant les mauvais temps, procurerait de la distraction aux malades, et contribuerait, sous tous les rapports, à l'agrément et à l'utilité des bains de Chaudesaigues.

Quelques cabinets destinés à l'incubation artificielle, seraient joints à cette serre, où l'on pourrait amener, sous formes de gerbes ou de jets élevés, une partie des eaux du Remontalou, qui seraient détournées dans les temps humides.

On voit qu'il serait facile de réunir l'utile à l'agréable; mais ici l'agréable aurait aussi son utilité, car la distraction et la situation pittoresque des lieux influent sur la santé, comme l'air et les eaux.

Enfin, resterait encore l'application des eaux à l'industrie. On conçoit leur action sur les laines; la soude qu'elles contiennent se combine au suint et forme une sorte de savon qui dégraisse la laine brute, et lui communique cette blancheur qui fait rechercher partout celles qui ont été désuintées à Chaudesaigues. Ces avantages ne s'obtiendraient ailleurs qu'à grands frais. Il est encore plusieurs autres circonstances dans lesquelles on pourrait mettre à profit la chaleur et la légère alcalinité de ces eaux; mais n'y aurait-il que le désuintage des laines, que déjà ce serait une branche d'industrie considérable, si on lui donnait toute l'extension qu'elle peut atteindre.

Une fois sorties de la ville, les eaux thermales, mêlées à celles du ruisseau, sont encore une source de richesses pour les environs. Les belles prairies qui couvrent toutes les pentes et qui tapissent le fond de la vallée leur doivent toute leur fraîcheur et l'abondance de leurs produits. On trouve une différence considérable dans l'action des irrigations, selon qu'elles sont faites avec les eaux du Remontalou ou avec celles des ruisseaux voisins. Les sels agissent là comme ailleurs, et augmentent l'intensité de la verdure et la force de végétation. Leur action doit être d'autant plus grande, qu'ils sont unis à une matière organique qui entre naturellement dans la composition chimique de ces eaux thermales, et dont la quantité doit être augmentée par le désuintage des laines et la grande quantité de débris d'animaux qu'on lave continuellement à la source du Par. C'est au point même que pendant les chaleurs, il s'exhale de cette source une odeur extrêmement désagréable qui tient à la malpropreté des environs.

La quantité de chaleur produite chaque jour par ces eaux équivaut à celle que donnerait la combustion d'environ 5,000 kilogrammes de charbon de bois, de 6,000 kil. de houille d'Auvergne ou de 12,000 kil. de bois ordinaire contenant 20 pour cent d'eau.

Que l'on multiplie maintenant par 365, nombre de jours de l'année, ces quantités diverses de combustible, on sera étonné de la masse énorme qui serait nécessaire pour obtenir autant de chaleur qu'en produisent les eaux. Car ces quantités ne seraient pas suffisantes pour élever une aussi grande masse d'eau à cette température, la moitié au moins du calorique serait perdue par les fourneaux et la fumée, et je n'ai pas tenu compte ici de la chaleur distribuée dans le sol et rayonnant au dehors avant la sortie des eaux.

Ainsi Berthier, qui avait calculé que ces eaux tenaient lieu à la ville d'une forêt de 540 hectares (1), est encore resté au-dessous de l'évaluation réelle, car une telle forêt située dans un sol aussi aride que celui des environs de Chaudesaigues, ne fournirait pas chaque jour en fibres nouvelles, une masse de 12,000 kilogrammes de bois. En évaluant le charbon de bois à 8 centimes le kilogramme seulement, on trouve que la dépense, pour obtenir cette quantité d'eau chaude, indépendamment de toute main d'œuvre, de mise de fonds, etc., serait de 400 fr. par jour. C'est donc une rente annuelle de 146,000 fr. que la nature paye en calorique à la ville de Chaudesaigues.

Nous ne doutons pas qu'en creusant à une assez grande

(1) Voici le calcul que faisait Berthier en 1809 sur le colorique dégagé de la source du Par.

» J'admettrai, dit-il, que l'eau de la grande source ne conserve que 12° quand on l'abandonne, et je négligerai en compensation toutes les autres. Cela posé, 100 parties de l'eau fondraient 100 parties de glace; la combustion de 100 parties de bois en feraient fondre 3,000, il faudrait donc 6,666 kilog. de ce combustible pour équivaloir aux 200,000 kilog. d'eau que la source produit en 24 heures. Le stère de bois de chêne pèse ordinairement 375 kilog, ainsi les 6,666 représentent 18 stères. On peut supposer que l'eau sert au chauffage pendant 8 mois de l'année ou 240 jours, sans avoir égard à ce qu'on en consomme durant l'été pour le même objet, elle ne pourrait donc être remplacée que par 4,320 stères qui seraient le produit de 18 hectares de taillis de chêne de 30 ans; il suit de là que la grande source, sous le rapport seulement du calorique qu'elle fournit, vaut autant pour la commune de Chaudesaigues, qu'une forêt de chêne de 546 hectares au moins. » (*Journal des Mines*, t. 27 p., 151).

profondeur, on ne parvienne encore à augmenter la température de ces eaux, et peut-être même à voir la vapeur s'échapper de la roche primitive. On aurait alors un phénomène analogue à ceux des Geysers d'Islande.

Si le terrain était perméable aux instruments, un trou de sonde ou un puits artésien assez profond pourrait amener à Chaudesaigues une colonne de vapeur dont la tension serait peut-être même considérable.

Composition. — Avec une température aussi élevée, on devrait s'attendre à trouver ces eaux plus riches en principes salins; mais on sait aussi que dans plusieurs localités il existe des eaux chaudes qui sont presque pures comme de l'eau distillée.

Berthier a analysé une des sources Felgère.

M. Chevalier a été chargé aussi d'analyser ces eaux, et ses analyses ont été appliquées aux sources Felgère, de la Grotte, de la Bonde du Moulin et du Par. Comme il y a peu de différence entre ces sources, nous reproduirons seulement l'analyse de la dernière. Il est probable, comme le pensait Berthier, que toutes les sources de Chaudesaigues proviennent d'un réservoir commun, et ce qui le prouve, c'est qu'elles ont toutes à peu près la même composition.

Les gaz qui s'échappent de ces sources sont composés d'acide carbonique, d'oxygène et d'azote. Le gaz de la source du Moulin renferme d'après M. Chevalier : acide carbonique 60, oxygène 15, azote 25. Les gaz qui traversent les eaux des sources Felgère et de la Grotte du Moulin contiennent 85 à 95 pour cent d'acide carbonique, 2 à 5 pour cent d'oxygène et 7 à 17 pour cent d'azote.

Un litre d'eau de la source du Par renferme :

Carbonate de soude.........	0,5920
Sulfate de soude...........	0,0325
Chlorure de sodium.........	0,1318
Sels de potasse............	traces.
Carbonate de magnésie......	0,0080
Chlorure de magnesium......	0,0069
Oxyde de fer...............	0,0060
Carbonate de chaux.........	0,0460
Silice insoluble unie à la soude.	0,1080
Silicate de chaux..........	0,0020
Matière bitumineuse........	0,0060
Perte......................	0,0038
TOTAL des matières solubles et insolubles........	0,9430

M. Chevalier signale aussi une petite quantité d'hydrosulfate d'ammoniaque, et présume que ce principe se forme pendant les expériences. M. Nivet pense comme nous que ce sel existe réellement dans les eaux.

« Nous devons ajouter, dit M. Nivet, que les carbonates étant à l'état de bisels, et l'oxyde de fer à l'état de bicarbonate, on doit admettre que chaque kilogramme d'eau du Par contient en réalité : bicarbonate de soude, 0,8376 ; bicarbonate de magnésie, 0,0121 ; bicarbonate de fer, 0,0132 ; bicarbonate de chaux, 0,0661 ; ce qui porte la quantité réelle des matières contenues dans un litre à 1 gramme 220 milligrammes. »

Ce serait, en supposant 1 gramme pour toutes les eaux de Chaudesaigues, 500 grammes par minute, 30 kil. par heure et 720 kil. par jour.

Dépôts. — Si les eaux de Chaudesaigues intéressent à la

fois le médecin, l'administrateur, l'industriel et l'agriculteur, elles n'offrent pas moins d'intérêt au géologue, qui retrouve dans les produits des eaux thermales, la répétition en petit des phénomènes qui se développaient autrefois sur une plus grande échelle. Leurs dépôts actuels ont bien peu d'importance; ils consistent en carbonate de chaux et en oxyde de fer. M. Felgère m'a fait voir chez lui de l'ocre pulvérulent d'un jaune orangé, qui était de l'hydrate de fer presque pur. Cet oxyde colore partout le carbonate de chaux, et lui donne une teinte jaunâtre et ferrugineuse, analogue à la couleur du bois. Aussi prendrait-on pour de véritables tuyaux en bois, les longs tubes pierreux qui revêtent l'intérieur des vrais tuyaux d'écoulement, et que l'on peut obtenir entiers en enlevant avec précaution les parois sur lesquelles ils se sont moulés. Ce carbonate de chaux est remarquable par sa tendance à cristalliser. Il se dépose en petites lames qui se pressent les unes contre les autres, qui prennent exactement la forme des objets sur lesquels elles s'appliquent, mais qui, à l'extérieur, présentent une foule de petits cristaux qui rendent leur surface toute rugueuse.

On peut comparer ces dépôts à ceux de Saint-Nectaire, avec cette différence cependant que, dans cette dernière localité, le calcaire est plus blanc et plus abondant.

Berthier a analysé ce dépôt calcaire du Par, et l'a trouvé formé de :

Carbonate de chaux.........	757
— de magnésie.......	25
Oxyde de fer.............	45
Silice...................	103
Eau..................	70
TOTAL...........	1,000

M. Nivet y a constaté en outre des quantités minimes de strontiane et des traces d'arsenic.

Outre ces incrustations, mais plus près du griffon de la source du Par, le canal qui conduit les eaux est couvert d'un dépôt assez riche en sulfure de fer, tandis que plus loin ce sont des dépôts boueux de carbonate de fer, et plus loin encore ces incrustations fibreuses et dures dont nous venons de citer l'analyse.

Ce fer sulfuré est du sulfure noir des chimistes, tandis que des fouilles ont mis à découvert à une certaine profondeur avec du quartz qui lui servait de guangue, la véritable pyrite de fer telle qu'on la trouve dans la nature. Des masses de quartz en sont imprégnées, toutes les fissures en sont tapissées; et il faut nécessairement qu'autrefois une certaine quantité de soufre se soit trouvée en contact avec le fer qu'elles contiennent encore, et sous l'influence des circonstances particulières, pour qu'une aussi grande quantité de fer sulfuré ait pu s'y former. Des couches de quartz fibreux qui se trouvent à peu de distance des sources leur doivent peut-être aussi leur origine.

M. Blondeau, professeur de physique au Lycée de Rodez, a analysé les concrétions déposées dans les tuyaux de bois ainsi que le dépôt rouge ocreux de la source du Par.

Ce dernier est composé de :

Carbonate de chaux	6,32
— de magnésie.	4,52
Peroxyde de fer	75,81
Acide silicique	0,47
Sulfure d'arsenic	1,47
Eau.	11,41

Deux échantillons de concrétions formées dans les tuyaux ont donné les résultats suivants :

	No 1.	No 2.
Carbonate de chaux......	89,2	78,3
— de magnésie ...	5,4	13,2
Peroxyde de fer.........	1,4	3,3
Acide silicique..........	1,2	2,2
Alumine..............	2,7	3,0
	100	100

Pour compléter cette étude, M. Blondeau a analysé aussi le sédiment solide que nous avons cité à la source du Par, et qui tapisse le réservoir qui la reçoit. Depuis plus de 25 ans que le canal a été élargi par l'enlèvement de ce produit, il s'en est reformé une nouvelle quantité. Ce dépôt contient :

Soufre..................	33,5
Fer....................	41,0
Arsenic....	25,5
	100,»»

Ce serait, d'après M. Blondeau, une pyrite arsénicale qui représente un bisulfure de fer combiné à l'arséniure de fer.

Nous ne connaissons rien encore des grands changements que le refroidissement graduel du globe a apportés dans l'abondance et la composition des eaux thermales. La géologie pourra un jour tirer des conséquences bien remarquables de faits de ce genre étudiés avec soin ; et comme plusieurs générations ne suffisent pas pour voir ces changements qui s'opèrent si lentement, c'est en observant avec précision toutes les sources d'une contrée, qu'on pourra se rendre compte des modifications que chacune d'elles peut éprouver, et, sous ce rapport, l'Auvergne mérite probablement la préférence.

Il serait possible qu'à une époque très-éloignée de celle où nous vivons, il n'ait pas existé de communication entre la vallée où se trouve Chaudesaigues et celle de la Trueyère. Il n'y a rien d'impossible alors qu'il y ait eu effectivement, sur l'emplacement de Chaudesaigues, un lac d'eau chaude qui devait influer singulièrement sur la température, et par conséquent sur la végétation des environs. Si cette eau restait pure et s'étendait sur une grande surface, une prompte évaporation devait compenser l'arrivée continuelle du liquide, et les eaux du lac devaient augmenter en salure, et déposer au bout d'un certain temps des couches de natron, comme les lacs de l'Egypte. Si, au contraire, le ruisseau de Remontalou y amenait déjà ses eaux, les mêmes phénomènes ne devaient pas s'y passer, et le carbonate de soude devait être incessamment entraîné par le cours d'eau qui traversait le bassin. Si de tels phénomènes ont eu lieu à Chaudesaigues, on en trouve à peine des traces aujourd'hui. Les eaux à la vérité déposent du carbonate de soude qui, pendant les chaleurs, s'effleurit autour d'elles, ou qui paraît sous forme de végétations soyeuses autour des bassins où elles sont recueillies. Si de grandes masses de natron ont été déposées dans la vallée, les pluies ont dû les entraîner depuis longtemps sans en laisser la moindre trace.

Berthier dont les observations ont toujours beaucoup de justesse, avait déjà attaqué dès 1809, au sujet des eaux de Chaudesaigues, la théorie qui attribue les principes des eaux minérales aux terrains qu'elles traversent. « Si pour quelques sources, dit-il, on a fait des rapprochements heureux en apparence (entre la nature du sol et celle de l'eau), on a été bientôt contraint d'y renoncer, en observant que des sources absolument semblables se trouvent dans des terrains d'époques et de nature totalement différentes. Les eaux gazeuses carboniques froides en sont un exemple; parce qu'il y en a dans le calcaire, on a attribué à cette roche la faculté de produire un abondant dégagement d'acide carbonique qui est, comme on le sait, susceptible de dissoudre du carbonate de chaux, du fer, etc. Mais cette explication tombe d'elle-même, quand on considère qu'un plus grand nombre de sources carboniques calcaires gisent dans des terrains primitifs dans lesquels il n'y a pas de traces de roches calcaires. » (*Journal des Mines*, t. 27, p. 148.)

Nous devons ajouter comme appendice aux eaux de Chaudesaigues, la mention de la source de la Condamine qui n'en est éloignée que d'un kilomètre sur la route qui conduit à St-Flour.

Le trajet de l'eau hors de la source est marqué par un dépôt ocracé. M. Nivet qui a analysé cette eau n'y a trouvé par litre que 0g,120 de principes fixes, carbonates de soude, de chaux, de magnésie, de fer, sulfate de soude, chlorure de sodium, silice et crénate de fer.

Source de Sainte-Marie.

Les eaux de Sainte-Marie sont à 4 kilom. de Pierrefort, très-près de la route de St-Flour à Rodez. Il y a deux sources qui sortent des fissures d'une roche schisteuse. La plus abondante est presque la seule usitée; elle a une grande analogie avec l'eau de Seltz, et laisse dégager une quantité considérable d'acide carbonique, surtout pendant les temps secs et à l'approche des orages. L'eau est froide, limpide, d'une saveur aigrelette et piquante. L'eau de Sainte-Marie contient de l'acide carbonique libre en grande quantité, des carbonates de soude, de chaux, de magnésie, du chlorure de sodium et un peu d'oxyde de fer. La seconde source, quoique contiguë à la première, contient moins d'acide carbonique, mais un peu de sulfate de chaux. (*Annuaire des Eaux de la France*, t. 1, p. 428.)

Source de Teissière-les-Bouliès.

Ce village est au sud-sud-est et à 16 kilom. d'Aurillac. La source est placée dans le fond d'un étroit vallon creusé dans le terrain primitif, et sur la rive gauche d'un ruisseau qui se rend dans la rivière de Vauze. L'eau sort d'un rocher très-dur, et l'on voit des bulles d'acide carbonique qui la traversent. Sa température est de 11°. Cette eau est très-gazeuse; exposée à l'air, elle abandonne lentement son gaz, et laisse précipiter des plaques cristallisées de carbonates terreux. Outre ce dépôt blanc, elle abandonne une boue rougeâtre formée principalement d'oxyde et de carbonate de fer.

L'analyse faite par M. O. Henry a donné pour un litre :

Acide carbonique	1 lit. 50
Bicarbonate de chaux	0,402
— de magnésie	
— de soude	0,471
— de protoxyde de fer	0,001
— de strontiane	»
	0,874

Report..........	0,874
Sulfate de magnésie............ — de soude	0,185
Chlorure de magnésium	0,055
Acide silicique et alumine........ Phosphate?..................	0,040
Matière organique brune non azotée...	0,060
	1,214

Sources de Vic.

Vic est situé sur la route de Murat à Aurillac, à 16 kil. de cette dernière ville. Les sources sont sur la rive gauche de la Serre, au bas du coteau de Griffoul, dans une jolie vallée.

« Jadis, dit le docteur Nivet, il existait à Vic une seule fontaine d'eau minérale mal captée et mêlée d'eaux pluviales; en 1829, M. de Murat, qui avait fait l'acquisition des terrains où elle s'échappait, comprenant tout le parti que l'on pouvait en tirer, ordonna des travaux qui eurent pour résultat d'arrêter les infiltrations, et de faire découvrir d'autres filets d'eaux minérales qui furent reçus dans des réservoirs d'où ils jaillissent par des robinets séparés. »

« La source ancienne sort des fentes de la roche primitive; l'eau qu'elle fournit est froide, 12°, limpide, d'un goût salé et un peu alcalin, qui lui a valu le nom de Font-Salade. Maintenant ces quatre sources très-rapprochées portent les noms de *première et deuxième sources droites*, de *première et deuxième sources gauches.* »

L'eau de ces quatre sources paraît identique. M. O. Henry a analysé ces eaux en 1839, et leur a trouvé la composition suivante :

Acide carbonique libre............	0lit 874
Bicarbonate de soude	2,135
— de chaux.............	0,723
— de magnésie...........	0,375
— de strontiane..........	traces
— de protoxyde de fer......	0,001
Chlorure de sodium	1,550
— de potassium.............	0,002
Bromure alcalin	0,003
Sulfate de soude.................	0,720
— de chaux.................	0,028
Phosphate de soude	0,020
Acide silicique et alumine.........	0,036
Crénate de fer	0,030
Crénates de chaux et de soude.......	traces
	5,623

Cette eau a donné à M. Chevalier des indices d'arsenic. M. Nivet a également trouvé des traces d'arsenic et une petite quantité de matières organiques.

CHAPITRE X.

Sources minérales du département de la Lozère.

—

Nous avons parcouru une partie de ce curieux département, et nous n'y connaissons qu'un très-petit nombre d'eaux minérales. Nous devons supposer pourtant en voyant partout des masses de travertin et d'énormes bancs de calcaire jurassique que des émissions puissantes d'eaux calcarifères ont eu lieu autrefois. D'un autre côté, des cassures profondes qui atteignent même le sol primitif qui supporte les Causses, doivent nous faire croire à de fréquentes relations entre la surface et l'intérieur du globe. Nous ne pouvons donc attribuer le peu de connaissances que nous avons sur ce sujet qu'à l'insuffisance de nos recherches. Espérons que cette lacune sera comblée par des savants de ce département, et que ses richesses hydro-thermales seront bientôt mieux connues et mieux appréciées.

Source de Bagnols.

Les eaux de Bagnols sont situées dans la vallée du Lot, à 8 kilom. de Mende. Elles sortent du micaschiste, et naissent précisément sur la cassure qui a déterminé le cours de cette rivière. Elles sont en quelque sorte placées au point où les micaschistes, soulevés par l'énorme masse granitique de la Lozère, ont été brisés.

La source peut donner environ 113 litres par minute.

Elle est gazeuse et produit une sorte de roulement dont les intermittences ne dépassent pas une minute.

Elle échauffe sur son passage, à sa sortie des étuves, très-chaudes où l'air rempli de vapeurs se maintient à 40°. La température de l'eau est de 45°.

M. Henry a trouvé dans un litre d'eau de Bagnols :

Acide sulfhydrique........ ...	quantités
Azote et acide carbonique.......	indéterminées.
Bicarbonate de chaux............	0,0684
— de magnésie...........	traces
— de soude.............	0,2265
Sulfate de chaux...............	0,0148
— de soude...............	0,0890
Chlorure de sodium.............	0,1428
— de potassium...........	0,0030
Silice, alumine, oxyde de fer.......	0,0329
Matière organique azotée..........	0,0358
Glairine.....................	traces
	0,6132

« Ces eaux déposent dans leurs conduits une matière organique analogue à la glairine, du soufre et des stalactites de sulfates calcaire et alumineux. On a trouvé des traces d'arsenic dans le dépôt vaseux recueilli autour de la source, ainsi que dans le produit de l'évaporation de 50 litres d'eau. » (*Annuaire des eaux de la France*, t. 1, p. 494.)

Source de la Chaldette.

Dans l'arrondissement de Marvéjols et dans le canton de

Fournel, se trouve la source minérale de la Chaldette, dans la commune de Briou. La source sort d'une fissure du granite, et présente une température de 30° à 31°. « L'analyse de cette eau a été faite par le docteur Boissonade et répétée par M. Chevalier. Ils ont trouvé que l'eau de la Chaldette contenait du carbonate et du sulfate de soude, du chlorure de sodium, des carbonates de chaux et de magnésie, et des traces d'une matière bitumineuse. » (*Annuaire des Eaux de la France*, t. 1, 395.)

Source de Florac.

Si nous citons la magnifique source de Florac, ce n'est pas que nous la considérions comme une source minérale, c'est au contraire pour faire remarquer que, malgré son apparence, elle est seulement l'orifice d'une rivière souterraine.

Ses eaux abondantes et limpides sortent du terrain jurassique. Elles tombent en cascades sur des rochers éboulés et traversent immédiatement un verger. Il paraît qu'autrefois cette source a déposé un calcaire incrustant assez abondant, car il couvre en partie la prairie que ses eaux traversent. On le retrouve partout sous le gazon; on le voit à découvert sous le château de Florac, et toute la partie de la ville située du côté de la fontaine est construite sur ce même terrain. C'est un tuf d'un jaune d'ocre, tendre, ferrugineux, et ressemblant tout à fait aux travertins modernes qui se forment sous nos yeux, et pourtant l'eau de cette fontaine est à peine incrustante aujourd'hui.

Il ne faut pas confondre ce dépôt avec les véritables travertins calcaires qui se forment encore autour des sources minérales. Le tuf de Florac n'est que l'accumulation de la matière calcaire enlevée aux terrains traversés. La quantité d'acide carbonique de l'atmosphère ayant varié à diverses époques, les eaux pluviales ont pu se charger de proportions plus ou moins grandes de cet acide et posséder ainsi un pouvoir dissolvant en rapport avec la quantité de gaz en dissolution. Ces masses de travertin auraient donc été enlevées aux Causses calcaires pendant le trajet des eaux dans leurs galeries souterraines, et ne proviendraient pas de l'intérieur de la terre comme les sources plus anciennes qui ont donné naissance aux assises du terrain jurassique.

Il existe encore dans la Lozère une source minérale à Mazelles-les-Eaux près de Saint-Amant.

CHAPITRE XI.

Sources du département de l'Aveyron.

—

Ce que nous venons de dire des eaux minérales de la Lozère peut également s'appliquer à celles de l'Aveyron. Nous sommes bien loin de connaître toutes les sources de ce pays accidenté. Nous nous contenterons de citer celles que nous connaissons, en suivant encore ici l'ordre alphabétique.

Sources de Camarès.

« Les deux sources de Camarès (à 12 kilomètres de Saint-Gervais) sont situées sur la rive gauche du ruisseau d'Andabre, à 250 mètres l'une de l'autre ; l'une se nomme fontaine d'*Andabre* ; elle est la plus considérable et offre un joli établissement ; l'autre est connue sous le nom de *Fontaine de Prugnes*. Il y a en outre, près du hameau dit le *Cayla*, trois autres sources. Leur température varie entre 10°,5 et 12°. Un grand nombre de chimistes ont analysé ces eaux. La fontaine d'Andabre contient par litre 3,2418 et celle des Prugnes 1,569. Ce sont encore les bicarbonates et surtout celui de soude qui dominent. » Les trois sources du Cayla sont moins chargées, 0,851 par litre au plus, et sont principalement chargées de carbonates de chaux et de magnésie. » (*Annuaire des Eaux de la France*, t. 1, p. 412.)

Source de Cassuéjouls.

Cette source appartient à un village de l'arrondissement d'Espalion. D'après M. O. Henry, elle contient les 2/3 de son volume d'acide carbonique et 0,250 de matières fixes par litre. C'est le bicarbonate de fer qui en est le principe dominant.

Les auteurs de *l'Annuaire des eaux de la France* où nous puisons ces détails sur l'eau de Cassuéjouls, disent qu'il est tout naturel que le département de l'Aveyron, si riche en minerais de fer, le soit aussi en sources ferrugineuses.

C'est aussi notre opinion; mais nous pensons que, loin de se charger de fer dans les terrains qu'elles traversent, ces eaux ferrugineuses sont les restes des sources qui ont apporté le fer dans les terrains.

Sources de Cransac.

« Cransac est un village situé à 2 kilom. d'Aubin et à 24 de Rodez, dans une vallée très-pittoresque, dominée par des montagnes formées de bancs puissants de houille et d'un schiste pyriteux mêlé de fer carbonaté. De ces terrains, qui brûlent à leur partie supérieure, sortent les sources qui paraissent s'y minéraliser par la décomposition des schistes carbonés et pyriteux. En s'approchant du lieu où cette combustion s'opère, on voit que le sol est miné, et l'on découvre, de distance en distance, de larges crevasses par lesquelles se dégagent de la vapeur d'eau et des fumées acides. Sur le bord de ces fentes, la chaleur devient insupportable, et les roches voisines ont changé d'aspect sous l'action de la chaleur. »

L'Annuaire des Eaux de la France, auquel nous empruntons ces détails sur les eaux de Cransac, y indique quatre sources non comprise celle de Fraysse, entre Aubin et Cransac; mais il ne donne aucune indication de température ni de débit. Ces sources sont :

Source haute Richard. — Située sur la partie latérale droite, à mi-côte de la montagne, en partant de son sommet ; elle coule abondamment ; elle est très-acide au goût ; elle laisse déposer de nombreux flocons ocracés et ne montre pas de Conferves.

Source basse Richard. — Elle n'abandonne aucun dépôt, permet à quelques Conferves de naître et de se développer. C'est la source qui fournit l'eau qu'on expédie.

Sources à laver. — A une très-petite distance de ces deux vieilles sources, et dans les mêmes pavillons, coulent deux autres sources abondantes et distinctes que l'on emploie à laver les bouteilles.

Source Bezelgue. — Elle est renfermée dans un petit pavillon, à 10 mètres de la source basse.

Source de Fraysse. — Elle est analogue aux sources de Cransac, et se trouve située entre Aubin et ce village. Plusieurs autres sources semblables émergent dans la même localité.

Composition. — Ces eaux ont été analysées par plusieurs chimistes qui tous ont trouvé des proportions différentes dans leur composition.

M. Rivot a publié les analyses des cinq sources de Cransac, dont la composition est assez différente. Il a obtenu en principes fixes et par litre :

Source haute Richard.....	3,34
— basse Richard.....	5,40

Source Bezelgue........	1,92
— basse à laver......	3,98
— haute à laver......	2,96

Il fait observer que toutes ces eaux contiennent plus d'acide qu'il n'en faudrait pour former des sels neutres avec les bases. M. Henry avait déjà annoncé dans son analyse des deux sources Richard un excès d'acide sulfurique.

Pour donner une idée de la composition de ces sources, nous rapporterons ici quatre analyses de M. Blondeau, professeur de physique au lycée de Rodez, et qui nous offrent un grand intérêt.

	Source haute Richard.		Source basse Richard.	
	Août 1849.	Avril 1850.	Août 1849.	Avril 1850.
Sulfate de potasse..............	0,012	0,008	0,021	0,015
— de soude..............	0,006	0,007	0,011	0,010
— de chaux..............	0,865	0,825	2,415	1,318
— de magnésie..........	0,956	0,640	2,291	1,016
— d'alumine..............	2,325	2.227	2,079	1,801
— de peroxyde de fer.........	0,012	0,015	»	»
— de manganèse..........	traces.	traces.	»	»
Sulfure d'arsenic..............	0,00025	0,009	traces.	traces.
Chlorydrate d'ammoniaque........	0,014	0,009	0,012	0.021
Iodhydrate d'ammoniaque.........	0.011	0,008	0,009	0,006
Acide silicique................	0,003	0,002	0,003	0,004
	4,182	3,750	6,841	4,191

La source de [illegible] a donné par litre à M. Blondeau :

Sulfure d'arsenic.........	0,0001
Sulfate de potasse.........	0,013
— de chaux........	0,450
— de magnésie......	0,073
	0,4361

Report.......	0,4361
Sulfate d'alumine........	1,250
— de peroxyde de fer..	0,017
Chlorhydrate d'ammoniaque.	0,008
Iodhydrate d'ammoniaque..	0,003
Acide silicique..........	0,004
	1,8181

Les analyses faites sur ces différentes sources ne se ressemblent pas, ni pour la quantité de matières fixes, ni pour la nature des principes.

Une analyse de M. Henry signale dans les sources Richard des sulfates de fer et de manganèse, tandis que M. Rivot ne trouve pas de fer, mais y indique de l'acide phosphorique dont M. Henry ne fait pas mention. M. Blondeau signale le sulfate de potasse, le sulfure d'arsenic, le chlorhydrate d'ammoniaque, l'iodhydrate d'ammoniaque, qui ne se présentent pas dans les autres analyses.

Si l'on compare la somme des principes fixes dans les eaux des sources Richard, on obtient les chiffres suivants :

	Haute Richard.	Basse Richard.
Analyse de M. Henry......	4,100	6,480
— de M. Rivot.......	3,340	5,400
— de M. Blondeau août 1849..........	4,182	6,841
— de M. Blondeau, avril 1850..........	3,750	4,191

Toutes ces inégalités prouvent que la composition de ces eaux est soumise à des variations continuelles, et que celles-ci puisent réellement dans les terrains qu'elles traversent une partie des principes qu'elles amènent. On ne peut en douter quand on connaît la composition des efflorescences qui se montrent en certains points de la montagne brûlante de Cransac. M. Blondeau, qui a analysé ces efflorescences, en distingue 6 espèces dans lesquelles il trouve les mêmes principes que dans les eaux.

Source de le Crol.

Le Crol est situé non loin de Cransac et à quelques centaines de mètres de la petite ville d'Aubin.

Un litre de cette eau a donné à M. Poumarède les proportions suivantes :

Sulfate de chaux........	0,070
— de magnésie.....	0,300
— de manganèse....	0,330
— de protoxyde de fer.	0,540
— de peroxyde de fer.	0,285
— d'alumine.......	traces.
Matière organique.......	0,010
	1,535

Sources de Sylvanès.

Ce village est situé à 400 mètres d'altitude, à 16 kilomètres de Saint-Affrique et à 24 de Rodez. Il existe trois sources qui jaillissent au pied d'une colline. La première dite le *Grand réservoir*, abondante et bouillonnante, marque 38° ; la seconde, appelée *Petite fontaine*, marque 34° ; la troisième, désignée sous le nom de *Petites baignoires*, fait monter le thermomètre à 33°. On voit à la surface de ces eaux une pellicule irisée, et dans le fond du réservoir un sédiment onctueux d'un jaune orangé.

Deux analyses de ces sources que l'on dit semblables ont été faites avec des résultats différents. La première par M. Bérard a donné pour un litre :

Acide carbonique	$0^{lit.}$,200
— sulfhydrique	0 ,050
Carbonate de fer	0,0405
— de chaux	0,1250
— de magnésie	0,2300
— de soude	0,0054
Sulfate de soude	0,0370
Chlorure de sodium	0,2530
	0,6909

L'analyse de M. Cauvy qui affirme que les trois sources sont identiques, a donné par litre :

Carbonate de chaux	0,2280
— de magnésie	0,0905
— de fer et de manganèse	0,0210
Arsénites de magnésie et de fer	0,0161
Sulfate de soude	0,0769
Chlorure de sodium	0,3671
Silice, silicates de chaux et magnésie	0,0476
Alumine et matière organique	0,2218
	1,0690

Nous ignorons sur quelles sources ces deux chimistes ont opéré.

CHAPITRE XII.

Sources des départements de la Creuse et de la Corrèze.

—

Les départements granitiques de la Creuse et de la Corrèze doivent offrir un certain nombre d'eaux minérales, mais à l'exception des deux localités suivantes, ces sources nous sont inconnues ainsi qu'aux auteurs de l'*Annuaire des eaux de la France.*

Source de Bétaille (Corrèze).

Au nord de ce village qui est à 12 kilomètres d'Argental, se trouve une fontaine qui a une odeur d'acide sulfhydrique très-marquée et qui donne constamment un filet d'eau d'un diamètre de 23 millimètres. L'eau est froide, limpide, a une saveur sulfureuse et dépose dans le bassin une matière muqueuse de couleur ocracée.

L'analyse faite par M. Henry a démontré que cette eau contient seulement $0^{lit.}$,030 d'acide carbonique et 0,114 de matières fixes par litre. Le bicarbonate de chaux est son principe dominant. (*Annuaire des eaux de la France*, t. 1, p. 446.)

Sources d'Evaux.

Evaux est une petite ville de la Creuse, située à 36 kilomètres de Guéret et rapprochée des limites des départements du Puy-de-Dôme et de l'Allier.

Un nombre considérable de sources sortent du terrain primitif où leur présence a été sans doute déterminée par des éruptions granitiques à travers les terrains schisteux. M. Rotureau auquel nous empruntons les détails qui vont suivre, dit que le nombre des sources est presque illimité dans un espace très-circonscrit, et il admet seulement 18 sources ou groupes de sources dont nous allons faire un rapide examen.

1. *Puits de l'Escalier.* — Se trouve à l'ouest de l'établissement principal, au pied même du rocher. On voit l'eau traversée par des bulles de gaz.

2. *Puits de César.* — Situé au levant, à 7 mètres de distance du Puits de l'Escalier. Bulles petites et nombreuses.

3. *Sources innommées.* — Très-rapprochées du Puits de César.

4. *Sources du Grand Mur et du Petit Cornet.* — La première à 6 mètres de la troisième source innommée, et la seconde très-rapprochée du Puits de la source du Grand Mur.

5. *Puits du milieu du bassin.* — De très-grosses bulles de gaz viennent assez souvent s'épanouir au centre du puits.

6. *Source du Bain de vapeur.* — Se trouve à droite à 1m,70 de son bord le plus rapproché du grand établissement. Des bulles gazeuses presque incessantes et médiocrement grosses, viennent s'épanouir à son milieu, et des Conferves nombreuses, vertes et très-perlées, qui jaunissent à peine à l'air, recouvrent les parois intérieures du puits.

7. *Source du Puits Carré ou Delamarre.* — Se trouve immédiatement à gauche de la rampe conduisant à la route d'Evaux. Cette eau est recouverte d'une crasse due évidemment à un carbonate qui se précipite au contact de l'air.

8. *Sources de la Piscine ronde.* — Ces sources émergent en différents points du fond du bassin rond ou circulaire qui n'est autre chose que l'ancienne piscine romaine.

9. *Source Marien.* — Elle est à 7 mètres du Puits de l'Escalier et à 20 mètres du rocher opposé à ce puits.

10. *Bassin des cinq sources.* — Ce bassin est alimenté par cinq sources dont les points d'émergence sont distincts. Ces eaux fournissent des bulles gazeuses assez grosses qui viennent s'épanouir à leur surface.

11. *Puits Desglaudes.* — Cette source se trouve du côté opposé à la source du Puits de l'Escalier et sur le même plan qu'elle, à $1^{m},50$ seulement du rocher. Des bulles de gaz montent continuellement à la surface de l'eau, laquelle est recouverte d'une couche épaisse de Conferves d'un vert jaunâtre venant exclusivement de son fond, car ses parois intérieures en sont complétement dépourvues.

12. *Deux sources chaudes.* — Ces deux puits sont à $1^{m},50$ l'un de l'autre et leurs eaux sont conduites dans le Puits Desglaudes.

13. *Source du Midi.* — Elle a son point d'émergence à 2 mètres du rocher de gauche, dans l'angle du pont. Il s'en dégage des bulles en forme de chapelets.

14. *Puits du premier juillet.* — Il se trouve entre le premier puits des sources chaudes, à 13 mètres duquel il est situé, et le Puits Marien dont il n'est éloigné que de 3 mètres.

15. *Puits des Médailles.* — Sur les bords supérieurs de ce puits, une couche de Conferves d'un beau vert devient chaque jour plus épaisse, plus tomenteuse et plus aréolaire. Des bulles de gaz intermittentes d'un assez gros volume, s'épanouissent fréquemment à la surface de l'eau.

16. *Source du centre du bassin de gauche.* — Elle a son point d'émergence au centre du Bassin carré de gauche, creusé dans le roc, sur les parois duquel se développe une couche épaisse de Conferves d'un vert foncé. Elle n'est pas gazeuse.

17. *Puits triangulaire.* — Il est à 6 mètres du Bassin des cinq sources, et à pareille distance de la piscine de la station d'Evaux.

18. *Sources ferrugineuses.* — L'eau de ces sources sort du rocher de gauche, contre le remblai du pont.

Température. — La température des sources d'Evaux est généralement élevée. Voici les résultats publiés par M. Rotureau :

Puits de l'Escalier..............	43°9
— de César................	56,7
Premiers puits innommé..........	40,0
Second puits innommé...........	42,8
Troisième puits innommé.........	46,0
Puits du Grand Mur............	53,8
— du Petit Cornet...........	54,5
— du milieu du bassin.........	47,8
Source du Bain de vapeur........	54,5
— du Puits Carré ou Delamarre.	49,9
— de la piscine ronde, mêlées..	39,0
— Marien................	51,0
Bassin des cinq sources..........	38,1
Puits Desglaudes...............	49,9
Deux sources chaudes...........	46,0
Source du Midi................	34,0
Puits du premier Juillet..........	48,0
— des Médailles.............	42,8

Source du centre du bassin de gauche.	38,1
Puits triangulaire.	28,8
Sources ferrugineuses.	35,5

Volume. — Nous ignorons le volume des eaux d'Evaux, mais si l'on pouvait réunir le produit de toutes ces sources, on obtiendrait un volume considérable. Il faut noter aussi que de nombreux filets se perdent dans le terrain environnant et que des fouilles nouvelles augmenteraient certainement le débit.

Composition. — Nous connaissons l'analyse de sept sources d'Evaux. Ces analyses sont dues à M. O. Henry.

Les gaz sont de l'azote presque pur, ou du moins sur cent parties M. Henry a trouvé :

Acide carbonique. . . .	3,5	à	3,7
Azote.	86,6	à	87,3
Oxygène.	9,9	à	9,0

L'analyse des principes fixes donne les quantités suivantes par chaque litre :

Source de César.	1,355
— du petit Cornet. . . .	1,539
— nouvelle	1,953
— du Milieu.	1,790
— du Bain de vapeur. .	1,722
— de l'Escalier.	1,824
— Delamarre.	1,789

La composition de toutes ces sources se ressemble ; elles appartiennent certainement toutes à un même foyer. Les principes dominants sont le sulfate de soude, le bicarbonate de chaux et le chlorure de sodium. Voici du reste pour exemple la composition de l'eau de la source de César. Elle contient par litre :

Bicarbonate de soude.........	0,0500
— de chaux.........	0,1520
— de magnésie.......	0,0450
— de strontiane.......	0,0040
Bicarbonate de fer et de manganèse.	0,0005
Sulfate de soude.............	0,7170
— de potasse............	0,0050
— de chaux.............	0,0200
Silice, alumine, silicate.......	0,0700
Silicate de soude.............	0,1170
— de lithine............	0,0013
Phosphate soluble............	traces.
Chlorure de sodium...........	0,1674
— de potassium.........	0,0060
Bromure et iodure alcalin.......	traces.
Matière organique azotée.......	traces.
	1,3552

La source du petit Cornet contient en outre 0,0079 de sulfure de sodium.

Dépôts. — Les eaux d'Evaux donnent peu de dépôts ; nous avons cité plusieurs fois des Conferves qui tapissent les parois des puits et des bassins. Ces Conferves, d'un vert magnifique, appartiennent probablement aux genres *Anabaïna* et *Zygnema*.

Ces Conferves sont surtout développées dans le grand bassin où se mêlent l'eau des sources du Mur, du petit Cornet, de la source du Milieu et de celle du Bain de vapeur, ainsi que l'eau de quelques sources non captées. « La transparence et la limpidité excessive de l'eau, dit M. Rotureau, permettent de distinguer que de certains points de son fond, se dégagent des bulles de gaz dont les chapelets s'épanouissent à la surface du bassin. Des Conferves, en nappe et en stalactites perlées, tapissent les parois intérieures de ce grand réservoir, au niveau de l'eau duquel, après avoir perdu leur forme globuleuse, elles montent lentement et s'étalent en larges couches d'un beau vert, qui peu à peu prennent une teinte jaunâtre. » M. Rotureau ajoute que les sources ferrugineuses laissent déposer un sédiment abondant, jaunâtre, évidemment composé d'un principe ferrugineux.

CHAPITRE XIII.

Sources du département de l'Ardèche.

—

Personne n'ignore que de longues coulées basaltiques et de magnifiques cônes volcaniques se sont fait jour à travers les terrains variés de l'Ardèche. Il en est résulté de nombreuses cassures du sol, et, sur plusieurs points, l'émission de sources minérales.

Plusieurs d'entre elles s'échappent aussi des granites et des gneiss. Telles sont les eaux de Saint-Laurent, de Neyrac, de Vals, de Celles, etc.

Parmi les sources de Montpezat, celles de Malfougère et de Salavert sont les seules qui sortent du granite. Les sources du pont de Montpezat viennent du cratère de la Gravenne. Celle de Jaujac sort de la lave (Dalmas).

Il existe encore des sources minérales importantes dans les communes de Saint-Marcel-de-Crussol (à Saint-Georges), de Desaignes, de Saint-Sauveur-de-Montagut, du Cheilard, de Saint-Martin-de-Valamas, de Chaniac, de Saint-Cirgues-en-Montagne et de Meyras.

Il est bien regrettable que nous n'ayons pu nous procurer que si peu de renseignements sur les sources du département de l'Ardèche. Il y aurait à faire sur cet intéressant sujet un travail étendu. Espérons que la jeune Société des sciences naturelles qui vient de s'organiser à Privas, comprendra tout l'intérêt qui s'attache aujourd'hui aux eaux minérales, et que dans quelques années cette lacune sera comblée.

Sources de Celles.

Celles est un village de la commune de Rompon, situé près de la Voulte. Les sources minérales, au nombre de cinq, sont situées dans une vallée étroite, sur le bord du ruisseau de Chapet. Elles sont désignées sous les noms suivants :

1. *Puits Artésien.* — C'est une source intermittente qui donne environ 100 mètres cubes d'eau et 40 mètres cubes de gaz acide carbonique par 24 heures.

2. *La Bonne Fontaine*, dont le volume est de 14 à 15 mètres cubes par 24 heures.

4. *La Fontaine Ventadour* qui donne une quantité d'eau très-considérable.

3. *La Fontaine des Yeux.* — Elle sort du micaschiste et débite 5 mètres cubes par 24 heures.

5. *La Fontaine Lévy*, dont le volume est de 14 à 15 mètres cubes en 24 heures.

Les eaux de Celles sont limpides et ont un goût piquant; celle du Puits Artésien a une température de 25°. Les autres sont froides. Elles laissent toutes déposer un sédiment ocracé.

M. Balard a fait l'analyse de ces eaux dont le principe dominant est le carbonate de chaux. Les quantités de produits fixes par litre sont : pour le Puits Artésien, 1,887; pour Bonne-Fontaine, 1,296; pour Fontaine Ventadour, 0,938; pour la Fontaine des Yeux, 0,286.

La Fontaine Lévy donne 0,933, mais son principe dominant est le sulfate de fer. (*Annuaire des Eaux de la France*, t. 1, p. 421.)

Source de Desaignes.

Desaignes est un village du canton de Lamotte où existe une source froide des plus gazeuses qui se rapproche, par la proportion des bicarbonates, de celles de Vichy et de Cusset.

L'analyse faite par M. Henry a donné pour un litre les proportions suivantes :

Acide carbonique libre..........	1 lit. 25
Bicarbonate de soude............	4,130
— de potasse...........	0,510
— de chaux et de magnésie.	0,146
Bisilicates de soude, de potasse et d'al.	0,250
Sulfates alcalin......	traces
Chlorure de sodium et de potassium..	0,145
Phosphate de lithine.............	
Acide silicique..................	
Oxyde de fer.....................	0,065
Principe arsénical...............	
Matière organique et perte........	
	5,246

Sources de Neyrac.

Les sources minérales qui existent dans cette localité sont assez nombreuses : sans parler ici de plusieurs filets d'eau que l'on voit sortir des fissures des rochers, principalement dans le lit de la rivière de l'Ardèche, il existe actuellement 7 sources, plus ou moins bien captées, situées dans un vallon en forme d'amphithéâtre, dit vallon de Neyrac, et dans un périmètre restreint. Leur température varie de 14 à 27° centigrades.

Une seule, dite *Source des Bains*, mérite de fixer l'attention ; c'est celle qui marque 27°. Cette source sourd au pied d'une roche de granite porphyroïde rose, et à la base du volcan, aujourd'hui éteint, de Saint-Léger, à la distance de 2 à 3 kilomètres du cratère.

Le vallon où se trouve cette source est composé :

1°. D'une couche de terre végétale de 50 à 60 centimètres d'épaisseur ; 2°. d'une couche de tourbe de 2^m à 2^m,50 d'épaisseur, de couleur jaunâtre, et que l'eau apporte en assez grande quantité à la surface du sol ; 3°. d'une couche de sable plat, provenant du granite porphyroïde ; 4°. à 4^m,15 se trouve le rocher d'où jaillit l'eau.

La source est essentiellement gazeuse et projette à la surface de l'eau d'énormes bouillons. Elle n'en débite pas moins de 10 litres par minute. La température, qui n'a pas varié depuis 50 ans, est de 27° centigr. Elle possède une saveur acidule prononcée et une couleur jaune très-clair, vue en masse.

Un pharmacien de Valence avait attiré l'attention du monde savant en indiquant dans les eaux de Neyrac la présence du tantale, du molybdène, de l'étain, du tungstène, du cerium, du lanthane, du dydyme, de l'yttria, de la glucine, de l'acide mellitique, puis, un an après, du nickel, du cobalt, du titane et de la zircône. Un an plus tard, il eût ajouté sans doute quelques éléments de plus à cette curieuse analyse, mais la société de biologie dépêcha à Neyrac un de nos plus habiles chimistes, M. Lefort, dont la seule présence arrêta immédiatement la production de toutes ces raretés, et ramena l'eau de Neyrac à une plus modeste prétention.

Telle qu'elle sort de ses griffons naturels, cette eau est sensiblement trouble. Outre une certaine quantité d'acide ulmique qu'elle extrait de la tourbe par son mouvement ascensionnel et qui se précipite avec du sable dans une cuve de bois, elle contient encore en suspension plusieurs des corps tenus en dissolution à la faveur de l'acide carbonique libre (carbonate de chaux, de magnésie, de fer); il en résulte que le dépôt qu'elle abandonne, soit dans les réservoirs, soit dans les baignoires, soit enfin sur le sol, est très-considérable (Lefort).

M. Dalmas en considérant le granite porphyroïde de Neyrac comme la roche qui a ouvert la voie à ces sources, fait remarquer que de nombreuses substances minérales sont déposées dans les fissures de ce granite et dans les travertins qui ont précédé et suivi l'éruption du volcan. Il indique « l'acide titanique, le nickel, le cobalt, l'arsenic uni à du fer, des phosphates terreux, du bitume, des carbonates de chaux, de magnésie, de soude, de potasse, de fer, de manganèse, du sulfate de soude, des chlorures alcalins, des iodures alcalins, des silicates d'alumine de soude et de potasse, de la zircone, etc., etc. » (*Bull. de la Société géologique*, 2e série, t. 14, p. 358.)

Nous ne connaissons pas la signification du double, etc., de M. Dalmas, mais nous pensons que les eaux, loin de se charger des différents minéraux que M. Mazade prétend y avoir trouvés, ont pu, au contraire, à une autre époque, les amener dans les fissures où elles se trouvent.

Sources de Saint-Laurent-les-Bains.

« Village du canton de Saint-Etienne, près d'Arès, arrondissement de l'Argentière, situé à 882 mètres au-dessus de la Méditerranée. La source, placée au centre du village, coule au pied d'une montagne granitique. Elle fournit, en 24 heures, 54,000 litres d'eau. Les eaux sont conduites par des canaux souterrains dans trois établissements. »

« Cette eau ne dépose aucun sédiment; sa température est de 53°,5. Les variations atmosphériques, les pluies abondantes ou la sécheresse ne changent ni la température, ni l'abondance, ni la limpidité de la source. »

« Cette eau, analysée par M. Berard, professeur de chimie à Montpellier, a donné, 0g682 de matières fixes par litre. Le bicarbonate de soude, le chlorure de sodium et le sulfate de soude sont les principes dominants. » (*Annuaire des Eaux de la France*, t. 1, p. 396.)

» Les trois sources de Saint-Laurent-les-Bains sont principalement alcalines. Leur température est de 53°. Elles fournissent 125 hectolitres d'eau à l'heure; terrain primitif. » (Dalmas.)

Sources de Tournon sur Rhône.

M. Chicouras a publié dans le premier Bulletin de la Société des sciences naturelles de l'Ardèche, une intéressante notice sur deux sources minérales, situées à une petite distance de la ville. M. Chicouras n'a pas donné la température de ces sources, et il a omis de dire quelle était la nature du terrain dont elles s'échappaient. Il y indique de l'acide carbonique libre, des sels de fer et des chlorures, pas de chaux ni d'iode.

Lefait le plus curieux de la position de ces deux sources est leur rapport avec un filon de pyrite de fer en masses mamelonnées. M. Chicouras a observé des affleurements sur deux points, et cela dans la même direction (d'occident en orient) que les eaux minérales, de sorte que « ces quatre repères sont pour lui quatre jalons indiquant l'existence d'un filon unique dont l'étendue à vol d'oiseau varierait dès lors de 4 à 6 kilomètres. »

Sources de Valz.

C'est encore sur le bord d'une petite rivière, la Volane, que les eaux de Valz sont situées, aussi sont-elles quelquefois noyées par le débordement des eaux ; mais dans toutes les saisons on voit des bulles de gaz s'échapper du lit de la Volane. Il y a donc de nombreux filets qui sortent du terrain.

Toutefois on ne distingue que quatre sources principales. 1°. *La source Marie*, peu importante, située sur la rive droite. 2°. *La Marquise*, plus considérable et plus usitée que les autres; elle est sur la rive gauche. 3°. *La Camuse* qui fournit très-peu. 4°. Et *la Dominique* qui dépose du fer en sortant du rocher. Ces eaux sont froides et laissent dégager beaucoup d'acide carbonique. Le docteur Ambry estime leur volume à cinq litres seulement par minute, ce qui nous paraît trop faible pour l'ensemble des sources, car ce ne serait que 7 à 8 mètres cubes dans les 24 heures. L'analyse de l'eau de la Marquise a été faite par Berthier, et lui a donné les résultats suivants, pour un litre.

	Sels anhydr.	Sels cristall.
Carbonate de soude neutre. .	7,157	9,701
Muriate de soude.	0,160	0,160
Sulfate de soude	0,053	0,120
	7,370	9,981

	Sels anhydr.	Sels cristall.
Report........	7,370	9,981
Carbonate de chaux.......	0,160	0,180
— de magnésie	0,125	0,125
Silice.................	0,116	0,116
Oxyde de fer...........	0,015	0,015
	7,806	10,417

« Si l'on compare, dit Berthier, ces résultats avec ceux qui ont été fournis par toutes les eaux minérales du même genre, on verra qu'il n'en est aucune qui contienne une aussi grande proportion de substances en dissolution que les eaux de Valz. Ces eaux se distinguent encore de toutes les autres, en ce que le carbonate de soude qu'elles renferment y est presque pur. » (*Annales de chimie et de physique*, t. 24, p. 238.)

Depuis l'époque où Berthier fit son analyse, on a découvert à Valz une source nouvelle, *la Chloé* dont le débit est abondant et dont la température est de 14°. Cette eau se rapproche beaucoup par ses caractères des eaux de la Marquise et de la Camuse, mais elle a l'avantage d'être complétement saturée d'acide carbonique. Son analyse a été faite par Dupasquier. Elle contient par litre :

Acide carbonique libre.......	1^{lit}070
Air atmosphérique..........	0, 020
Bicarbonate de soude.........	5, 289
— de chaux........	0, 169
— de magnésie......	0, 166
— de fer...........	0, 021
	5, 645

Report............	5,645
Bicarbonate de manganèse.....	0,001
— de strontiane.....	traces
Sulfate de soude............	0,073
Chlorure de sodium..........	0,189
— de potassium........	0,045
Acide silicique.............	0,099
Alumine.................	0,004
	6,156

« D'après les recherches de M. Chevalier, 50 litres de la source La Marquise ont fourni 310 grammes de résidu. Ce résidu ne contient ni arsenic, ni iode, ni brôme, mais du cuivre en petite quantité. Ce résidu ne contient pas de nitrate. »

« 50 litres d'eau de la source *La Chloé* ont fourni 212 gr. de résidu qui ne contient ni arsenic, ni brôme, mais du cuivre d'une manière sensible. »

M. le docteur Chauvin, de Lyon, qui a analysé l'eau de la source Marie, en 1849, lui attribue par litre :

Acide carbonique libre.......	1 lit. 121
Air atmosphérique..........	0 ,024
Bicarbonate de soude........	0,895
— de chaux........	0,069
— de magnésie......	0,029
— de fer..........	0,006
Sulfate de soude............	0,067
Chlorure de potassium........	0,032
	1,398

Report...........	1,398
Chlorure de sodium..........	0,286
Acide silicique et alumine.....	0,016
	1,400

La source Marie serait donc beaucoup moins riche en bicarbonate de soude que les sources *Marquise* et *Chloé*.

Indépendamment des cinq sources que nous venons de citer, il y avait autrefois celle de *St-Jean* et celle de la *Madeleine*, mais elles ont cessé de couler depuis 50 ans. En revanche, on a découvert, en 1848, trois autres sources, savoir : la source *de Sampigny*, la source *des Bains*, et celle dite *du Jardin*. Au reste, telle est la facilité avec laquelle on se procure des filets d'eau plus ou moins chargés de sels, en creusant le sol environnant, que tout fait penser que ces découvertes ne sont pas les dernières. » (*Annuaire des eaux de la France*, t. 1, p. 409.)

CHAPITRE XIV.

Sources du département de la Haute-Loire.

—

Nous pouvons appliquer à ce département ce que nous venons de dire en tête des chapitres précédents. Dans un pays aussi tourmenté que le Velay, il doit exister un grand nombre de sources minérales et nous en connaissons très-peu.

C'est à peine si nous avons la nomenclature de ces sources et quelques analyses très-imparfaites d'Arnaud et de Joyeux.

Source des Estreix.

« Elle est située dans un vallon resserré, sur la rive droite et à soixante pas environ de la Borne, à une lieue ouest-nord-ouest du Puy.

» Elle contient du carbonate de soude, de l'hydrochlorate de magnésie, du carbonate de chaux, du sous-carbonate de magnésie, de l'oxyde de fer et du sulfate de chaux. La quantité d'acide carbonique libre est par approximation de 1/14 du volume des eaux. » (Arnaud.)

Source de Langeac.

A deux kilomètres de Langeac se trouve une petite prairie dans laquelle on voit la source minérale de Brugeirou.

Source de Margeaix.

« Elle est située dans le canton de Vorcy, au nord-est et à trois lieues du Puy, sur la rive droite et au bord de la Loire. Elle contient du carbonate de soude, de l'hydrochlorate de magnésie, du sous-carbonate de magnésie, du sulfate de chaux et de l'oxyde de fer. La quantité d'acide carbonique libre peut être évaluée à 1/12 du volume de l'eau. » (Arnaud.)

Source des Pandraux.

« Elle tire son nom d'une ferme près de laquelle elle est située, dans la commune de Lantriac, à deux lieues et au sud-est du Puy, au fond d'une gorge très-étroite. Elle est moins abondante en principes fixes que les précédentes. Elle contient du carbonate et de l'hydrochlorate de chaux, de l'hydrosulfate et du carbonate de soude, de l'oxyde de fer et du sulfate de chaux. L'acide carbonique se trouve en assez grande abondance : on peut l'estimer à 1/9 du volume de l'eau. » (Arnaud.)

Source des Salles.

« Cette eau minérale sourd sur la rive gauche de la Loire, dans la commune de Brignon, à trois lieues et au sud du Puy. Elle contient du carbonate et du sulfate de chaux, des carbonate et hydrochlorate de soude, de l'hydrochlorate de magnésie, de l'oxyde de fer et de la silice. On peut évaluer la quantité de gaz acide carbonique libre à 1/8 du volume de l'eau. » (Arnaud.)

Sources de la Soucheyre.

« Il existe près du hameau de la Soucheyre, canton de la Chaise-Dieu, plusieurs sources d'eaux minérales, paraissant avoir une origine commune, qui sourdent dans un terrain granitique appartenant, par la simplicité de sa composition à la formation généralement reconnue comme la plus ancienne. Deux de ces sources ont été abandonnées. La troisième qui paraît la plus considérable se trouve placée entre les deux autres, au bord d'une prairie et au pied d'un coteau couronné par un bois de pins, ce qui rend sa position aussi pittoresque qu'agréable. L'eau est contenue dans un bassin où l'on observe un bouillonnement continuel, occasionné par la grande quantité d'acide carbonique qui s'en dégage sous la forme de grosses bulles qui viennent crever à la surface.

» Leur température est de 14°, et leur densité égale à celle de l'eau distillée.

» D'après M. Joyeux auquel nous empruntons ces détails, un kilogramme d'eau minérale de la Soucheyre contient les substances suivantes :

Acide carbonique, en volume, 595 centimètres cubes (30 pouces) ; en poids, 1060 milligrammes (20 grains).

Hydrochlorate de magnésie........	0g,100
Carbonate de chaux..............	
Carbonate de magnésie............	

(*Annales de la société du Puy pour* 1827, p. 129.)

CHAPITRE XV.

Sources des départements de l'Allier et de la Nièvre.

—

Il nous manque encore des renseignements sur plusieurs des sources minérales de ces départements. Quelques-unes d'entr'elles ont une grande importance, et leur position sur le bord du grand plateau central de la France semble indiquer des fractures du sol dues à d'anciennes dislocations.

Nous avons déjà parlé des eaux de Vichy que nous n'avons pas voulu séparer de celles qui existent sur la grande cassure de l'Allier. Nous citerons les suivantes dans leur ordre alphabétique.

Sources de Bourbon-l'Archambault (Allier.)

Ces sources se trouvent à 26 kilomètres à l'ouest de la ville de Moulins. Elles sont au nombre de deux, situées dans la ville même et sortent d'une fracture du terrain primitif. L'éruption d'un granite porphyroïde à travers le gneiss a probablement donné issue à ces sources. Le terrain primitif de Bourbon-l'Archambault n'est lui-même qu'un îlot au milieu des marnes irisées.

De ces deux sources, l'une est thermale et l'autre est froide.

La première sort en bouillonnant avec violence dans un vaste réservoir.

La seconde qui pétille en sortant est froide et bien moins saline que la précédente.

Ces sources sont à 270 mètres au-dessus du niveau de la mer.

« Il paraîtrait que la température de la source thermale varie selon les saisons et même suivant les différents moments de la journée. M. le docteur Grellois possède à cet égard un tableau qu'il doit publier bientôt indiquant ces différences. La moyenne obtenue par lui est de 51°,25. »

M. Rotureau auquel nous empruntons les lignes ci-dessus a trouvé 51°,18. L'air extérieur marquant 24°. Boulanger, dans sa *Statistique géologique*, indique 60°.

Le volume de cette source est considérable. Elle fournit, selon Boulanger, 2,400 mètres cubes par 24 heures.

Celle de Jonas dont la température est de 12°,8 selon M. Rotureau et de 14°,75 selon Boulanger, ne donnerait, d'après ce dernier, que 2 m. c. 88, c'est-à-dire près de 3 mètres cubes en 24 heures.

M. Rotureau dit que M. François a trouvé le débit de la source de Jonas de 2,400 litres en 24 heures, ce qui concorde assez avec la mesure de Boulanger ; mais il ajoute que les recherches récentes de M. Grellois, n'ont trouvé que 2,15 à 2,20 m. c. pendant le même temps.

Composition. — Une analyse faite par Longchamps et rapportée par Boulanger attribue un résidu de plus de 10 grammes par litre à l'eau de la source Chaude et de près de 5 grammes à l'eau de Jonas. Il y a eu évidemment erreur sur les notes de Longchamps.

L'analyse de l'eau de la source Chaude a donné en 1840 à M. Henry, sur 1000 grammes les proportions suivantes :

Chlorure de sodium	2,240
— potassium	traces.
— calcium et de magnésium	0,070
Bicarbonate de chaux	0,507
— magnésie	0,470
— soude	0,367
Sulfate de chaux }	0,220
— soude }	
— potasse	0,011
Bromure alcalin	0,025
Silicate de chaux et d'alumine	0,370
— soude	0,060
Crénate de fer	0,017
TOTAL des matières fixes	4,357
Gaz acide carbonique libre	1/6e du vol.

L'eau thermale, d'après des recherches de MM. Hattier et Chatin contient :

Iodures alcalins	0,0001
Bromures	0,0020

Ce qui correspond à un produit de 240 grammes d'iodures et 4,800 grammes de bromures en 24 heures.

Les gaz dissous dans l'eau thermale ont un volume de 0 lit. 302, et sont composés de :

Acide carbonique	0,764
Oxygène	0,022
Azote	0,189
	0,975

Les gaz qui se dégagent naturellement de l'eau thermale sont composés de :

Acide carbonique	0,667
Oxygène	0,101
Azote	0,432
	1,200

La source de Jonas ne laisse pas dégager de bulles. Le gaz dissous dans un litre d'eau a un volume de 0 lit. 241, et se compose de :

Acide carbonique	0,487
Oxygène	0,055
Azote	0,363
	0,905

M. O Henry a trouvé pour la composition d'un litre.

Bicarbonate de soude	0,201
— de magnésie	0,076
Sulfate de soude	0,028
— de chaux	0,012
Chlorure de sodium — de magnésium	0,100
Silicate de chaux — d'alumine	0,500
— de soude	0,020
Crénate ou carbonate de fer	0,040
Oxyde de magnésie	traces
Total des matières fixes	0,977
Gaz acide carbonique libre	1/5e du volume.

Dépôts. — Comme toutes les eaux très-chlorurées, celles qui nous occupent déposent peu. Elles restent peu de temps en contact avec les parois du bassin, où l'on remarque pourtant un léger sédiment rougeâtre.

« Le fond baigné sans cesse par l'eau de la source Chaude, dit M. Rotureau, est couvert d'abondantes Conferves d'un beau vert bouteille, qui rappellent complétement, par leur couleur, leur volume et leur forme, celles qui existent dans les eaux hyperthermales de Bourbon-Lancy. Les lambeaux de ces Conferves sur lesquels se sont déposés des gaz qui, les rendant plus légères que l'eau, les ont entraînées à la surface, prennent une teinte vert jaune sous l'influence de l'air. »

Des Conferves et des pellicules irisées de matière organique se montrent aussi dans les bassins alimentés par cette eau. La source de Jonas a aussi ses dépôts :

« Les parois sont de granite, dit M. Rotureau, et recouvertes par une couche épaisse de plus de 1 centimètre, d'un enduit jaune rougeâtre, comme rouillé, qui surnage aussi au-dessus du niveau de l'eau et que l'on est forcé d'enlever tous les trois jours. Des Conferves verdâtres, mais d'une couleur beaucoup moins foncée que celles de la source Chaude, se développent sur les points des murs de captage de la fontaine qui sont le plus exposés au soleil. Ces Conferves sont en filaments ternes et distincts les uns des autres, d'une longueur de trois centimètres environ. »

« L'eau de cette source n'est pas complétement claire ; c'est le matin qu'elle est le moins trouble, et c'est à l'approche des orages qu'elle est le plus chargée des flocons jaunâtres qui altèrent toujours sa transparence. Des bulles gazeuses très-petites montent lentement à sa surface. »

M. Hattier a recueilli les Conferves qu'il a trouvées dans les eaux de Bourbon-l'Archambault. La plante qui domine dans le réservoir, étudiée par M. de Brébisson, est une espèce nouvelle à laquelle le savant botaniste de Falaise a donné le nom de *Phormidium Hattierianum*.

La source de Jonas et la source de la Trollière sont aussi très-riches en Infusoires et en Oscillaires.

Sources de Bourbon-Lancy (Saône-et-Loire).

Quoique ces sources importantes soient placées dans le département de Saône-et-Loire, elles appartiennent au plateau central de la France, et sont situées sur un des côtés du grand bassin tertiaire, comme celles de Bourbon-l'Archambault le sont du côté opposé.

Ces sources sont au nombre de 7 et sortent d'un terrain diluvien, riche en quartz, sur le bord de la petite rivière de Borne qui bientôt les conduit dans la Loire. Ces sources sont toutes parallèles au rocher de Saint-Urbain. Elles appartiennent sans doute à la grande faille qui a déterminé le cours de la Loire.

Température. — La chaleur de quelques-unes de ces sources est considérable, en voici le tableau :

	Température.	Débit.
Source Descure......	54°,5	29,851
— de la Reine....	52	36,907
— Marguerite.....	49	5,976
— Saint-Léger....	50	5,976
— du Limbe......	56	270,144
— la Rose.......	28	»
— non captée....	46	24,976

Volume. — Le volume de chacune de ces sources est indiqué dans le tableau précédent, par somme de 24 heures. C'est donc environ 373 mètres cubes en 24 heures.

Cette quantité serait sans doute bien plus considérable si la source du Limbe, qui sort au fond d'un puits, n'était pas comprimée par une colonne ascensionnelle de 13 mètres.

COMPOSITION.	Source Descure	Source la Reine	Source Marguerite	Source St.-Léger	Source du Limbe	Source la Rose
Chlorure de sodium....	1,30	1,20	1,54	1,23	1,25	1,24
— de calcium....	0,05	0,03	0,03	0,03	0,02	0,10
— de magnésium.	0,40	0,04	0,02	0,02	0,01	0,03
Iodure de sodium et arsenic..............	traces.	»	»	traces.	»	»
Sulfate de soude	0,25	0,10	0,25	0,50	0,28	»
— de chaux.......	0,02	0,05	0,04	0,03	0,04	0,02
Carbonate de chaux.....	0,06	0,02	0,09	»	0,09	0,18
— de magnésie..	0,15	0,03	0,02	0,02	0,01	0,02
Silice................	0,02	0,02	0,05	0,03	0,05	0,01
Oxyde de fer..........	0,02	0,09	0,02	0,02	0,02	0,02
Total des matières fixes.........	2,27	1,56	1,84	1,68	1,75	1,64

Un kilogramme de l'eau du Limbe a rendu, à la pression atmosphérique de 0,76^{mm}, 5 centimètres cubes de gaz ayant la composition suivante :

Acide carbonique.......	0,034
Oxygène.............	0,004
Azote..............	0,012
Total des gaz.....	0,050

Ces analyses ont été faites par MM. les docteurs Laporte et Tellier.

Dépôts. — La composition de ces eaux indique qu'elles

doivent abandonner peu de chose à leur sortie, et c'est en effet ce qui a lieu.

« L'intérieur du bassin de la Fontaine Descure, dit M. Rotureau, est tapissé de Conferves vertes qui forment de petits mamelons élevés de 2 ou 3 centimètres, distants l'un de l'autre de 4 à 5 centimètres et partant tous d'une couche commune de 1 centimètre d'épaisseur environ. »

« Cette substance, douce au toucher, semble boursouflée d'espace en espace par des bulles gazeuses qui, petites d'abord et en grand nombre, grossissent progressivement, et finissent par se réunir. Lorsque ces pédoncules digités, suffisamment chargés par ce gaz, sont rendus plus légers que l'eau, ils se détachent pour monter à la surface, où ils viennent s'étaler. Ils changent de couleur au contact de l'air, et de verts qu'ils étaient, ils ne tardent pas à jaunir tout à fait. »

« Pour la source de la Reine, la couche de Conferves est plus épaisse et d'un plus beau vert que celle de la source Descure. Ces Conferves ont exactement le même aspect digité dans l'intérieur du bassin, à la différence que, se détachant moins promptement du fond et des bords, elles se présentent moins épaisses et moins larges à la surface de l'eau ; elles jaunissent moins aussi au contact de l'air. »

« Les Conferves du bassin de Marguerite sont moins vertes. Exposées quelque temps à l'air, elles deviennent d'un jaune blanchâtre. Plus douces, plus savonneuses, plus onctueuses au toucher que celles des deux autres sources, elles crient davantage lorsqu'on les écrase sous les doigts. »

« Des Conferves tapissent aussi l'intérieur du bassin de la source Saint-Léger et rappellent celles de la Fontaine Descure. »

« Les Conferves sont très-peu abondantes sur les parois latérales du bassin du Limbe et à la surface de l'eau, mais il se forme un dépôt jaunâtre, imitant les nervures des feuilles, qui incruste les marches. » (Rotureau, p. 306 et suiv.)

« L'incinération des Conferves du genre Oscillaire, variété utriculée, qui flottent en larges flocons à la surface de l'eau de la source Marguerite, a donné des traces évidentes d'iodure de sodium. L'appareil de Marsh démontre aussi dans ces Conferves l'existence de l'arsenic, mais en quantité si faible qu'il n'a pu être dosé. » (Tellier et Laporte.)

Source de Brugheas (Allier).

Tout près de Brugheas, nous avons visité une petite source, dite source de Seuillet. Elle est située à 10 ou 12 kilomètres de Vichy et sort des marnes argileuses sous une couche de cailloux roulés.

Elle est froide et peu abondante. Son analyse par M. Bouquet a donné les résultats suivants :

Acide carbonique libre.......	0,108
Bicarbonate de soude.........	0,811
— de potasse.......	0,056
— de magnésie......	0,150
— de strontiane.....	?
— de chaux........	0,226
— de protox. de mang.	?
Sulfate de soude............	0,025
Arséniate de soude..........	?
	1,376

Report..........	1,376
Borate de soude............	?
Chlorure de sodium..........	0,122
Silice....................	0,036
Matière organique...........	traces.
	1,604

La quantité totale de l'acide carbonique libre ou combiné est de.............................. 0,864

Le poids total du résidu évaporé est de...... 1,104

Le poids calculé des sels neutres.......... 1,112

Sources de Jenzat (Allier).

Le marais de Vauvernier, situé près de la Sioule et reposant sur du micaschiste, offre trois sources minérales.

Leur température est de 21°. Elles donnent ensemble environ 600 litres par heure.

On doit à M. Lefort l'analyse de ces trois sources dont les gaz consistent en acide carbonique, oxygène et azote.

Les principes fixes sont à très-peu près les mêmes dans les trois sources qui ont sans doute la même origine. Le total de ces principes est de 1,1610 à 1,1634. Le bicarbonate de soude, le sulfate de soude, le chlorure de sodium et le bicarbonate de chaux, sont les sels dominants.

Sources de Néris (Allier).

Néris est situé dans le département de l'Allier, à 8 kilom. de Montluçon. Les sources minérales ont cela de particulier qu'elles sont placées à une certaine distance d'un cours d'eau, tandis que presque toutes les stations thermales se trouvent sur les bords des rivières et des ruisseaux. Toute la contrée est granitique, mais le granite varie à Néris. Tantôt c'est un granite à petits grains, tantôt un granite à gros grains passant au porphyre et à la pegmatite. Ces roches sont très-compactes et probablement d'âge différent, et l'on doit supposer que les eaux sortent des fractures opérées dans le granite par la pegmatite dont l'origine est plus moderne.

Les sources sont situées au bas de la colline où la ville est bâtie.

On ne connaissait autrefois à Néris que trois sources, mais une quatrième apparut à côté du puits de César à l'époque du tremblement de terre de Lisbonne, le 10 novembre 1755. Les travaux entrepris depuis 1822 ont fait découvrir de nouveaux griffons, ce qui porte à six le nombre des sources aujourd'hui connues.

Ce ne sont à proprement dire que six points rapprochés d'émersion de la même source qui, sur un espace de 15 m. de longueur sur 5 m. 50 de largeur, a été captée six fois et qui alimentent les deux établissements thermaux. On pense que les sources de Néris communiquent entr'elles sous terre, parce que l'abaissement du niveau de l'une d'elles se fait sentir immédiatement sur les autres. Les analyses de mon savant confrère M. Lefort, viennent confirmer cette opinion.

Nous devons dire cependant qu'il peut y avoir une exception pour le puits de la Croix dont le niveau de l'eau se tient toujours un peu plus élevé.

Quant au puits du Jardin qui constituerait une septième source, nous le regardons avec M. Lefort comme le produit d'infiltrations des réservoirs dans le voisinage desquels il se trouve. Les six sources actuelles sont :

1°. *Le puits de César ou puits d'Enfer*. Il est à ciel ouvert dans les étuves du petit établissement.

2°. *Le puits innommé* est situé seulement à 2 mètres du précédent.

3°. *Le Puits Boirot Desserviers*. A 5 mètres du précédent.

4°. *Le puits Dunoyer*, qui n'est séparé du puits de César que par un mur.

5°. *Le puits Falvart de Montluc*, situé à 4 mètres 70 du puits Dunoyer.

6. *Le puits de la Croix*. Placé à une petite distance des autres, alimente le petit réservoir.

Température. — La température des eaux de Néris ne paraît pas constante, et il sera très-curieux de suivre d'ici à quelques siècles les variations ou plutôt la diminution de température de ces sources.

Voici en attendant la température actuelle :

Puits de César..., ...	53,9
— innommé................	49,7
— Boirot..................	46,4
— Dunoyer................	49,5
— Falvart.................	52,7
— de la Croix.............	52,2

Nous puisons ces chiffres dans l'ouvrage de M. Rotureau. M. Lefort indique pour le puits de la Croix 51°,2 et cela pendant toute la durée de son séjour à Néris. De Montluc qui était inspecteur des eaux de Néris, nous a dit avoir trouvé 51° pour le puits de la Croix.

Nous recueillons dans l'intéressante brochure de MM. de

Laurès et Becquerel des renseignements très-curieux sur la température des eaux de Néris; ils en donnent le tableau suivant en adoptant la division centisémale du thermomètre.

	Grand-Puits.	Puits de la Croix.
Michel (1766).............	78	75
Philippe (1786)............	54	45,5
Boirot Desserviers (1822).....	49	48
Falvart de Montluc (1841)....	53,7	51
Lebret (1850).............	52,7	52,2
Forichon (1853)...........	53	
De Laurès (1851-1854).....	52,7	51,8 à 52,5

En admettant comme rigoureuses les observations précédentes, les auteurs nommés ci-dessus en tirent les conclusions suivantes :

« 1°. Que le Grand-Puits a toujours fourni de l'eau minérale offrant quelques degrés de température de plus que celle du Puits de la Croix. »

» 2°. Que de 1766 à 1854, c'est-à-dire dans une période de 89 ans, la température du Grand-Puits a baissé de 26 degrés et celle du Puits de la Croix de 23 degrés. »

» 3°. Que cet abaissement n'a pas été progressif, mais qu'il a subi des oscillations alternatives en plus ou en moins. Ainsi de 1766 à 1786, il y a eu 14° de déperdition. Cette déperdition a augmenté de 5 degrés de 1786 à 1822 ; de telle sorte que pendant 36 ans, la chaleur de l'eau minérale était de 29° plus faible qu'en 1766; puis de 1822 à 1841, elle s'est relevée de 49° à 53,7, et de 1841 à 1854 elle n'aurait perdu qu'un seul degré. »

Nous croyons aux modifications de thermalité dans les

sources, mais nous ne pouvons guère admettre des différences aussi fortes entre la première observation et les suivantes, d'autant plus que les premières expériences sont déjà postérieures au tremblement de terre de Lisbonne qui eut lieu le 10 novembre 1755, à 11 heures du matin. D'un autre côté, il est bien difficile de concevoir des erreurs aussi grandes. Peut-être pourrait-on considérer ce tremblement de terre comme ayant élevé tout à coup la température des sources qui se seraient ensuite lentement refroidies.

Cette secousse si remarquable fut accompagnée de faits curieux qui se présentèrent à Néris. Selon Philippe (qui par erreur sans doute indique la date du 1er novembre 1757), « Une source nouvelle jaillit pour la première fois avec impétuosité. Dans le même instant, toute l'eau du puits et » du bassin se troubla, franchit ses limites et se répandit » aux environs en exhalant des vapeurs sulfureuses très- » épaisses. Ce ne fut qu'au bout de huit jours que les cho- » ses rentrèrent dans leur état naturel. »

La quantité de chaleur qui se dégage des eaux de Néris, nous avait donné l'idée de l'utiliser pour le chauffage de serres dans lesquelles on aurait cultivé la vanille. L'atmosphère humide et chaude que réclament les Orchidées pour leur végétation, nous donnait l'espoir de voir prospérer dans ces conditions presque naturelles une plante dont le produit a une si grande valeur.

M. Falvart de Montluc, que j'avais engagé d'essayer cette culture, avait fait l'acquisition d'un terrain qui reçoit le trop-plein des eaux encore très-chaudes. Il m'attendait à Néris pour déterminer les dimensions de la serre, lorsque sa santé chancelante vint arrêter ce projet.

Volume. — Nous ne savons rien de bien précis sur le débit de ces sources. Nous adopterons le chiffre obtenu en 1851 et en 1854 par M. de Laurès, qui évalue le débit à 900 m. c. en 24 heures. Mais ici se présente la question de savoir si ces sources n'ont pas diminué de volume depuis 1766, car MM. de Laurès et Becquerel rapportent dans leur Notice les citations suivantes: « en 1766 (*Mémoire de Michel*), les eaux « s'écoulent continuellement dans la campagne, en si grande » abondance, que *pendant les plus grandes sécheresses*, » elles donnent assez d'eau pour faire moudre sept mou- » lins. » Vingt ans plus tard (en 1786), on retrouve la même assertion dans un travail publié par Philippe, qui probablement a copié Michel, et qui n'indique pas d'une manière plus précise la quantité réelle de l'eau.

Il est certain que plusieurs tremblements de terre et notamment celui de Lisbonne ont modifié le débit de ces eaux.

Quelques auteurs évaluent à 1,000 et même à 1,100 mètres cubes par 24 heures le débit de ces sources.

Composition. — L'eau de Néris paraît verdâtre en masse. Elle n'a ni odeur ni saveur et ressemble tout à fait à de l'eau chaude ordinaire. Elle est onctueuse et douce au toucher. Sa densité est de 1,001.

On y remarque des dégagements de gaz assez considérables. Dans le Puits de César les bulles sont grosses et intermittentes. L'eau, dit M. Lefort, est dans un état de bouillonnement à peu près incessant et très-tumultueux ; c'est à peine si l'on constate une intermittence d'une demi-minute à une minute entre chaque dégagement gazeux. On n'en voit pas dans le Puits Innommé, ni dans celle du Puits Boirot. On voit bon nombre de bulles traverser l'eau du Puits Dunoyer, mais au Puits Falvart ces bulles sont moins volumineuses et moins abondantes. Le gaz qui sort du Puits de la Croix est moins abondant que celui du Puits de César, mais son dégagement offre des intermittences très-marquées.

L'analyse de ces gaz a été faite par M. Bussy. Il les a trouvés composés de :

Azote	95
Acide carbonique	3
Oxygène	2

Le gaz dégagé par l'ébullition de l'eau est de l'air atmosphérique très-riche en oxygène, puisqu'il en renferme 38 pour 100.

L'oxygène dans les eaux pluviales ne dépassent pas 32 pour 100.

Ces analyses ont été faites sur les gaz du Puits de la Croix.

Ce même gaz analysé par M. Lefort lui a donné :

Azote	88,17
Acide carbonique	11,07
Oxygène	0,76
	100,00

Ces proportions sont, comme on le voit, très-différentes de celles qui ont été trouvées par M. Bussy, et nous ne pouvons pas attribuer ces discordances à des erreurs.

« Tout porte à croire, dit M. Lefort, que l'eau de cette source, contrairement à celle du Puits de César, reçoit à une certaine profondeur, le contact de l'air ambiant, car le gaz qui s'en dégage spontanément contient une petite quantité d'oxygène, résultat conforme à celui indiqué par Robiquet. Longchamps, au contraire, n'y a trouvé que de l'azote pur. »

Le gaz du Puits de César analysé par M. Lefort lui a donné :

Azote	88,52
Acide carbonique	11,48
	100,00

La proportion des principes contenus dans les eaux de Néris a été déterminée par plusieurs chimistes. Mossier, Vauquelin, Berthier, Boirot, MM. Bussy, Fremy et Lecomte, s'en sont occupés et n'ont pas été parfaitement d'accord sur les résultats.

Nous nous contenterons de rapporter les analyses faites en 1857 par M. Lefort, sur l'eau du puits de César et sur celle du puits de la Croix.

Analyse de l'eau du puits de César (*principes élémentaires*).

	1 litre.
Oxygène	0
Azote	13^{cc}
Acide carbonique (total)	0,3928
— sulfurique	0,2196
— chlorhydrique	0,1116
— iodhydrique	traces
— silicique	0,1121
Soude	0,4395
Potasse	0,0067
Chaux	0,0566
Magnésie	0,0017
Oxyde de fer	0,0019

Oxyde de manganèse	traces
Matière organique azotée	traces
Poids du résidu salin à la température ordinaire	1,1445
Poids du résidu salin à 180° C	1,1150

Composition hypothétique des sels anhydres contenus dans l'eau du puits de César.

1 litre.

	Température	52° C.
	Densité	1,0012
	Oxygène	0
	Azote	13cc
	Acide carbonique libre	0,0490
Sels anhydres.	Bicarbonate de soude	0,4169
	— de potasse	0,0129
	— de magnésie	0,0057
	— de chaux	0,1455
	— de fer	0,0042
	— de manganès	traces
	Sulfate de soude	0,3896
	Chlorure de sodium	0,1788
	Iodure de sodium	traces
	Silice	0,1121
	Matière organique azotée	traces
	Poids des combinaisons salines anhydres trouvé par le calcul	1,2657
	Poids des combinaisons salines trouvé par l'expérience	1,1445

Analyse de l'eau du puits de la Croix (principes élément^{res}).

1 litre.

Oxygène	1^{c},1
Azote	10^{cc},2
Acide carbonique (total)	0,3908
— sulfurique	0,2169
— chlorhydrique	0,1112
— iodhydrique	traces
— silicique	0,1030
Soude	0,4391
Potasse	0,0065
Chaux	0,0569
Magnésie	0,0015
Oxyde de fer	0,0018
Oxyde de manganèse	traces
Matière organique azotée	traces
Poids du résidu salin à la température ordinaire	1,1245
Poids du résidu salin obtenu à 180° C	1,1118

Composition hypothétique des sels anhydres contenus dans l'eau du puy de la Croix.

1 litre.

Température	51°,2
Densité	1,0012
Oxygène	1^{cc},1
Azote	10^{cc},2
Acide carbonique libre	0,0393

Sels anhydres.	Bicarbonate de soude...	0,4167
	— de potasse..	0,0125
	— de magnésie.	0,0057
	— de chaux...	0,1463
	— de fer.....	0,0033
	— de manganès.	traces
	Sulfate de soude.......	0,3848
	Chlorure de sodium.....	0,1782
	Iodure de sodium......	traces
	Silice	0,1030
	Matière organique azotée.	traces
Poids des combinaisons salines anhydres trouvé par le calcul..............		1,2505
Poids des combinaisons salines anhydres trouvé par l'expérience...........		1,1245

Ces analyses, comme les précédentes, nous démontrent combien est faible la quantité de principes minéralisateurs contenus dans les eaux de Néris, et nous ne savons pas encore si les proportions de ces principes ne sont pas susceptibles de varier comme la température et le volume de ces sources.

« Michel, dit M. Lefort, a déjà indiqué que la proportion des sels n'était pas identique dans l'eau de tous les puits. Ainsi il a trouvé qu'une pinte, soit 0,931 de l'eau du puits de César, n'en contenait pas plus de 60 à 65 centigrammes, que l'eau du puits de la Croix en abandonnait après son évaporation 54 à 55 centigrammes, et que l'eau du puits Tempéré en renfermait 45 à 50 centigrammes. Vingt ans plus tard, Philippe est arrivé à des résultats un peu différents : ainsi il a trouvé que la première contenait 85 à

90 centigrammes de principes fixes par pinte ; la seconde 75 à 80 centigrammes, et la troisième 70 à 75. »

Ce serait, comme on le voit, une augmentation très-notable de principes fixes en vingt ans. Quant à l'analyse de Berthier qui indique 1 gr. 11 de sels secs par litre, et celles de M. Lefort qui a trouvé 1,11 et 1,12, il ne peut y avoir de concordance plus exacte.

L'arsenic n'a pas été trouvé dans les eaux de Néris. La présence de l'iode qui avait été reconnu dans les Conferves a été constatée dans les eaux par M. Lefort. Ce chimiste y a signalé aussi, depuis la publication de ses analyses, des traces de fluorures.

Dépôts. — Les eaux de Néris ne déposent presque rien. Celle du puits de César, dit M. Rotureau, laisse déposer sur les parois intérieures et sur la grille de ce puits, un enduit jaunâtre, ocracé, d'une médiocre épaisseur. Nous n'en connaissons pas la composition.

Mais ces eaux sont remarquables par la quantité de matière organique qu'elles contiennent et par la facilité avec laquelle elle s'organise. Cette matière a été étudiée avec soin par plusieurs savants. Elle sort toute formée des profondeurs mystérieuses du globe. Elle ne s'organise pas au point même de l'émergence, mais aussitôt que l'eau peut recevoir l'influence de l'air et de la lumière.

Elle s'échappe du sol sans aucune trace d'organisation.

On avait cru d'abord que le soufre était nécessaire à la production de cette matière organique, parce qu'on l'avait remarqué d'abord dans les eaux de Barrèges, d'où on lui avait donné le nom de Barrégine. Il est vrai que le soufre des eaux thermales peut la modifier, mais il n'est pas essentiel au développement de son organisation, il lui est plutôt contraire, car les corps organisés qui en résultent ne se montrent qu'à une certaine distance du point d'émergence, quand déjà l'air a brûlé une partie du soufre contenu dans les eaux.

Turpin a fait remarquer que le *limon* de Néris et la matière glaireuse des eaux de Bagnères sont entièrement distincts. Le limon de Néris est, selon lui, le *Nostoc thermalis*, tandis que la matière glaireuse de Barrèges est une substance amorphe, gélatineuse, transparente et presque incolore. Dutrochet nommait la barrégine de Néris *Anabaina monticulosa* et *A. thermalis* (Bory de Saint-Vincent).

Nous ne doutons pas que Turpin, Dutrochet et Robiquet n'aient étudié des états différents d'une seule et même matière organique des eaux de Néris, apparences diverses d'une matière organique, unique peut-être pour toutes les eaux thermales, mais tellement impressionnable par l'air et la lumière, que son organisation primitive s'arrange et se modifie selon la nature des eaux et selon l'âge de cette matière.

Ainsi, à Néris, l'eau limpide qui s'échappe renferme cette matière organique sans aucune trace d'organisation. Robiquet a parfaitement décrit l'apparition et la naissance des êtres organisés du bassin de Néris.

Au moment de son émission, l'eau est très-limpide ; on aperçoit seulement des chapelets, des bulles de gaz qui partent de différents points du fond et viennent crever à la surface. Quand le bassin dans lequel se trouvent ces eaux vient d'être nettoyé, on est assez longtemps sans remarquer de changement ; mais bientôt on voit apparaître en plusieurs endroits du fond quelques taches verdâtres qui s'agrandissent peu à peu et finissent par en recouvrir entièrement la surface, où elles forment comme un tapis de mousse. Cet enduit prend de plus en plus de consistance ; il se forme çà et là quelques boursoufflements, d'abord peu apparents, et qui finissent par devenir très-saillants ; ce soulèvement est occasionné par l'émission du gaz qui se trouve comme emprisonné entre le sol et cette espèce de membrane. Celle-ci étant d'une inégale épaisseur et n'opposant pas partout la même résistance, les parties les plus minces se distendent sous la pression ascensionnelle du gaz, et finissent par donner naissance à des tuyaux plus ou moins allongés, qui tous se terminent par un petit sphéroïde, dans lequel se trouve enveloppée une bulle de gaz. Cet ensemble de tuyaux, d'inégales hauteurs, simule assez bien une sorte de végétation, dont des fragments finissent par se détacher du sol et arriver à la surface quand la quantité de gaz accumulée dans leur intérieur a une force ascensionnelle assez grande pour opérer ce détachement. Il arrive même que ces mucosités amènent avec elles à la surface quelques parties solides auxquelles elles étaient fixées. De là, sans doute, dit Robiquet, vient l'erreur des personnes qui, attribuant à ces productions une origine marine, avaient cru reconnaître des madrépores dans ces débris.

Les caractères que M. Robiquet a trouvés à la barrégine de Néris sont, en plusieurs points, les mêmes que ceux indiqués par M. Longchamp comme propres à celle des Pyrénées. Pourtant il n'a point vu, comme ce chimiste, cette substance à l'état glaireux ou filamenteux ou incolore dans les réservoirs souterrains ; il n'a point vu non plus que lorsque l'eau thermale s'écoule à l'air, cette substance cesse de se présenter à l'état de gelée ; dans les bassins de Néris où l'eau est constamment à découvert et courante, cette substance s'y trouve à l'état gélatineux, en masses plus ou moins spongieuses dont les cellules sont remplies d'un gaz qu'il a trouvé composé d'environ 40 pour cent d'oxygène et 60 d'azote.

Deux échantillons de cette barrégine ont été remis par l'auteur à M. Richard. Ce botaniste a reconnu dans eux une même plante qui est une modification du *Tremella thermalis* de Thore (*Anabaina thermalis* de Bory de Saint-Vincent, dont ce dernier a fait une espèce distincte, sous le nom d'*Anabaina monticulosa*). Quant à l'origine de cette matière organisée, M. Robiquet pense qu'elle n'est point en dissolution dans le même état où elle se manifeste à nos sens, mais qu'elle résulte d'une réaction pendant laquelle l'oxygène et l'azote contenus dans l'eau thermale, sont mis en liberté, et dont la plus grande partie reste comme emprisonnée dans les cellules de cette barrégine.

MM. de Laurès et Becquerel ont aussi étudié avec beaucoup de soin la matière verte des eaux de Néris, et ont représenté, par d'excellentes figures, les différentes phases de la vie de ces plantes. (*Recherches sur les Conferves des Eaux thermales de Néris*, 1855.)

Selon ces savants observateurs la matière organique s'organiserait en deux espèces de plantes sur la production desquelles la température de l'eau aurait une grande influence. Ils ont décrit séparément la plante des bassins chauds et celle du bassin de réfrigération.

La première croît en abondance dans les deux bassins qui sont exposés à l'air et sans aucun abri. La plante y végète à la profondeur de $1^{m},50$ et à une température de 45°.

Comme on attribue à cette Conferve des effets thérapeutiques, on cherche à faciliter sa production en immergeant dans ces bassins de grosses pierres qui en augmentent la surface; mais malgré la température constante de l'eau, malgré l'abondance des germes qui doivent exister partout dans les bassins, malgré les conditions biologiques semblables qui doivent résulter d'une température toujours égale et d'un même milieu, le développement de la Conferve a sa saison. C'est au mois de mai, comme dans nos bassins d'eau douce que la végétation commence, puis se poursuit pendant tout l'été et une partie de l'automne, comme si au printemps une influence mystérieuse réagissait sur toute la nature et excitait le développement de tous les germes.

MM. de Laurès et Becquerel ont suivi avec beaucoup de soin le développement de cette plante. Ils n'ont pu en apercevoir le commencement que 48 heures après l'immersion des pierres; à partir de ce moment jusqu'au quinzième jour, ils ont reconnu qu'une matière gélatineuse s'agglomérant, sécrétait de petites bulles de gaz qui bientôt en se réunissant constituaient des globules plus volumineux tendant à s'élever et à entraîner la matière gélatineuse qui verdissait et se transformait en membrane.

« A partir du quinzième jour, l'organisation du végétal » est déjà très-avancée : il tend incessamment à s'accroître. » Et si on examine vers le vingtième jour, les pierres qui » ne présentaient dix jours auparavant, que de petites pla- » ques disséminées, on voit à travers la limpidité parfaite » de l'eau minérale, des masses d'un beau vert émeraude, » qui affectent des formes très-variées. » Ce sont en effet, tantôt des pyramides, tantôt des digitations, de petites colonnes dont la base est commune, ou des tiges reliées par des anastomoses et formant un réseau à larges mailles soutenu par les globules flottants qui grandissent au point de percer quelquefois les membranes qui les enveloppent. Mais plus ordinairement la bulle d'air, par sa tendance à s'élever, détache la plante entière qui flotte sur les bassins.

Quand les Conferves sont devenues libres ou flottantes, « elles se mêlent, disent MM. de Laurès et Becquerel, à » une crasse grisâtre qui est très-abondante quand le soleil » darde longtemps ses rayons sur les bassins. On voit alors » un pétillement continuel résultant de l'ascension d'une » myriade de petites bulles de gaz qui viennent éclater à la » surface du liquide, en laissant dans le point où elles font » explosion, comme une auréole de cette crasse qu'elles » ont entraînée avec elle du fond du bassin. Prise entre » les doigts, c'est une matière grenue, sans cohésion, un » peu visqueuse. Quand on l'examine au microscope, on » constate qu'elle se compose presque exclusivement de » cristaux rhomboédriques et de parties amorphes. »

Le microscope fait découvrir dans cette plante des filaments opaques, des tubes cloisonnés, des tubes ponctués et des tubes moniliformes. Ce sont surtout les tubes ponctués qui produisent les spores au nombre de 2, 3 ou 4 dans chaque cellule. Les cristaux rhomboédriques sont du carbonate de chaux, et les bulles de gaz analysées par M. Bussy, ont donné sur 100 parties : azote 60, acide carbonique 6, oxygène 38. L'analyse ne dit pas si c'est en poids ou en volume.

Quant à la plante elle-même, elle contient du chlore, de l'iode, de la potasse, de la soude, de la magnésie, du sesquioxyde de fer, de l'oxyde de manganèse et du carbonate de chaux. L'eau contient donc ces matières qui sont assimilées par la végétation. Les Conferves possèdent la remarquable propriété d'enlever aux eaux minérales dans lesquelles elles végètent la presque totalité de l'iode sans toucher au brôme.

L'espèce d'Algue qui végète dans le bassin de réfrigération est d'après les mêmes auteurs très-différente de la précédente. Elle n'est pas entraînée par des bulles de gaz; elle ne se divise pas en rameaux anastomosés; c'est une simple croûte, une sorte de membrane composée de plusieurs zones de matières gélatineuses et membraneuses au milieu desquelles on trouve des cellules et des corspuscules arrondis ou étranglés d'un beau vert. On voit qu'il existe dans ces plantes une véritable organisation, laquelle semble provenir directement de la matière organique que les eaux amènent du sein de la terre.

Après ces travaux si exacts sur le développement et l'organisation de ces Conferves, M. Lefort a pu encore ajouter des données très-importantes sur cette végétation des eaux, sur la matière chimique des gaz de cette végétation et sur deux espèces nouvelles dues à l'action des eaux thermales.

Nous terminerons cette notice en reproduisant les pages du savant observateur qui ont trait à ces corps organisés.

1°. *Conferve recueillie sur les côtés de la fenêtre du puits de César.* — « A son état complet de développement et à un âge difficile à déterminer, mais qui dépasse sans doute une ou deux années, cette Conferve se présente sous la forme d'une membrane verte très-foncée, de l'épaisseur d'un millimètre environ et d'une teinte uniforme. Elle vit au milieu d'une atmosphère de 35° à 45° cent.; atmosphère saturée des vapeurs qui s'élèvent du puits de César et des gaz qui s'en échappent. Elle adhère très-peu aux parois sur lesquelles elle est appliquée; elle a une odeur qui rappelle un mélange d'herbe et de terre. »

» Vue au microscope, elle est formée par la réunion d'une quantité innombrable de granulations très-ténues, accolées les unes aux autres par un point de leur circonférence, dessinées par un cercle plus foncé qui semble les isoler les unes des autres et renfermant à l'intérieur la matière colorante verte.

» La présence de tubes moniliformes, tels qu'ils existent dans la Conferve vivant sous l'eau, s'y fait remarquer en très-petite quantité.

» Cette Conferve a encore été retrouvée par nous dans les corridors et au-dessus du châssis servant au dégagement de la vapeur hydro-minérale. On observe que celle qui a le contact direct de la lumière est d'un vert plus prononcé ; mais l'examen microscopique y fait découvrir peu de tubes moniliformes, tandis que les granulations et les tubes cloisonnés y abondent. »

2°. *Conferve recueillie dans la salle qui précède le puits de César, servant de cabinet d'habillement, et dans l'étuve des femmes, chauffée depuis 25° jusqu'à 35 cent.* — « Cette Conferve tapisse les murailles sous la forme d'une couche très-légère que l'on ne peut enlever qu'avec la chaux sur laquelle elle est fixée.

» Au microscope, elle est composée de tubes flexueux, placés les uns à côté des autres sans paraître s'anastomoser. Ces filaments sont tellement nombreux et pressés les uns contre les autres, qu'ils donnent lieu à une trame inextricable dans laquelle ils sont tous confondus sans ordre.

» Chaque tube individuellement est rempli par la matière verte. Leur contour est nettement déterminé par une coloration verte très-foncée. Au centre, la coloration est beaucoup plus claire.

» Les Conferves qui végètent au fond sur les côtés des bassins de réfrigération occupent beaucoup de volume, uniquement par la grande quantité de gaz qu'elles emprisonnent. Ces gaz ne sont autre chose que des produits de sécrétion que la plante a éliminés pendant son développement, ou bien des produits mis en réserve pour l'évolution des sporules nouvelles.

» Plusieurs analyses de gaz de Conferves, recueillis à la fin du mois d'août, nous ont donné en moyenne :

Azote	75,03
Oxygène	20,52
Acide carbonique	4,45
	100,00

» Les Conferves sont, comme on le sait, des végétaux qui, quoique placés dans un milieu identique à tous les moments de l'année, subissent la plupart des lois qui régissent la végétation en général. Comme les végétaux d'un ordre plus élevé et s'accroissant à l'air libre, les Conferves plongées sous l'eau ne s'organisent bien qu'au printemps, pour rester à peu près stationnaires pendant l'automne, et surtout pendant l'hiver. Il y avait donc intérêt à connaître la composition des gaz qu'elles contiennent, alors que leur développement était à peu près anéanti. Pour cela, nous avons fait recueillir, par les soins du régisseur de l'établissement de Néris, une certaine quantité de gaz à la fin du mois de décembre, et voici le résultat que nous avons obtenu :

Azote	75,46
Oxygène	23,16
Acide carbonique	1,38

« Ces nombres diffèrent sensiblement des précédents, surtout en ce qui concerne l'acide carbonique. La moindre proportion de ce dernier s'explique tout naturellement par l'inaction des organes végétants, soit pour absorber l'acide carbonique dissous dans l'eau, soit pour décomposer les bicarbonates alcalins, au contact desquels les Conferves sont constamment soumises. Quoi qu'il en soit, constatons dès aujourd'hui que le gaz des Conferves ne possède pas une composition constante, et déjà M. Bussy a démontré que la proportion d'acide carbonique y variait entre 2 et 4 centièmes, et Robiquet, à la fin de l'année 1832, n'y a pas trouvé de gaz carbonique.

» Envisagée au point de vue de la composition, la Conferve de Néris s'est comportée de la manière suivante :

100 parties de Conferves récentes, exposées dans une étuve modérément chauffée, ont donné :

Eau	97,75
Matière organique et principes minéraux	2,25
	100,00

» 100 parties de Conferves ainsi déshydratées, chauffées dans une cornue de grès munie d'une allonge et d'un récipient, donnent à une température supérieure à 100°, outre des produits gazeux, une matière huileuse brune extrêmement fétide, dans laquelle l'analyse constate la présence d'une grande quantité de carbonate d'ammoniaque et un peu de cyanhydrate d'ammoniaque. Elles donnent, comme résidu, une matière noire, charbonneuse, qui, brûlée au contact de l'air dans un creuset de platine, fournit une cendre rougeâtre s'élevant à 44,89 pour 100.

» Conservée en vase clos et alors qu'elle est récente, la

Conferve de Néris ne tarde pas à se putréfier ; elle répand alors une odeur qui rappelle les matières fécales, et bien différente des Conferves des eaux sulfureuses placées dans la même condition.

» Lorsqu'elle est complétement sèche, elle est en plaques d'un jaune verdâtre, friables, d'odeur herbacée ; elle peut alors se conserver pendant très-longtemps, pourvu qu'elle soit mise dans un flacon bien bouché. Placée dans de l'eau froide ou chaude, elle se gonfle, mais sans jamais reprendre son volume primitif.

Composition quantitative et hypothétique des Conferves sèches pour 100 parties.

Carbonate de soude....	3,4791
— de potasse...	0,1905
— de chaux....	24,6839
— de magnésie..	0,4151
Sulfate de chaux......	2,5874
Chlorure de sodium.... } Iodure de sodium..... }	traces
Oxyde de fer.........	2,1301
Oxyde de manganèse...	0,0472
Silice.............	22,3829
	55,9162
Matière organique.....	44,0338
	100,000

Sources de Port Thareau (Nièvre).

Cette source est située sur le bord de la Loire, à 8 kilomètres au-dessus de Decize. Cette eau analysée par Berthier lui a donné :

Carbonate de chaux	0,040
— de magnésie..........	0,027
— de fer...............	0,079
Silice........................	0,048
Sous-carbonate de soude.........	3,307
Sulfate de soude...............	0,106
Chlorure de sodium	0,455
	4,062

Source de Saint-Honoré (Nièvre).

Ces eaux appartiennent au département de la Nièvre et n'échappent pas encore au plateau central déjà si riche sous ce rapport.

Elles se rattachent comme beaucoup d'autres au grand phénomène de l'émission des porphyres roses ou quartzifères. « Elles sont situées, dit le docteur Allard, à 272 mètres au-dessus du niveau de la mer, et à 30 mètres au-dessous du bourg dans la vallée. Elles coulent au pied d'une roche de porphyre rose, à la limite même des terrains ignés et à leur jonction avec les couches calcaires. Les travaux de déblais exécutés par les Romains et pratiqués dans les arkoses qui enveloppent le soulèvement primitif du Morvand entre les porphyres et les couches jurassiques (calcaires à griphées), ont été poussés jusqu'à une profondeur de 7 mètres, et on a pu reconnaître que les griffons naturels des eaux étaient placés dans la direction des roches porphyriques...... Les sources sont au nombre de cinq, et, réunies, elles versent 855,360 litres par 24 heures...... Leur température invariable est de 31° au fond du puits, de 30° aux buvettes, et d'environ 28 dans les baignoires. Les temps de pluie et de sécheresse, les diverses saisons de l'année ne paraissent pas avoir d'influence notable sur cette température. » (Allard, *Eaux thermales sulfureuses de Saint-Honoré*, p. 6 et 7.) « Les rigoles où ces eaux coulent à l'air, se recouvrent de sulfuraire et de Conferves vertes appartenant aux genres Nostoc, Trémelle, Zignema, etc.; toutes les sources de Saint-Honoré déposent à l'air de la barrégine. » *Id.*, p. 7.)

Dernière analyse. — L'analyse la plus récente des eaux de Saint-Honoré est celle de M. Ossian Henry, faite avant les travaux de captage des eaux et à l'époque où toutes les eaux se mélangeaient et où elles recevaient les infiltrations étrangères. Aussi le savant travail de l'habile chimiste a-t-il besoin d'être refait pour chacune des sources. M. Henry a trouvé pour 1000 grammes (1 litre) d'eau de Saint-Honoré prise au sortir du sol :

	C. cubes.
Acide sulfhydrique libre	0,70
— carbonique libre	1/9 vol.
Azote	indéterminés.
Traces d'oxygène	
	Gr.
Bicarbonates de chaux	0,098
— de magnésie	
— de soude et potasse	0,040
Silicates de potasse	0,034
— de soude	
— d'alumine	0,023
Sulfure alcalin	0,003
	0,188

Report..........	0,188
Sulfates anhydres de soude.........	0,132
— — de chaux.........	0,032
Chlorure de sodium...............	0,300
— de potassium évalué........	0,005
Iodure alcalin....................	traces.
Bromure.......................	—
Lithine........................	traces.
Oxyde de fer, matière organique......	0,007
Manganèse.....................	indices.
Matière organique.............. } — glairine rudimentaire..... }	indéterminées.
	0,674

Les Conferves vertes sont très-riches en iode.

M. Henry a en outre analysé les bulles de gaz qui viennent crever à la source, il les a trouvées ainsi composées :

Acide sulfhydrique...	fort peu, mais sensible.
Acide carbonique.. } Azote......... }	environ les 4/5 du volume d'eau.
Oxygène..........	très-peu.

La matière gélatiniforme que l'on trouve en grande abondance dans les conduits naturels des eaux, a paru à MM. Henry et Gudin, que nous citons textuellement, composée ainsi :

De silice *hydratée* gélatineuse, en formant presque la totalité.

D'alumine, sensiblement.

De matière organique azotée, pouvant se développer en Conferves.

De quelques sels insignifiants, *carbonates terreux et phosphates.*

De traces d'*iode.*

C'est, selon M. O. Henry, de la glairine des eaux sulfureuses alcalines thermales. On a enfin trouvé dans les fouilles un travertin siliceux dans lequel M. Henry a reconnu par l'analyse :

De la silice................ en presque totalité.
De l'alumine............... sensiblement.
Des carbonates terreux avec phosphate et oxyde de fer....... un peu.
Enfin des traces de matière organique.

Enfin, l'eau des sources a fourni au sulfhydromètre à M. O. Henry 1°,8 pour 1000 grammes du liquide.

Source de Saint-Pardoux (Allier).

Saint-Pardoux est un hameau de la commune de Theneuille, arrondissement de Montluçon, à 17 kilomètres de de Bourbon-l'Archambault.

La source sort d'un sol argilo-siliceux. Elle laisse dégager une grande quantité de bulles de gaz qui viennent crever à sa surface.

Son débit est évalué à 200 litres par heure. Elle abandonne un dépôt ocracé sur les parois de son réservoir.

Sa température est de 12°,8, selon M. Rotureau, de 15°, d'après Boulanger qui lui attribue un débit de 9^{mc} 600 par 24 heures, au lieu de 7 seulement, d'après l'Annuaire des eaux de France qui commet évidemment une erreur. Quelques auteurs indiquent dans cette eau jusqu'à 4 volumes d'acide carbonique, ce qui est certainement exagéré quoiqu'elle soit très-pétillante.

L'analye a donné à M. O. Henry pour un litre :

Acide carbonique	7/6 du volume.
Bicarbonate de chaux / — de magnésie	0,0287
— de soude	0,0254
Sulfate de soude / — de chaux	0,0100
Chlorure de sodium / — de magnésium	0,0300
Silicate de chaux et alumine	0,0700
Oxyde de fer et matière organique	0,0200
	1,1841

Source de la Trolière (Allier).

Elle est située au sud de la précédente, à environ deux kilomètres de distance.

Cette eau est très-chargée d'acide carbonique. Nous ignorons son volume. Sa température est de 13°,38, selon M. Grellois, et seulement de 7°, d'après MM. Reynault et Caillat. Elle se trouve aussi dans la commune de Theneuille, dans un pré dont le sol est tourbeux.

M. Henry a analysé cette eau, et a trouvé pour un litre la composition suivante :

Acide carbonique libre	0$^{\text{lit.}}$33
Bicarbonate de soude	0,024
— de chaux et de magnésie	0,039
	0,063

Report..........	0,063
Sulfate de soude et de chaux........	0,018
Chlorure de sodium et de magnésium..	0,040
Silicates de chaux et d'alumine......	0,060
Oxyde de fer associé à de la matière organique (crénate)..............	0,020
	0,201

FIN.

TABLE

PAR ORDRE DE MATIÈRES.

FIN DE LA TABLE PAR ORDRE DE MATIÈRES.

TABLE

ALPHABÉTIQUE ET GÉOGRAPHIQUE

DES SOURCES MINÉRALES DU MASSIF CENTRAL DE LA FRANCE ET DES LOCALITÉS OU ELLES SONT SITUÉES.

NOTA. — Les noms de sources et de lieux qui ne sont pas suivis de l'indication du département, appartiennent au département du Puy-de-Dôme.

FIN DE LA TABLE ALPHABÉTIQUE.

Clermont, typ. Ferd. Thibaud.

www.ingramcontent.com/pod-product-compliance
Ingram Content Group UK Ltd.
Pitfield, Milton Keynes, MK11 3LW, UK
UKHW020303230726
13925UKWH00001B/199

9 782013 674003